Arthur E. Imhof

ARS MORIENDI

KULTURSTUDIEN
BIBLIOTHEK DER KULTURGESCHICHTE

Herausgegeben von
Hubert Ch. Ehalt und Helmut Konrad

Band 22

Arthur E. Imhof

ARS MORIENDI

Die Kunst des Sterbens einst und heute

BÖHLAU WIEN·KÖLN

Gedruckt mit Unterstützung durch
das Bundesministerium für Wissenschaft und Forschung.

Umschlagbild: Hugo Simberg, „Der Bauer und der Tod an der
Pforte des Himmels" (Kunstmuseum Helsinki)

CIP-Titelaufnahme der Deutschen Bibliothek
Imhof, Arthur E.:
Ars moriendi : die Kunst des Sterbens einst und heute / Arthur
E. Imhof. - Wien ; Köln : Böhlau, 1991
(Kulturstudien ; Bd. 22)
ISBN 3-205-05361-3

ISBN 3-205-05361-3

Druck: Rema-Print, Wien

Inhalt

Vorwort der Reihenherausgeber

Thema der Kulturstudien ist das Spannungsfeld von „Natur“ und „Kultur“, die Analyse der historischen Ausformung von Denk- und Verhaltensmustern, wie sie aus dem jeweiligen Zusammenspiel von Vorprogrammierungen und kulturellem Erbe entstehen. Die Aufgabe der Kulturgeschichte verstehen wir in diesem Sinn als die einer historischen Anthropologie, die den Menschen als flexibles Kulturwesen auffaßt, das in wandelbaren Institutionen und mit veränderbaren Norm- und Werthorizonten lebt, dessen genetische Ausstattung - und daraus resultierende Handlungsdispositionen - jedoch in den Zeiträumen, die die Kulturgeschichte beschreibt, unverändert blieb. Gegenstand der Kulturgeschichte ist das Wechselspiel von biologischen Grundlagen des Verhaltens einerseits, und der aus der Reflexionsfähigkeit des Menschen resultierenden historischen Dynamik andererseits.

Die Kulturstudien interessieren sich im Sinne dieser Zielsetzung vorrangig für die Grundsituationen der menschlichen Existenz, für all jene „biologienahen“ Bereiche, für die es auch in wachsendem Maß humanbiologische und ethologische Befunde gibt.

Familie, Geschlechterrollen, generatives Verhalten, Lebenszyklus und Sexualität sind zentrale Themen, deren Analyse zwischen „Natur und Kultur“ ein interdisziplinäres Herangehen zwischen biologischen und Kulturwissenschaften möglich macht; eine Kultur des wissenschaftlichen Diskurses und der Kooperation ist in diesem inhaltlichen Feld erst im Entstehen begriffen.

A.E. Imhof gehört zu jenen Wissenschaftern, deren Arbeiten im Prozeß des Entstehens ebenso wie in den Ergebnissen medizinische, biologische, historische und soziale Forschungen miteinander zu verknüpfen wußten. Seine Bücher über die Zunahme der Lebenserwartung, über die „gewonnenen Jahre“, über die Geschichte von Krankheit und Heilkunst, die Geschichte des menschlichen Körpers haben für das historische Bewußtsein in der Öffentlichkeit eine neue wichtige Perspektive eröffnet. Das vorliegende Buch „Ars moriendi“ ist Teil einer für mehrere Kulturstudienbände geplanten Auseinandersetzung mit der Geschichte des Todes.

Der Tod war in früheren Epochen der Geschichte eine durch Riten gebändigte Passage zwischen einem kurzen und beschwerlichen irdischen Leben und einem ewigen Leben nach dem Tod in Verdammnis oder ewiger Seligkeit. In den letzten 200 Jahren wurde -

wie Imhof eindrucksvoll beschrieben hat - die Spanne des irdischen Lebens vergrößert, zugleich ging die Perspektive auf ein Leben nach dem Tode in wachsendem Maße verloren. Die sozialen und technischen Errungenschaften haben ebenso wie die Erfolge der medizinischen Wissenschaften den Tod zu einem verdrängten Thema werden lassen. Über die Verlängerung des Lebens und das Hinausschieben des Todes gibt es in den westlichen Gesellschaften einen breiten Diskurs; das Sterben als integraler Bestandteil des Lebens, als Übergang zwischen dem irdischen Leben und einer Weiterexistenz in einer anderen Weise, wird tabuisiert. A.E. Imhof beschreibt in beeindruckender Weise die Kunst des Sterbens in einem exemplarisch ausgerichteten historischen Längsschnitt und zeigt damit in einer anschaulichen Kosten- und Nutzenbilanz, was wir mit der alteuropäischen Welt verloren haben und was gewonnen wurde.

Hubert Ch. Ehalt
Helmut Konrad
Wien, Januar 1991

Vorwort
des Autors

Dieses Buch ist gleichzeitig mit einem anderen entstanden. Das andere heißt: „Lebenserwartungen in Deutschland, 17. bis 19. Jahrhundert". Es erschien 1990 bei der VCH-Verlagsgesellschaft in Weinheim, hat mehr als fünfhundert Seiten und ist hochwissenschaftlich. Zur Hälfte besteht es aus Statistiken, Tabellen und Graphiken. Auch enthält es viele Fußnoten und Literaturhinweise.

Gearbeitet haben wir vier Jahre lang daran, von Mitte 1986 bis Mitte 1990. „Wir": das waren zehn bis zwölf Mitarbeiter, die mir zur Seite standen. Bezahlt wurden sie von der Deutschen Forschungsgemeinschaft. Sie stellte teilweise auch die apparative Ausrüstung, insbesondere eine Reihe von Computern. „Lebenserwartungen in Deutschland vom 17. bis zum 19. Jahrhundert" zu erarbeiten, zu berechnen, auszuwerten: das schafft keiner im Alleingang. Auch ist es mit bloßen Strichlisten oder simplen Taschenrechnern nicht getan. Diese Art von Forschung ist mühsam, personalintensiv, zeitaufwendig, kostspielig. Es gibt keine andere Wahl, als zuerst die Geburts- und Sterbedaten Zehntausender von Vorfahren einzeln in Kirchenbüchern oder anderen genealogischen Werken zu erfassen, in Computer einzuspeisen und die daraufhin ermittelten individuellen Lebensdauern zu unendlich langen Reihen zusammenzustellen.

Der Plural „Lebenserwartungen" deutet darauf hin, daß es bei den anschließenden Berechnungen und Auswertungen Unterschiede zu beachten galt, Unterschiede zwischen den beiden Geschlechtern, zwischen verschiedenen Zeiträumen, zwischen dieser und jener Region in Deutschland, vor allem aber Unterschiede bezüglich der bereits erreichten Lebensjahre. Weil wir heute ein völlig anderes Bild gewohnt sind, erstaunt zuerst vielleicht am meisten, daß seinerzeit die Lebenserwartung bei der Geburt erheblich niedriger lag als beim ersten Geburtstag. Dies ist ganz einfach darauf zurückzuführen, daß damals rund ein Viertel aller Neugeborenen nicht einmal ein Jahr lang am Leben blieb. Die restlichen drei Viertel, die es bis dorthin schafften, hatten entsprechend bessere Aussichten auf eine wesentlich größere Anzahl noch bevorstehender Jahre.

Als sich im Verlaufe des Forschungsprojekts die ersten Ergebnisse abzeichneten, waren viele Mitarbeiter enttäuscht. Ich konnte sie gut verstehen. Die meisten waren, wie ich selbst, Historiker. Geschichtsforscher aber sind in erster Linie an Veränderungen interessiert. Sie wollen Entwicklungen sehen, Unterschiede feststellen, Variationen herausfinden und interpretieren. Wenn etwas über lange Zeit gleich oder doch fast gleich bleibt, erlahmt ihr Interesse. Sie sind enttäuscht.

Enttäuschungen können sehr heilsam sein und die Augen öffnen für Dinge, die eigentlich gar nicht gesucht wurden - ein durchaus nicht zu unterschätzender Aspekt im Rahmen intensiver Forschung. Wüßte man im vornherein schon alles, bräuchte man sich gar nicht erst an die Arbeit zu machen. In unserem Fall war die Enttäuschung auf die ersichtlich gewordene *Nicht*entwicklung, das heißt das Stagnieren des Sterberisikos junger Menschen im 18. und 19. Jahrhundert in verschiedenen Regionen Deutschlands zurückzuführen. Nach monatelanger Arbeit hatten wir endlich die genauen Zahlen vorliegen. Und siehe da: überall das gleiche Bild. Ganz egal, ob wir unseren Blick auf die Ergebnisse aus Ostfriesland richteten, oder aus dem Saarland, oder aus dem württembergischen Herrenberg, oder aus der badischen Ortenau am Oberrhein: während des gesamten untersuchten Zeitraums, konkret den Jahrzehnten von 1740-1749 bis 1850-1859 tat sich praktisch nichts.

Damit der Leser unsere Enttäuschung nachvollziehen kann, gebe ich hier für einmal einige exakte Zahlen wieder. (Im übrigen verweise ich jedoch generell auf das "andere Buch", wo detaillierte Angaben in jeder Menge vorhanden sind; die folgenden Werte sind dort in der Graphik 1.4. abzulesen.) Bezogen auf junge Menschen in einem Alter von 15 bis 25 Jahren lag das Sterberisiko zum Beispiel in der Ortenau im Jahrzehnt 1740 bis 1749 bei 67. Das meint, daß damals 67 von 1000 Menschen dieses Alters schon ganz zu Beginn ihres Erwachsenenlebens hinwegstarben und die nächste Altersstufe nicht erreichten. Im darauffolgenden Jahrzehnt 1750 bis 1759 lag die Wahrscheinlichkeit, in diesem Alter zu sterben, bei 63 je 1000, in den 1760ern bei 67, in den 1770ern bei 60. 65 je 1000 waren es aber auch noch in den Jahrzehnten 1810 bis 1819 und 1820 bis 1829, in den 1830ern 68, in den 1840ern sogar 70. Nur drei Mal sanken die Zahlen unter 60, nämlich im Jahrzehnt 1780 bis 1789 mit 44, 1800 bis 1809 mit 53 und 1850 bis 1859 mit 53. Dieses bißchen Auf und Ab in relativ engen Grenzen und ohne deutliche Tendenz wirkte wenig begeisternd. Damit ließ sich in Historikerkreisen kein Staat machen. Es war nichts Aufsehenerregendes, nichts worüber man einen schönen Aufsatz hätte schreiben können, kurzum für Historiker „uninteressant".

Für mich wurde dieser Sachverhalt dagegen zum eigentlichen Schlüsselerlebnis. Er ist Ursache des vorliegenden Buches. Ohne jenes andere wäre dieses nie zustande gekommen. Ohne daß im folgenden weiter davon Gebrauch gemacht werden soll, bildet jenes ganze Zahlenwerk das solide Fundament auch dieser Ausführungen. Was sich hier anschließt, sind somit keine Spekulationen. Nur finde ich, daß es mit Tabellen und Graphiken, mit verschiedenen Regionen und Zeiträumen allein *nicht* getan ist. Es ist vor allem nicht damit getan, mühsame und kostspielige Grundlagenforschung zu betreiben, um dann nach einigen Jahren nur ein dickes wissenschaftliches Werk vorzulegen. Meines Erachtens würde das allein den ganzen enormen Aufwand - zeitlich, personell und finanziell - nicht rechtfertigen.

Ich habe eben dargelegt, daß sich während des gesamten Untersuchungszeitraum 1740/49 bis 1850/59 für junge Erwachsene im Hinblick auf eine - von den Mitarbeitern erhoffte - Senkung des Sterberisikos „nichts getan" hat. Das ist richtig. Es ist sogar noch „richtiger", als es im ersten Augenblick den Anschein hat. Im Verlaufe der hier folgenden Kapitel werde ich an einer Stelle sogar bis in die Römerzeit ausholen (vgl. Abbildung 3) und an anderer Stelle den Bogen bis in die heutige Zeit schlagen (vgl. Abbildung 7), um klar zu machen, daß sich im Prinzip sogar während fast zweitausend Jahren „nichts getan" hat. Am entscheidenden Faktum, nämlich der permanenten Unsicherheit jeglicher menschlichen Existenz, hat sich über all die Jahrhunderte nichts Grundlegendes verändert. Sie läßt sich in den Sterbealtersangaben auf römischen Grabsteinen genauso deutlich ablesen wie in den „enttäuschenden" Angaben über das immobile Sterberisiko in der Ortenau während des 18. und 19. Jahrhunderts. Die radikale Umkehrung uralter Verhältnisse erfolgte erst in der Zwischenkriegszeit, dann allerdings abrupt. Heute beträgt die Sterbewahrscheinlichkeit junger Männer im Alter von 20 bis 25 Jahren in Deutschland gerade noch 1.1 je tausend in dieser Altersgruppe, bei den Frauen sogar nur noch 0.4 (vgl. Statistisches Jahrbuch 1989 für die Bundesrepublik Deutschland, 67; unter Bezugnahme auf die Dreijahresperiode 1985/87).

Die vorausgegangenen neunzehnhundert Jahre, in denen sich „nichts getan hatte", waren allerdings keineswegs spurlos an den Menschen vorbeigegangen. Wir könnten übrigens noch sehr viel weiter in die Vergangenheit zurückgehen, wenn wir über entsprechend solide Quellen verfügen würden. Stets wäre es die gleiche Unsicherheit, die wir dabei anträfen. Neunzehnhundert Jahre einer nachweislich permanenten Lebensungewißheit, selbst in den „allerbesten Jahren" zu Beginn des Erwachsenenalters, waren ganz und gar dazu angetan, die Mentalität Dutzender Generationen zutiefst zu prägen. Unsere damaligen Vorfahren hatten sich mit einer ihnen zwar selbstverständlich gewordenen, von heute aus gesehen jedoch ungeheuerlichen, horrenden, uns oft ausweglos erscheinenden Situation zu arrangieren. Dies einzusehen ist nun gewiß alles andere als „uninteressant“, auch wenn sich über Jahrhunderte kaum etwas daran geändert hat. Das vorliegende Buch wird deshalb über viele Seiten davon handeln, wie unsere Vorfahren dieses Problem in den Griff bekamen und es auf bisweilen geradezu bestechende Weise lösten. Sie ließen sich - trotz allem - nicht unterkriegen. Manches davon ist bis heute erhalten geblieben. Es hat in Archiven, Handschriftensammlungen, Bibliotheken, Museen, Kupferstichkabinetten, Gemäldegalerien, aber auch in unserem kollektiven Gedächtnis überlebt. Stoßen wir da oder dort dann darauf, meinen wir bisweilen etwas vorschnell, wir könnten zumindest Teile der alten Problemlösungen, die sich seinerzeit ja offensichtlich bewährt hatten, auch uns wieder nutzbar machen. Dabei übersehen wir allerdings vollständig, daß sich der Hintergrund inzwischen radikal gewandelt hat. Das Buch wird im Detail hierauf zu sprechen kommen und dabei immer sorgsam abwägen, was gegebenenfalls unter welchen Modifikationen übernommen und im Hinblick auf heutige Probleme angewandt werden kann.

Für ganze Generationen Vorfahren war es selbstverständlich, daß Sterben und Tod zu jeder Zeit eintreffen konnten. Und was taten sie? Sie *lernten* sterben. Es gab ein Büchlein dafür, nicht geschrieben, sondern mit Holzschnittzeichnungen versehen, so daß es auch jeder Leseunkundige studieren konnte. Sie setzten sich mit dem allenthalben in Erscheinung tretenden Tod auseinander. Sie verdrängten ihn nicht, was angesichts seiner Allgegenwart auch schwerlich gelungen wäre. Vielmehr schufen sie sich eine Ewigkeit und fragten daraufhin triumphierend: „Tod, wo ist dein Stachel?“ Künstler aller Zeiten haben das Sterbens- und Todesmotiv immer und immer wieder aufgegriffen und abgehandelt, faßbar noch - wie im vierten Kapitel dieses Buches gezeigt wird - beim Schweizer Hodler, beim Norweger Munch, beim Finnen Simberg. Doch waren sie dann auch die letzten Repräsentanten einer mit ihnen zu Ende gehenden Phase permanenter Lebensunsicherheit. Simberg starb 1917, Hodler 1918, Munch zwar erst 1944, aber er war 1863 geboren worden und somit noch voll in der alten Zeit aufgewachsen und von ihr geprägt.

Wie aus der bereits erwähnten Abbildung 7 deutlich hervorgeht, setzte der abrupte Wechsel in den 1920er Jahren ein. Mehr und mehr zeigten von da an vorbeugende Reihenimpfungen und neu entwikkelte Chemotherapien (Antibiotika!) durchschlagende Wirkung. Jahrhundertealte, zuvor häufig tödlich verlaufende Krankheiten konnten mit einem Mal verhindert oder geheilt werden. Zwei konkrete Beispiele mögen zur Illustration des damals unvorstellbar rasch erfolgenden Absackens genügen. Auf 100 000 Einwohner starben im Deutschen Reich 1910 durchschnittlich 164 an Tuberkulose, 1920 immer noch 154, 1930 dagegen nur noch 79. Das war eine *Halbierung* innerhalb von zehn Jahren! An Lungenentzündung waren es 1910 127 Menschen gewesen, 1920 immer noch gleich viele 127, 1930 dagegen bloß noch 81. Das bedeutete einen Drittel weniger.

Das komplette Ausmaß des Sterblichkeitsrückganges wird noch deutlicher, wenn wir zudem einen Blick auf die Mortalität insgesamt werfen. 1910 ereigneten sich im Deutschen Reich auf 100 000 Einwohner 1619 Sterbefälle, 1920 fast unverändert immer noch 1509, 1930 hingegen bloß noch 1092. Das war eine Reduktion um fast ein Drittel binnen eines Jahrzehnts. Todesanzeigen erschienen sichtbar seltener; Beerdigungen häuften sich nicht länger im gleichen Ausmaß. - An *derart* spektakulären Entwicklungen hat der Historiker seine Freude; er kann sich nicht genugtun im Beschreiben vom Wann und Wo, vom Warum und Weshalb. Im vorliegenden Buch geht es nicht um solche Effekthascherei. Wir richten unser Augenmerk auf sehr viel längerfristige Sachverhalte, auf Jahrhunderte überdauernde *Nicht*entwicklungen, besonders im Sterbegeschehen und damit der fortwährenden Unsicherheit menschlichen Lebens. Durch ihre Permanenz hat diese Ungewißheit unsere Vorfahren allerdings nur umso stärker geprägt und sich dermaßen in ihren Mentalitäten eingegraben, daß die damals entwickelten und selbstverständlich gewordenen Einstellungen, Haltungen, Attitüden, Glaubensvorstellungen in unserem kollektiven Nichtbewußten bis heute überlebt haben und unreflektiert nachwirken. (Für einen soliden Datenüberblick über die einhundertjährige Entwicklung von 1872 bis 1972 vgl.: Bevölkerung und Wirtschaft 1872-1972, herausgegeben anläßlich des 100jährigen Bestehens der zentralen amtlichen Statistik vom Statistischen Bundesamt Wiesbaden. Stuttgart und Mainz: Kohlhammer 1972; die oben angeführten Mortalitätsziffern finden sich auf Seite 121.)

Vor dem skizzierten Hintergrund einer jahrhundertelang quasi immobilen Situation, an die sich unsere Vorfahren gewöhnt und mit der sie sich arrangiert hatten, erfolgte der radikale Wandel von der unsicheren zur sicheren Lebenszeit dermaßen rapide, daß wir uns bisher noch gar nicht richtig damit vertraut machen konnten, geschweige denn angepaßt hätten. Ob wir es uns eingestehen oder nicht: wir kommen mit der neuen Situation, in die wir förmlich hineinkatapultiert wurden, noch nicht zu Rande. Geschichtlich gesehen leuchtet auch ohne weiteres ein, daß nicht in ein paar wenigen Jahrzehnten etwas Gleichwertiges entstehen kann, wofür unsere Vorfahren Jahrhunderte brauchten. Die Situation ist paradox, doch scheint man sich ihrer wie auch des ganzen Ausmaßes der damit verbundenen Problematik allmählich bewußt zu werden. „Heute ist es möglich, den menschlichen Körper zumindest *biologisch* fast beliebig lang am Leben zu erhalten. Dazu sind unter anderem Beatmungsapparate, Herzschrittmacher, Dialysegeräte sowie künstliche Nahrung für die Intubation und Infusion verfügbar; zudem können Fremdorgane transplantiert und durch künstliche Organe ersetzt werden. Allerdings steigen die mit solchen Maßnahmen verbundenen *Kosten* ins Unermeßliche, während sich die Qualität des für den Patienten dazugewonnenen Lebens mit steigendem Alter und Morbidität dem Nullpunkt nähert. Kein Wunder, daß mehr und mehr Patienten das *Recht* auf einen friedlichen, von der als unmenschlich empfundenen Spitzentechnologie der Intensivstation entkoppelten Tod verlangen. Damit stellen sich zahlreiche, grundsätzlich unlösbare Probleme" (Herzberger et al. 1990, 42).

In diesem Buch gebe ich mich allerdings nicht gleichermaßen pessimistisch. Zumindest *eines* der angeblich „unlösbaren Probleme" hoffe ich, gemeinsam mit dem Leser, erfolgreich angehen zu können: „Ars moriendi", wieder sterben zu lernen. Zwar scheinen wir es auf den ersten Blick auch hier in der Tat mit einem „unlösbaren Problem" zu tun zu haben. Wie niemals zuvor kann uns heute auf Jahre hinaus eine scheinbar immerwährende Unsterblichkeit vorgegaukelt werden. Über mittlerweile Dutzende von „besten Jahren" gelingt es einer inzwischen überaus erfolgreichen Medizin, alle lebensbedrohlichen Gesundheitseinbußen, ja Sterben und Tod von den meisten unter uns fernzuhalten. Sich da nun *gleichzeitig trotzdem* mit Sterben und Tod befassen zu sollen, scheint so wirklichkeitsfern, daß man es für absurd halten kann. Wozu bloß Gedanken an derlei Dinge verschwenden, die uns scheinbar nichts mehr angehen? Doch läßt sich Sterben nun einmal - wenn es mit siebzig, achtzig oder noch mehr Jahren dann schließlich doch so weit ist - nicht in einem Schnellverfahren lernen. Erst auf dem Totenbett damit zu beginnen, ist reichlich spät. Das Lernen muß früher einsetzen, am besten schon in den jungen Erwachsenenjahren. *Hiermit* befaßt sich dieses Buch.

Die stete Bedrohung menschlicher Existenz, die während Jahrhunderten anhielt und erst vor wenigen Jahrzehnten zu Ende ging, bildet für uns somit die keinesfalls außer Acht zu lassende Kulisse, wenn wir als erstes bei unseren Vorfahren nachsehen wollen, wie sie denn ihrerzeit die „Kunst des guten Sterbens" erlernten. Sie bleibt auch die maßgebliche Folie, wenn wir uns anschließend in den Werken von Niklaus Manuel, Hans Baldung Grien und dem jüngeren Holbein, am Ende sodann bei Ferdinand Hodler, Edvard Munch und Hugo Simberg erkundigen, wie sie jeweils zu ihren Zeiten dem Sterben und dem Tod begegneten. Inzwischen ist diese Kulisse jedoch verblaßt, die Folie verschwunden. In unseren Tagen ist der Hintergrund nicht länger permanent nur grau oder schwarz. Wir können es den erwähnten Künstlern oder schon zuvor dem anonymen Meister der famosen Ars-moriendi-Holzschnitte somit nicht einfach gleich tun. Es geht nicht an, die seinerzeitigen Verhaltensmuster dem Sterben und dem Tod gegenüber einfach auffrischen zu wollen. Sie würden gar nicht länger greifen. Wem käme es denn heute noch in den Sinn, irgendwelche Überreste seinerzeitiger Totentanz-Darstellungen auf seine alltägliche Situation zu übertragen? Wer würde noch länger den Jahrhunderte lang gültigen Spruch „Mitten wir im Leben / sind vom Tod umgeben" zur Richtschnur seines Handelns machen? Er trifft ganz einfach nicht mehr zu.

Und trotzdem können wir von ihnen allen lernen, enorm viel lernen sogar - wenn auch nicht auf dem naiven Weg einer unveränderten direkten Nutzanwendung. Genauso, wie sie es zu ihren Zeiten taten, und zwar erfolgreich taten, sollten auch wir den aktuellen Realitäten ins Auge sehen. Man kommt dann von selbst darauf, daß es wohl wenig sinnvoll sein dürfte, heutigen Menschen vor allem in ihren „besten Jahren" dauernd ein „Memento mori!" zu predigen. Sie lassen sich schlichtweg und zudem mit einigem Recht auf diese plumpe Weise nicht länger permanent daran erinnern, daß sie trotz den enormen Fortschritten medizinischer Wissenschaft Sterbliche geblieben wären. Wir sind nun einmal nicht mehr, wie unsere Vorfahren, ständig vom Tod umgeben und wollen deshalb nicht länger durch drastisches Vorzeigen eines makabren Totenschädels oder gekreuzter bleicher Knochen fortwährend daran erinnert werden. Es scheint mir besser, diesen Sachverhalt zur Kenntnis zu nehmen und von ihm auszugehen. Wenn ich dann immer noch der Ansicht bin, daß auch wir trotzdem wieder lernen sollten, Sterben und Tod als zum Leben gehörig zu betrachten, und daß wir schon früh damit beginnen sollten, dann muß ich mir etwas anderes einfallen lassen, als bloß die Vorfahren nachzuahmen und ihre zeitbedingten Lösungen aufzufrischen.

Warum es nicht einmal in der Weise versuchen, wie es in diesem Buch geschieht? Allein dadurch, daß wir bei unseren Vorfahren nachsehen, wie sie unter ganz anderen Bedingungen mit Sterben und Tod umgingen, kommen wir unserem Ziel ein gutes Stück näher. Auch wir beginnen dadurch nämlich, uns mit ihnen zu beschäftigen. Wir können dann immer noch mit Genugtuung zur Kenntnis nehmen und *sollen* uns ruhig der Tatsache freuen, daß wir heute eben nicht länger von Sterben und Tod andauernd umgeben sind und bedrängt werden. Dies wiederum verschafft uns einen erheblichen Spielraum, zeitlich und räumlich. Wir werden nicht mehr gleichermaßen ständig mit unserem eigenen Ende konfrontiert und können uns somit sehr viel mehr Zeit lassen, uns allmählich mit dem Unvermeidlichen vertraut zu machen und uns mehr und mehr daran zu gewöhnen. Von da aus müßte es dann aber auch eher möglich sein, nach und nach zu einem entkrampften, entspannten Verhältnis zum eigenen Sterben und dem eigenen Tod zu finden - einem Verhältnis, wie es uns am Ende des vierten Kapitels ein Hugo Simberg schon einmal vorexerziert.

Das weitgespannte Thema brachte es mit sich, daß ich in unzähligen Gesprächen und Begegnungen einmal zu diesem Punkt, dann wieder in jenem Bereich Neues lernen und Erfahrungen sammeln konnte. Entsprechend lang müßte hier die Liste der Dankesbezeugungen ausfallen. Doch kann ich an dieser Stelle nur eine beschränkte Zahl von Personen, denen ich zu besonderem Dank verpflichtet bin, namentlich erwähnen. Die nicht Genannten mögen mir verzeihen. Aus meinem Forscherteam, dem das Buch recht eigentlich seine Entstehung verdankt, seien hervorgehoben die wissenschaftlichen Mitarbeiter Dr. Rolf Gehrmann, Ines E. Kloke, Maureen Roycroft und Herbert Wintrich, ferner die Zeichnerinnen Marion Klinke, Karin Plichta und Rita Weinknecht. Unter meinen Kollegen in Berlin habe ich besonders zu danken Professor Dr. Theodor Kohlmann, Direktor des Museums für Deutsche Volkskunde, für Erläuterungen zum Dithmarscher Wandteppich, Frau Bibliotheksrätin Dr. Eva Bliembach von der Handschriftenabteilung der Berliner Staatsbibliothek Preußischer Kulturbesitz für vielfache Hilfestellung bei den Nachforschungen zur dort aufbewahrten ‚Ars moriendi', dem Althistoriker Professor Dr. Dr. Manfred Clauss für Erörterungen über die römischen Lebensaltersstatistiken, in gleicher Angelegenheit auch dem Abteilungsleiter für Vor- und Frühgeschichte am Landesmuseum Mainz, Hauptkustos Dr. Wolfgang Selzer, außerdem für Recherchen bezüglich Ferdinand Hodlers dem Gießener Kunsthistoriker Professor Dr. Oskar Bätschmann sowie dem Direktor des Schweizerischen Instituts für Kunstwissenschaft Zürich, Dr. Hans A. Lüthy, schließlich für Auskünfte und Materialbeschaffung im Hinblick auf Malerei und Graphik von Hugo Simberg der Museumslektorin Marjatta Levanto und der Amanuenz Heikki Malme vom Kunstmuseum Ateneum und der Finnischen Kunstakademie Helsinki. Außerordentliche Stimulanz ging sodann von zwei je einwöchigen Veranstaltungen im Frühjahr 1990 aus, einerseits am Staatlich-Schwedischen Institut für Zukunftsstudien in Stockholm und andererseits am amerikanischen Breckinridge Public Affairs Center of Bowdoin College, Brunswick, Maine. Beide Male stand die Frage nach der Relevanz historisch-demographischer Forschung für aktuelle und künftige Probleme unserer Gesellschaften im Zentrum, und beide Male konnte ich dabei die Grundthesen dieses Buches zur Diskussion stellen. Hierfür bin ich Dr. Britt-Inger Puranen, Dr. Sven Sperlings und Eva Bernhardt sowie den Kollegen Hans Norman, John Rogers und David I. Kertzer zu besonderem Dank verpflichtet. Ihre Frage scheint mir in höchstem Grade berechtigt. Wieso betreiben wir *sonst* unsere Forschung?

Freie Universität Berlin, im Sommersemester 1990

A.E.I.

Einleitung

Unsere Vorfahren waren im 15. Jahrhundert der Ansicht, daß Sterben eine Kunst sei. Damit sich jeder zu Lebzeiten diese Kunst aneignen konnte, gab es ein Lehrbüchlein dafür. Sein Titel lautete ‚Ars moriendi'. Dies meint auf deutsch ‚Die Kunst des guten Sterbens'.

Sterben ist seit damals nicht leichter geworden. Doch eine Anleitung gibt es heute nicht mehr. Wohl liegen unzählige Publikationen zum Thema ‚Sterben und Tod' vor. Insbesondere in den 1970er und 80er Jahren führten die Pionierarbeiten der amerikanischen Psychiaterin Elisabeth Kübler-Ross und des französischen Historikers Philippe Ariès zu einer Flut von Neuerscheinungen. Mittlerweile gibt es Studien zu allen nur denkbaren medizinischen, rechtlichen, psychologischen, historischen, philosophischen, theologischen Teilaspekten. Vor lauter ausuferndem Schreiben und endlosem Reden haben wir jedoch die simple und doch so schwere Kunst unserer Vorfahren, *selbst* zu sterben, verlernt.

Wie konnte das geschehen, wo wir doch alle sterblich geblieben sind? Sehen wir vor lauter Bäumen den Wald nicht mehr? Es scheint an der Zeit, etwas von jener alten Kunst zurückzugewinnen.

Ich maße mir im folgenden nicht an, diese Kunst auf wenigen Seiten erneut zu lehren. *Erlernen* muß sie sowieso jeder für sich selbst. Wohl aber ist es mein Bestreben, auf die eben gestellten Fragen einzugehen und durch meine Antworten den Leser zum eigenen weiteren Nachdenken anzuregen. Als einem Historiker fällt es mir wahrscheinlich leichter als anderen, nachzuvollziehen, weshalb Sterben und Tod heute für viele von uns kein Thema mehr sind oder - falls wir zu den Akademikern gehören - höchstens noch ein intellektuelles Thema im Hinblick auf diesen Diskussionsbeitrag oder jene Veröffentlichung. Man kann nicht einerseits erfolgreich jahrelang alle ernsthaften Erkrankungen und damit Sterben und Tod von unzähligen Menschen fernhalten - wozu wir heute erfreulicherweise erstmals in der Lage sind -, und andererseits dann erstaunt sein darüber, daß sich viele fast schon wie unsterblich vorkommen, zumindest so lange sie in ihren "besten Jahren" stehen. An Sterben und Tod zu denken scheint dann zu Recht überflüssig.

Zudem hat die Sterbestunde für die meisten von uns nicht länger jene außerordentliche Bedeutung, die sie für die Mehrzahl unserer Vorfahren einst hatte. Gemäß einem ehedem lebendigeren christlichen Glauben entschied sich das Seelenheil oft erst in letzter Minute. In der Sterbestunde würden, so glaubte man, die teuflischen Mächte noch einmal alle Hebel in Bewegung setzen, um jeder bald frei werdenden Seele habhaft zu werden. *Ihren* Versuchungen galt es zu widerstehen. Wie man das machte, *erfolgreich* machte, lernte man lange vor dem Sterben eben aus jenem ‚Ars moriendi'-Büchlein. - Weshalb aber sollten wir uns heute noch speziell auf unsere letzte Stunde vorbereiten? Unsere Sterbelager werden schon lange nicht mehr vom Teufel und seinen Gehilfen umzingelt. So scheint auch die einstmalige ‚Ars moriendi' zu Recht in Vergessenheit geraten zu sein.

Ein solches Urteil halte ich jedoch für vorschnell. Die „Unsterblichkeit der besten Jahre" bleibt ein Trugbild, selbst wenn uns die neuen Sachverhalte in einem mittlerweile hochentwickelten Gesundheitswesen heute auf einen längeren Zeitraum denn je die Augen zu blenden vermögen. Wenn wir schließlich - gezwungenermaßen - dann doch zu Sehenden werden, ist es oft schon so spät, daß Sterben und Tod nur noch sinnlos erscheinen. Zu jener späten Stunde die Vorbereitung in einer Art Schnellverfahren nachzuholen, ist nicht möglich. Sie braucht im Gegenteil sehr viel Zeit und muß spätestens im frühen Erwachsenenalter einsetzen. Gerade angesichts unserer vielen Jahre quasi garantierter Lebensgewißheit scheint mir das rechtzeitige Erlernen der ‚Ars moriendi' dringend geboten, und zwar einer an diese heutige Situation angepaßten neuen ‚Kunst des Sterbens'.

Vor diesem Hintergrund möchte das Bändchen zwei Dinge leisten. Zum einen scheint mir wichtig, daß wir Sterben und Tod erneut als zum Leben gehörig betrachten; zum andern - was anschließend vielleicht noch schwieriger ist -, daß wir ein entkrampftes Verhältnis zu beiden gewinnen. Wem dies gelingt, hat eigentlich schon die höchste Stufe der ‚Kunst des Sterbens' erreicht.

Da wir nicht die ersten sind, die eine solche Kunst anstreben, können wir folglich in der Geschichte nachsehen, wie man das Ziel früher zu erreichen versuchte. Dabei muß uns allerdings klar sein, daß sich die seinerzeitigen Anweisungen nicht ohne weiteres auf die heutige Situation übertragen lassen. Vor fünfhundert Jahren ging es in erster Linie darum, gottwohlgefällig sterben zu lernen. Das tut es heute nur noch selten. Trotzdem ist ein Studium der damaligen ‚Ars moriendi' auch für uns noch immer in mancher Hinsicht lehrreich. Das gesamte erste Kapitel wird hierauf eingehen. Allein schon der Gedanke, daß man ein gutes Sterben *lernen* könne, und daß dies jedermann rechtzeitig, also lange vor der eigentlichen Sterbestunde tun sollte, ist auch heute noch des langen Nachdenkens wert.

Abgesehen von seinen inhaltlichen Aussagen scheint mir jedoch jenes Sterbebüchlein vor allem in didaktischer Hinsicht unübertroffen. Dieser Meinung war man offensichtlich auch seinerzeit schon, denn das Büchlein wurde nach seinem ersten Erscheinen in der zweiten Hälfte des 15. Jahrhunderts immer wieder aufgelegt, fast hundert Jahre lang praktisch unverändert (Falk 1890/1969, 4). Deshalb wählte ich es für das vorliegende Buch gleich in mehrfacher Hinsicht zu meinem Vorbild. In der am weitesten verbreiteten Form umfaßte die ‚Ars moriendi' nicht mehr als vierundzwanzig Seiten, nämlich zwei Seiten Einleitung sowie anschließend je elf ganzseitige Illustrationen und elf dazu gehörige erläuternde Texte. Man kann allerdings noch weiter gehen und behaupten, daß die knappste Version der ‚Ars moriendi' bloß aus elf Seiten bestanden habe, nämlich den elf Illustrationen. *Sie* waren das entscheidende. Schriftliche Texte konnten vor fünfhundert Jahren nur wenige lesen. Sollte das Büchlein also seinen Zweck erfüllen und einer wirklich großen Zahl von Menschen zur Kunst des Sterbens verhelfen, dann mußten die Illustrationen für sich selbst sprechen.

Genau das taten sie in unnachahmlicher Weise. Fünf Mal sieht man auf einer Abbildung, wie die Abgesandten Satans das Bett des Sterbenden umlagern und ihn mit immer neuen Listen in Versuchung führen wollen. Und fünf Mal erkennt man als Antwort darauf, wie der Sterbende mit Hilfe herbeieilender himmlischer Mächte allen Versuchungen standzuhalten vermag. Auf dem abschließenden elften Bild ist sodann zu beobachten, wie die Seele des Verstorbenen von einem Engel in Empfang genommen und in den Himmel getragen wird. Ende gut, alles gut! (Zur gut erforschten Geschichte der ‚Ars moriendi' inklusive die theologische Vorgeschichte seit dem 12. Jahrhundert vgl. einleitend noch immer Rudolf 1957 und 1979, ferner Haas 1989, Rosenfeld 1989 sowie weitere Beiträge im Sammelband Jensen 1989.)

Didaktisch habe ich zwei Dinge von diesem seinerzeit höchst erfolgreichen Büchlein gelernt. Zum einen nahm auch ich mir vor, mich kurz zu fassen. Es sollte nicht eine weitere vielhundertseitige Abhandlung über Sterben und Tod mit einer Unmenge gelehrter Fußnoten „zum Stellen in die Bibliothek" entstehen, sondern ein schmaler Band, dessen Ziel es ist, anhand weniger Kapitel den Leser zum eigenen Nachdenken über *sein* Sterben und *seinen* Tod anzuregen. Es sei allerdings nicht verschwiegen, daß man erst dann wenige kleine anstelle von vielen großen Kapiteln schreiben kann, wenn man zuvor wesentlich mehr weiß, als was am Schluß in kondensierter Form stehen geblieben ist. Wer unter den Lesern den Weg zurückgehen will, d.h. anschließend an die Lektüre sich selbst in immer weitere Gebiete einarbeiten oder in bestimmte Details vertiefen möchte, wird diesen Weg anhand der Literaturhinweise am Ende des Bändchens leicht selbst finden (für zusätzliche Literaturangaben zur gesamten Thematik vgl. besonders: Haas 1989, 235-275; Nassehi-Weber 1989, 433-460; Schuster 1989a, 447-465).

Zum andern bemühte auch ich mich darum, den Text mit einer Reihe aussagekräftiger Illustrationen zu versehen, und zwar in einer Weise, daß sie wie in der ‚Ars moriendi' den jeweiligen Ausgangspunkt für unsere Überlegungen darstellen. Die Abbildungen sind somit weder Beiwerk, noch Füllsel, schon gar nicht erst nachträglich zu Ausschmückungszwecken zusammengestellt. Um diesen Aspekt noch augenfälliger zu machen, habe ich sämtliche Abbildungen zu Strich-Nachzeichnungen umgestaltet. Foto-Reproduktionen wären gewiß einfacher gewesen und wahrscheinlich auch „schöner" geworden. Was wir heute jedoch wieder lernen müssen, ist nicht fotografieren, sondern sehen, ist, ein Bild durch langes geduldiges Hinsehen ernst und auf diese Weise in uns aufzunehmen. Durch das Anfertigen von Strich-Nachzeichnungen können wir solch aufmerksames Hinsehen wieder lernen. Es zwingt uns dazu.

Insgesamt enthält das Büchlein zehn Abbildungen, nicht elf wie die ‚Ars moriendi'. Hier fehlt, wenn man so will, das dortige Happy End des abschließenden elften Bildes. Damit soll angedeutet werden, daß jeder Leser beim erneuten Lernen der ‚Kunst des Sterbens' selbst zu einem glücklichen Ende finden muß. Es wäre vermessen, dem Leser zu suggerieren, daß ihn die bloße Lektüre dieses Bändchens quasi automatisch dorthin führen würde. Mehr als eine Anregung kann es nicht sein. - Die Zahl von *zwölf* Abbildungen kommt dadurch zustande, daß ich zur Klarlegung des historisch-demographischen Hintergrundes zwei zusätzliche Graphiken anfertigte, die hier mitgezählt sind. Es handelt sich um die Nummern 3 mit der Sterbealtersverteilung in römischer Zeit und 7 mit der Sterblichkeit junger Erwachsener von der Mitte des 18. Jahrhunderts bis heute.

Die erste Illustration ist dem einstigen ‚Ars moriendi'-Büchlein entnommen. Ausgewählt habe ich den Holzschnitt ‚Trost durch Demut'. An ihm will ich beispielhaft aufzeigen, was wir in didaktischer wie inhaltlicher Hinsicht heute noch aus jenem Sterbebüchlein lernen können.

Die zweite Abbildung knüpft sodann an die spätmittelalterlichen Totentänze an. Meine Wahl fiel auf den Berner Zyklus aus der Hand von Niklaus Manuel, und zwar auf das Teilbild ‚Tod und Maler'. Der Berner Totentanz, ein Wandgemälde von über achtzig Metern Länge, entstand zwischen 1516 und 1519. Beim Betrachten des erwähnten Ausschnittes scheint es zuerst, als ob wir dort viel für das von uns angestrebte neue Verhältnis zu Sterben und Tod lernen könnten. Wir sehen nämlich, wie der Tod dem Maler ungeniert ins Handwerk grapscht und ihm auf diese Weise deutlich macht, wer der eigentliche Meister ist. Doch obwohl Manuel um diesen Sachverhalt weiß und ihn auch unzweideutig so darstellt, setzt er seine Arbeit fort, macht weiterhin Pinselstrich für Pinselstrich. Weder läßt er sich vom hinterrücks heranschleichenden Gerippe schrecken, noch auch nur irritieren. Für Manuel gehört der Tod zum Leben; sterben ist die natürlichste Sache der Welt. Hierüber in den „besten Jahren" nachzudenken, hat nichts Makabres an sich. Selbst eine noch so lange und noch so intensive Beschäftigung mit dem Thema - 1516 bis 1519 - wirkte auf den damals gut dreißigjährigen Maler (*1484) nicht lähmend. Im Gegenteil zeigt er sich uns auf dem mannshohen Gemälde selbstbewußt und lebensfroh. Er trägt modische Kleidung und ein keckes Barett.

Auf den zweiten Blick dürften manchem unter uns allerdings Zweifel am Vorbildhaften dieser Darstellung für die heutige Zeit kommen. Zu den einzelnen Totentanzbildern gehörten damals nämlich auch je zwei Vierzeiler. Traditionsgemäß führten darin Tod und ausgesuchtes Opfer Rede und Gegenrede. Ich habe sie deshalb auch der Abbildung 2 hinzugefügt. Daraus geht nun eindeutig hervor, worauf Niklaus Manuels Gelassenheit und Selbstsicherheit dem Tod gegenüber beruhte, nämlich auf der Heilsgewißheit seines christlichen Glaubens. Im Hinblick auf die eigene Sterbestunde rechnete er fest mit dem Beistand des Heilands. - Wer's ihm unter uns noch nachtun kann, der tue es. Wir anderen sehen uns dagegen gezwungen, nach weiteren Vorbildmöglichkeiten Ausschau zu halten.

Bevor wir das anhand von Abbildung fünf tun, wo zu diesem Zweck ein gleichzeitig mit Manuels Totentanz entstandenes Bild von Hans Baldung aus dem Jahre 1517 wiedergeben ist, nämlich dessen ‚Tod und das Mädchen', holen wir in den Illustrationen drei und vier zeitlich und thematisch etwas weiter aus. Zuerst wird anhand von Abbildung 3 deutlich, daß die Unsicherheit menschlichen Lebens zu Zeiten Manuels und Baldungs keineswegs etwas Neues war. Sie reicht vielmehr so weit in die Vergangenheit zurück, wie wir das aufgrund erhaltener Quellen überhaupt feststellen können. In der Illustration 3 habe ich die Altersangaben auf römischen Grabsteinen des ersten bis dritten Jahrhunderts aus dem Raum Mainz eingetragen. Wir stellen dort schon auf den ersten Blick fest, daß die Sterbealter der im Lager - und also nicht im Zusammenhang mit Kampfeshandlungen im Feld - verstorbenen Soldaten breit gestreut sind. Zwanzigjährige finden sich ebenso darunter wie Dreißig-, Vierzig-, Fünfzigjährige. Niemand war seines Lebens sicher, nicht einmal unter den für damalige Verhältnisse guten Bedingungen militärischer Anlagen. Entsprechend schlimmer noch sah es unter der Zivilbevölkerung aus. Die Streubreite ist hier nicht nur generell breiter, sondern sie verschiebt sich deutlich in Richtung Säuglings-, Kindes-, Jugendlichenalter. Nur gelegentlich kommt ein Greis vor. So vorsichtig die hier ermittelten „Durchschnitts"-Sterbealter auch interpretiert werden müssen (bei den Legionären 34.4 Jahre, bei den Hilfstruppen 38.4 Jahre, unter den Zivilen, Freigelassenen und Sklaven 22.0 Jahre), so sagen sie - gemeinsam mit der Streuung betrachtet - doch etwas Richtiges, vor allem etwas sehr Wesentliches aus: *das Leben jedes Menschen war unsicher.*

Um dieser jahrhundertealten, jahrhunderteüberdauernden Instabilität menschlicher Existenz zu begegnen, hatten sich unsere Vorfahren Verschiedenes einfallen lassen. Physisch taten sie sich zum Zweck besserer Überlebenschancen zu Gemeinschaften aller Art zusammen, und psychisch integrierten sie sich in Weltanschauungen, die Stabilität versprachen. Sie gingen darin auf. Dies ist, was ich im Abbildungszyklus 4a-e zum Ausdruck bringen möchte. Wir sehen dort den ‚Dithmarscher Wandteppich', eine Wirkerei aus dem Jahre 1667. In fünf Feldern ist das christliche Heilsgeschehen dargestellt, angefangen bei der Geburt des Heilandes über die Kreuzigung und Auferstehung bis hin zum Jüngsten Gericht und dem Thronen der Dreieinigkeit im Himmlischen Jerusalem. Ausführlicher, umfänglicher als es Niklaus Manuel im Berner Totentanz vornahm, haben wir hier das gesamte Heilsgeschehen in unendlichem Detailreichtum ausgebreitet. Entscheidend für unsere Überlegungen ist nun, daß jene Bauerntochter, die diesen Teppich „erfand" und wirkte, sich zweimal selbst in den Zyklus integrierte: ein erstes Mal unter Verwendung ihrer Initialen A. B. auf dem Eingangsbild, ein zweites Mal mit voll ausgeschriebenem Namen auf dem Schlußfeld: Anna Bump. Anna gehörte mit dazu; sie war nicht ausgeschlossen vom Heilsgeschehen. Sie fühlte sich darin aufgehoben und stellte das auch völlig unbefangen so dar, sich selbst und jedem, der es sonst noch sehen wollte, zur Dokumentation.

Hans Baldungs ‚Tod und das Mädchen', als Strich-Nachzeichnung in Abbildung 5 wiedergegeben, hängt heute im Kunstmuseum Basel. Unsere Frage an das Bild lautet, was für einen Tod wir zu seiner Entstehungszeit - 1517! - vor uns haben, wenn nichts, aber auch gar nichts an Niklaus Manuels oder Anna Bumps christliche Heilsgewißheit erinnert. Entfallen Auferstehungszuversicht und Aussicht auf die ewige Glückseligkeit, wie dies bei Baldung der Fall ist, dann bleibt oder blieb offensichtlich nur ein grausamer, brutaler, scheußlich-schauerlicher Tod übrig. Auf dem Gemälde sehen wir, wie ein fleischfetzenbehangener Kadaver-Tod das fassungslos weinende Mädchen von hinten mit der Linken an den langen Haaren packt. Da hilft jedoch kein Weinen und kein Flehen. Mit der ausgestreckten Rechten weist der wandelnde Leichnam unversöhnlich in die offene Grube und herrscht das Mädchen an: „Hie muost Du in!"

Mit dieser Art von Tod läßt sich in der Tat nicht reden, von ihm kein noch so kleiner Aufschub erbitten. Da spricht nur einer, und er duldet keine Widerrede: „Hie muost Du in! Und zwar sofort! Basta!" - Dennoch habe ich auch aus diesem Bild etwas Wesentliches für die heutige Zeit gelernt. Wenn ich der Überzeugung bin, daß wir Sterben und Tod erneut in unser Leben integrieren sollten und wir uns daraufhin nach allfälligen geschichtlichen Vorlagen hierfür umsehen, dann stellen wir anhand von Manuels und Baldungs Gemälden nicht nur überrascht fest, daß es vor fast einem halben Jahrtausend gleichzeitig ganz unterschiedliche Haltungen dem Sterben und dem Tod gegenüber gab - Niklaus Manuels Gelassenheit vor christlichem Erlösungshintergrund contra Hans Baldungs terrorisierend lähmenden Tod im Zeichen des endgültigen ‚Aus' -, sondern wir machen überdies die Erfahrung, daß sich *beide* Darstellungen schlecht als Vorbilder für unsere Zwecke verwenden lassen.

Gewiß lohnt es sich beim einen wie beim andern Werk, sich intensiv mit ihnen zu befassen, denn allein dadurch kommen wir unserem Ziel einen Schritt näher. Wir beginnen, über unser eigenes Sterben und den Tod nachzudenken und auch darüber, was sich im Verlaufe der Jahrhunderte hierbei geändert hat. Im übrigen aber mag Manuels ‚Tod und der Maler' nur noch demjenigen hilfreich und tröstlich sein, dessen christliche Heilsgewißheit nach wie vor intakt ist. Hans Baldungs Gemälde dagegen sagt mehr darüber, wie wir es heute *nicht* mehr anstellen können. *So* lassen wir uns heute nicht mehr kommen. Da hilft auch wenig, daß es sich beim ‚Tod und dem Mädchen' um eine sehr bekannte Tafel handelt. Sogar einem Philippe Ariès diente das Bild als Umschlag-Blickfang für seine „Essais sur l'histoire de la mort en Occident du moyen âge à nos jours" (Paris: Seuil 1975). Allerdings war es dort durchaus auch noch am richtigen Platz, denn Ariès behandelte in seiner bahnbrechenden Publikation die *Geschichte* des Todes. In vergangenen, von andauerndem „Pest, Hunger und Krieg"-Geschehen geprägten Zeiten gebärdete sich der Tod tatsächlich in vielhundertfacher Weise genau so, wie es Baldung dargestellt hat: brutal, unversöhnlich, herrisch, mürrisch, allein entscheidend. Niemand war vor ihm sicher, nirgendwo, zu keiner Zeit. Unversehens packte er diesen oder jenen Menschen, gleichgültig welchen Alters oder Geschlechts, manchmal einzeln, in Seuchenzeiten zu Hauf. Und wen er packte, den stieß er meist binnen kurzem gnadenlos in die Grube.

Heute ist das jedoch nicht mehr so. Säuglinge, Kinder, Jugendliche, Erwachsene, alternde Menschen sind vor ihm bis in die Siebziger und Achtziger relativ sicher. Packt er jemanden dennoch einmal vorzeitig, hat er es heute meist wesentlich schwerer als einstmals, ihn umgehend ins Grab zu befördern. Ärzte, Chirurgen, Pharmazeuten, Therapeuten haben ein Wort mitzureden, und häufig tun sie es mit Erfolg. So betrachten wir diesen Baldungschen Tod denn heute - mit Ariès - zu Recht als *historisches* Dokument, als eine künstlerische Umsetzung des Verhältnisses zwischen Mensch und Tod in einer vergangenen Epoche, hervorragend geeignet zur Illustration *einstiger* Zustände. - Uns aber betrifft dieser Tod nicht mehr. Heute sind wir es, die nicht mehr mit ihm reden. Basta!

Die Abbildung 6 und als vergrößernder Ausschnitt daraus 6a stammen nochmals aus demselben Zeitraum wie die Nachzeichnungen 2 und 5, nämlich aus der ersten Hälfte des 16. Jahrhunderts. Der jüngere Hans Holbein malte sein ‚Ambassadors'-Doppelporträt im Jahre 1533. Kann *dieses* Werk, heute in der National Gallery in London, uns Vorbild sein? Es ist durchaus möglich, daß solches bei einigen Lesern der Fall sein könnte. Nimmt man die große Tafel (206 x 209 cm) in Augenschein, bleibt der Blick bald einmal auf jenem merkwürdigen Totenschädel hängen, den Holbein in flacher Perspektive auf den Fußboden zwischen die beiden Dargestellten plazierte. Trotz dem Überraschungseffekt verstehen auch wir das Zeichen noch sehr wohl: „Memento Mori!" Auch hochgestellte Botschafterpersönlichkeiten entgehen ihm nicht. ‚Ambassadors' haben genauso wenig Grund, sich unsterblich vorzukommen, wie wir gewöhnliche Menschen auch.

Nun zeigt uns Holbein allerdings noch zwei weitere Ebenen (vgl. hierzu speziell die Abbildung 6a). Sie relativieren das Memento Mori auf dem Fußboden. Beide Male handelt es sich um „Unsterblichkeiten". Auf der unteren Ablage sehen wir Gegenstände, die alle an die Welt der Wissenschaft, der Literatur, der Kunst und Musik erinnern. Sie deuten auf „irdische Unsterblichkeit", die allenfalls aufgrund besonderer Leistungen und dadurch Anerkennung und Ruhm in einem dieser Bereiche erzielt werden könnte. Auf der oberen Fläche geht es dagegen um „überirdische Unsterblichkeit", angedeutet durch Himmelsglobus und andere astronomische Instrumente.

Während diese oberste Ebene ein weiteres Mal an jenen überirdisch christlichen Unsterblichkeitsglauben erinnert, der bereits den Hintergrund zu den ‚Ars moriendi'-Darstellungen und zu Niklaus

Manuels Gelassenheit gegenüber Sterben und Tod bildete, so haben wir auf der unteren Gestellebene etwas Neues vor uns. Es ist die Möglichkeit „ewigen Ruhms“ durch Schaffung „unsterblicher Werke“ in Wissenschaft, Kunst, Literatur. Wer sich auf auf solche Weise zu „verewigen“ können glaubt, der mag hierin tatsächlich Trost finden und dereinst möglicherweise leichter von hinnen gehen. Insofern hätten wir - oder besser er - einen tragfähigen Ansatz im Hinblick auf eine neue ‚Ars moriendi‘. Nicht allen dürfte es gegeben sein - mir selbst auch nicht.

Zwischen den bisher erwähnten Abbildungen und den nun folgenden liegen mehrere Jahrhunderte. Das mag zuerst wie ein gewaltiger Sprung erscheinen. Dennoch gehören für mich sämtliche Illustrationen in diesem Buch ein und derselben Epoche an. Sowohl das 15./16. Jahrhundert, in denen die Bilder eins, zwei und fünf entstanden, wie auch das endende 19. und beginnende 20., dem die Bilder acht bis zwölf entstammen, waren gleichermaßen Teile jenes unzählige Generationen überdauernden Zeitraums, der durch „Pest, Hunger und Krieg“ seinen Stempel aufgedrückt erhielt. Man erinnere sich an Abbildung 3 mit der Sterbealtersverteilung schon in *römischer* Zeit.

Während jedoch die Periode der ‚Ars moriendi‘, der Totentänze, der makabren Darstellungen von Hans Baldung und Hans Holbein noch *völlig* in jenen Zeitraum *eingebettet* lag und sich grundlegende Veränderungen damals nirgendwo andeuteten, so sind die Schaffensperioden von Ferdinand Hodler (1853-1918), Edvard Munch (1863-1944) und Hugo Simberg (1873-1917) an dessen *Ende* angesiedelt. Beim Betrachten von Abbildung 7 springt uns dieser Sachverhalt sogleich in die Augen. Wir sehen dort die Sterblichkeit junger Männer und Frauen in ihren „besten Jahren“ von 20 bis 24 dargestellt, und zwar in den Dezennien von 1751/1760 bis 1941/1950. Aus Quellengründen beziehen sich diese Angaben auf Schweden, da dort das erste statistische Zentralbüro der Welt schon 1749 seine Arbeit aufnahm. Sie sähen jedoch für die anderen europäischen Länder nicht wesentlich anders aus. Zusätzlich eingezeichnet habe ich dort die Lebenslauflinien der drei Maler. Das markante Absinken auf ein niemals zuvor erreichtes niedriges Niveau erfolgte wie ersichtlich erst *nach* dem Tode Simbergs und Hodlers, nämlich mit dem Jahrzehnt 1921/1930. Munch lebte zwar bis 1944. 1921 stand der damals 58jährige Norweger allerdings auch schon im fortgeschrittenen Erwachsenenalter. Seine Kindheit, Jugend und jüngeren Erwachsenenjahre waren noch genauso von der uralten Unsicherheit menschlicher Existenz geprägt worden wie die gesamten Lebensläufe Hodlers oder Simbergs.

Auch ohne diese eindrückliche Dokumentation hätte schon ein bloßer Blick auf die Lebensdaten der drei Maler zur Einsicht genügt, daß einer von ihnen so gut wie die andern noch aus eigener Erfahrung wissen mußten, was Pestilenzen, was Hunger, was Krieg bedeuteten. Insbesondere wurden sie durch die Pest ihrer Tage, die Tuberkulose, zutiefst geprägt. Simberg starb an dieser Krankheit im Alter von erst 44 Jahren; die Familien Hodlers und Munchs wurden von der Seuche beinahe ausgelöscht. Der Schweizer wie der Norweger kamen ihr Leben lang nicht über die traumatischen Ereignisse in nächster Umgebung hinweg. So wie der Finne Simberg versuchten auch sie, mit den ihnen zu Gebote stehenden künstlerischen Mitteln die schlimmen Erinnerungen zeichnend und malend zu verarbeiten. Die Abbildungen acht bis zwölf sind alle ihrem diesbezüglichen Werk entnommen.

Hodler, Munch, Simberg: sie gehörten somit zu den letzten, deren künstlerisches Oeuvre in weiten Teilen durch solche Pestilenz-Erlebnisse hervorgerufen, je erzwungen wurde. Auf uns Heutigen, ob Künstler oder nicht, lasten derartige Zwänge psychischer Verarbeitung nicht mehr. Man kann es auch aus einem anderen Blickwinkel sehen und behaupten, daß uns jahrhundertelang gegebene Voraussetzungen zu derart schöpferischem Tun verloren gegangen, abhanden gekommen sind. Für Hodler, Munch und Simberg waren sie noch gegeben: die allgegenwärtigen lebensbedrohenden Krankheiten verbunden mit vielfachem Kranksein, Leiden, Sterben und häufigem Tod in allen Altern, im nächsten Familien-, Freundes-, Verwandten- und Bekanntenkreis.

In unseren Tagen haben wir Sterben und Tod im Säuglings-, Kindes-, Jugendlichen-, Erwachsenenalter bis hoch in die Siebziger und Achtziger wie nie zuvor unter Kontrolle gebracht, aus dem Alltag gebannt, uns „auf Jahre" hinaus „unsterblich" gemacht. Sterben und Tod zwingen uns nicht länger zur Auseinandersetzung, weder geistig, noch künstlerisch. In den meisten heutigen Lebensläufen sind sie bis fast am Ende kein bedrängendes Thema mehr. Einstmals vermochten Sterben und Tod offensichtlich ungeheure Energien freizusetzen, künstlerisches Schaffen zu beflügeln, überhaupt erst in Gang zu setzen. Woher beziehen wir unsere Energien? Was treibt uns an und treibt uns um? Was beflügelt unsere Künstler? Sind wir, so gesehen, nicht ein Stück ärmer geworden? Das Vakuum, das die erstmalige jahrelange Absenz von „Pest, Hunger und Krieg" schuf, ist bislang noch durch nichts „Gleichwertiges" ersetzt. Wenn die hierauf zurückzuführende Leere in unserem Alltag für einmal nicht durch Lärm und Hektik übertüncht wird, ist sie für viele schmerzlich spürbar.

Ich habe drei Künstler aus der Schlußphase permanenter Lebensungewißheit gewählt, um anhand ihrer Arbeiten aufzuzeigen, was ihnen vor wenigen Generationen noch möglich war und was uns heute so nicht mehr möglich ist: die zwangsweise und doch natürliche permanente Auseinandersetzung mit Sterben und Tod. Zwar halten wir die drei fast noch für unsere Zeitgenossen und meinen deshalb manchmal etwas vorschnell, ihre Bilder „ohne weiteres" verstehen zu können. Dem ist nicht so! Der sie provozierende prägende Hintergrund ist mittlerweile verschwunden. Wir brauchen unsere ganze Vorstellungskraft, um zu begreifen, was es geheißen haben mußte, nie sicher vor „Pest, Hunger und Krieg" zu sein. Der Tod konnte zu Hodlers, Munchs und Simbergs Zeiten noch genau so hinterhältig sein, wie es uns Hans Baldung in seinem Bild vom ‚Tod und dem Mädchen' Jahrhunderte zuvor gezeigt hatte. Zwischen ‚Ars moriendi'-Büchlein, Niklaus Manuel, Hans Baldung und Hans Holbein einerseits und Hodler, Munch und Simberg andererseits hat sich wenig, zwischen ihnen allen und uns dagegen enorm viel geändert.

Die Abbildung 8 gibt oben eine jener vielen Zeichnungen und Gemälde wieder, in denen Ferdinand Hodler das Sterben und den Tod seiner langjährigen Lebensgefährtin Valentine Godé-Darel festgehalten und sich auf diese Weise mit dem schmerzlichen Prozeß auseinandergesetzt und ihn für sich verarbeitet hat. Darunter sehen wir ein Selbstbildnis des Malers. Es ist nur kurze Zeit nach dem Tod Valentines 1915 entstanden. Mit weit aufgerissenen Augen blickt uns der noch immer zutiefst aufgewühlte Hodler an. Niemand, der die beiden hier zusammenmontierten Bilder betrachtet, wird anschließend noch sagen wollen, daß man damals leichter über Sterben und Tod eines nahen Angehörigen hinweggekommen wäre als heute, und zwar einfach deshalb, weil Sterben und Tod häufiger, alltäglicher gewesen wären. Es gab nie eine „gute alte Zeit des leichten Sterbens". Nur eines hatten uns die damaligen Menschen voraus, allerdings etwas Entscheidendes. Sterben und Tod *gehörten* zum Alltag und *bildeten* einen selbstverständlichen Teil des Leben. Sie gehörten dazu und waren noch nicht Fremdkörper am Ende langer Lebensläufe.

In der Abbildung 9 habe ich zwei Werke von Edvard Munch zusammengefügt. Sie rufen in uns ähnliche Gedanken hervor wie die Arbeiten Hodlers. Oben wie unten geht es um Munchs Auseinandersetzung mit lebensbedrohlichen Krankheiten, mit Sterben und Tod im engsten Familienkreis. Wir haben beide Male seine Lieblingsschwester Sophie vor uns. Unten sehen wir sie als kleines Mädchen, und zwar in dem Augenblick, als ihr klar wurde, daß die Mutter tot war - gestorben an Tuberkulose. Oben befindet sich das inzwischen herangewachsene Mädchen selbst auf dem Sterbelager. Die mit fünfzehn ebenfalls tödlich an Tuberkulose erkrankte Sophie wird von Munchs Tante Karen - an Mutters Stelle - hingebungsvoll gepflegt. („Modell" für Sophie saß allerdings ein anderes Mädchen; vgl. hierzu die Monographie von Schneede 1984, die ausschließlich diesem Bild gewidmet ist.)

Die Tuberkulose spielt für uns inzwischen praktisch keine Rolle mehr, ebenso wenig wie die anderen ehedem Angst und Schrecken verbreitenden und massenhaft Sterben und Tod bewirkenden Infektionskrankheiten. Solange wir das Programm unseres Impfkalenders gewissenhaft befolgen, sind wir aller Furcht enthoben und vor jedem unzeitigen Tod in dieser Hinsicht geschützt. Was dadurch allerdings auch entfallen ist, sind Situationen, die Munch in seinem Werk dutzendfach künstlerisch dargestellt hat. Man verstehe mich hier nicht falsch! Niemand möge zwischen meinen Zeilen lesen, ich würde die seinerzeitigen Zustände zurückhaben wollen. Als Historiker *konstatiere* ich einzig, daß es nach dem Verschwinden von „Pest, Hunger und Krieg" Munch'sche Situationen nicht mehr gibt und dementsprechend keine Munch'schen Antriebskräfte mehr. Außerdem *registriere* ich - ohne zu werten -, daß wir im allgemeinen nicht länger schon als Kinder mit dem Ableben unserer Eltern konfrontiert werden (wie Edvard und Sophie Munch), sondern erst dann, wenn wir selbst schon weit in den Fünfzigern und Sechzigern stehen und unsere Eltern siebzig, achtzig, neunzig geworden sind. Wir nehmen von ganz anderen Menschen Abschied, als dies die kleine Sophie beim Tod ihrer jungen Mutter tat. Wir lernen überhaupt nicht mehr, laufend im Leben Abschied zu nehmen.

Unter Bezugnahme auf das obere Teilbild von Munch *stelle* ich überdies *fest*, daß es nach dem Wegfall lebensbedrohlicher Kinderkrankheiten nun im Familienkreise auch nicht länger zu Zittern und Zagen um das Leben eines Geschwisters oder Kindes kommt, nicht mehr zu durchweinten Nächten der auf ein letztes Fünkchen Hoffnung setzenden Väter und Mütter, Tanten und Onkel. Was ich als Historiker hieraus schließe? Daß es den damals aus solchen wiederholten schweren Krisensituationen resultierenden zwischenmenschlichen Kitt nun wohl ebenfalls nicht mehr gibt.

Hugo Simberg ist mein letztes Beispiel. Gleich drei Abbildungen sind seinem hierzulande noch wenig bekannten Werk entnommen, die Nummern zehn bis zwölf. Es hätten noch weitaus mehr „passende" Arbeiten von ihm zur Verfügung gestanden, denn Kuolema - so heißt der Tod auf finnisch - war eines seiner Hauptmotive. Wie Hodler und Munch wußte auch er aus Erfahrung, was er hier zum Gegenstand seiner Darstellungen machte. Dennoch habe ich Simberg noch aus einem andern Grund gewählt. Kuolema scheint mir ein seinem Wesen nach ganz anderer Tod zu sein als derjenige Hodlers und Munchs, ganz zu schweigen von Hans Baldungs Terrorgestalt. Im Werk des Finnen habe ich erstmals ein Beispiel gefunden, anhand dessen wir meines Erachtens lernen können, was wir uns zu lernen vorgenommen haben, nämlich Sterben und Tod wieder in unser Leben zu integrieren. Obwohl Simberg noch genauso wie Hodler und Munch mit alltäglichem Sterben und Tod konfrontiert war und er noch genauso in der jahrhundertealten Epoche von „Pest, Hunger und Krieg" lebte, zeigt er uns doch erstmals einen Tod, der nicht mehr terrorisiert, der nicht mehr schreckt, nicht grinsend seine Opfer unbarmherzig ins offene Grab stößt. Diesem Tod käme es nie in den Sinn, einen Menschen anzuherrschen: „Hie muost Du in!" Während sensible Menschen damals ab und zu in ihrem Lebenswerk innehielten, um dem Lied des Todes zu lauschen - man denke an des 45jährigen Arnold Böcklins ‚Selbstbildnis mit fiedelndem Tod' von 1872 in der Berliner Nationalgalerie, auch an des 46jährigen Hans Thomas' ‚Selbstbildnis mit Amor und Tod' von 1885 in der Staatlichen Kunsthalle Karlsruhe oder an des 38jährigen Lovis Corinths ‚Selbstbildnis mit Skelett' von 1896 in der Städtischen Galerie München -, so liegen von Simberg Graphiken vor, in denen gerade umgekehrt der Tod bei einem Spielmann um ein Lied bittet.

So haben wir in den letzten drei Beispielen denn endlich einen Tod vor uns, mit dem wir reden können. Es ist ein Tod, dem es selbst leid tut, daß er seinem Geschäft nachgehen und - in Abbildung 10 - dem Bauern ein kleines Kind davontragen muß. Ein Tod, der in seinem Garten die Menschenpflänzchen hegt und pflegt, bis er sie erntet oder vielleicht auch die Seelen der Verstorbenen hütet, bis er sie ins Jenseits führt (Abbildung 11)? Ein Tod, der seinen Opfern die Würde beläßt und sie persönlich bis zur Himmelspforte geleitet (Abbildung 12). War es nicht das, was wir eingangs anstrebten: ein gelöstes, entspanntes, entkrampftes Verhältnis zu Sterben und Tod? Hier haben wir es endlich vor uns!

Wer Simbergs Bilder als naiv bezeichnet und sie kindlich nennt, mag das tun. Wer sie dagegen an sich herankommen und auf sich wirken läßt, dem können sie zum Schlüsselerlebnis werden. Nach meinem Dafürhalten ist diese Simbergsche Art von Todesannäherung heute sogar die einzig mögliche. Einen rücksichtslos ins volle Leben dreinhauenden Tod à la Baldung akzeptieren wir heute nicht mehr; ebenso wenig, wie wir uns noch länger die dauernde Memento-Mori-Mahnerei à la Holbein gefallen lassen würden. Verständlicherweise, denn diese Art von brutalem Tod und permanenter Todesbedrohung gibt es heute in der Tat nicht mehr, als Regel jedenfalls nicht. Für uns sind die Werke Baldungs und Holbeins zwar gekonnte Darstellungen seinerzeitiger, aber eben nicht heutiger Wirklichkeiten. Sie sind nur noch ästhetischer Genuß und Augenschmaus - selbst dann, wenn es uns ob des seinerzeitigen ungebremsten Zugriffs, ob der Allmacht und Allgegenwart des Todes beim Betrachten kalt den Rücken hinunter läuft. Bestenfalls setzt solches Betrachten - wie in diesem Buch angestrebt - ein Nachdenken über die heute völlig andere Sterbewirklichkeit und deren Folgen in Gang. Im allgemeinen aber kann uns der Tod, wenn er denn erneut für ernst genommen und in unser Leben integriert werden will, heute nicht mehr auf diese Weise kommen.

Bei Simberg ist die Allmacht des Todes gebrochen. Gewiß ist er immer noch da, und er geht nach wie vor seiner Pflicht nach. Aber er ist bescheidener geworden. Er herrscht die Menschen nicht mehr an. Mit langsamen Schritten, den Kopf vornübergebeugt, schlürft er einher. „Tut mir leid", hört man ihn nach erfüllter Pflicht murmeln. Diesen Tod vermögen wir eher zu akzeptieren, und zwar selbst oder gerade dann, wenn er uns oder einem unserer Kinder oder Freunde schon mit zwanzig, dreißig, vierzig, fünfzig „viel zu früh" begegnen sollte. Wir sind es einfach nicht mehr gewohnt, daß uns jemand anherrscht, daß jemand blindlings und höhnisch über unser Schicksal allein entscheidet. Wir wollen unsere Würde behalten - bis in den Tod. Simbergs Tod läßt uns diese Würde. Behutsam reicht er uns die Hand und führt uns am Ende der Tage von hinnen.

Sollte sich der Leser fragen, ob ich mit diesen Worten wirklich die Absichten Simbergs träfe, mag er beruhigt sein. Simberg weigerte sich Zeit seines Lebens, die eigenen Werke zu interpretieren. Vielmehr gestand er jedem Betrachter die Freiheit zu, darin zu sehen, was er wollte. Jeder sollte sie mit eigenen Augen betrachten und ihnen das entnehmen, was sie ihm vermittelten und gaben. So wie Simbergs Kuolema den Menschen Spielraum ließ, so läßt uns der Maler die Freiheit.

1. Ars moriendi: Die Kunst des Sterbens Vor 500 Jahren

Die Abbildung 1 stammt aus jenem gut fünfhundert Jahre alten Sterbebüchlein, genannt ‚Ars moriendi', von dem im Vorwort und in der Einleitung bereits die Rede war. Heute wird das Exemplar, das ich benutzte, in der Handschriftenabteilung der Berliner Staatsbibliothek aufbewahrt. Selbst in unseren Tagen kann dort somit jene schwierige „Kunst des guten, richtigen Sterbens" noch immer im Original studiert werden. Mit meinen Geschichtsstudenten habe ich das viele Male gemacht. Anhand des Büchleins sollten sie nicht nur etwas über die Einstellung unserer Vorfahren zu Sterben und Tod generell erfahren, sondern auch darüber, wie dieses Sterbenkönnen seinerzeit konkret erlernt wurde. - Ob aus solcher Beschäftigung darüber hinaus nicht vielleicht noch zusätzlich etwas für uns heutige Menschen im Hinblick auf eine neu zu gestaltende ‚Ars moriendi' abfallen könnte? Mir scheint, daß wir ebenfalls wieder zu einer „Kunst des richtigen Sterbens" finden sollten.

Wie in den illustrierten Ausgaben der ‚Ars moriendi' damals üblich, enthält auch das Berliner Exemplar eine komplette Serie von elf Holzschnitten. Das Büchlein, das damals in großer Auflage hergestellt wurde, diente ja weniger dem Zweck gelesen, als vielmehr angeschaut zu werden. Sterben würde jeder; lesen aber konnten nur wenige. „Die Kunst des Sterbens" sollte jedoch jedem nützlich sein. Diese Bilder-Ars ging von der Überzeugung aus, daß teuflische Mächte in den letzten Stunden eines Menschen noch einmal alles in Bewegung setzten, um sich seiner Seele zu versichern. Man glaubte, daß sie dann zu Hauf das Sterbelager umzingelten und mit List und Tücke versuchen würden, ihr Ziel zu erreichen.

Quelle: Staatsbibliothek Preußischer Kulturbesitz Berlin, Handschriftenabteilung. Blockbuch-Signatur: Libri impr. rar. fol. 142, Sekr. IX, Blatt-Buchstabe l. Blattformat: 28,2 x 18,7 cm, Bildformat: ca. 22,0 x 15,2 cm. - Umzeichnung.

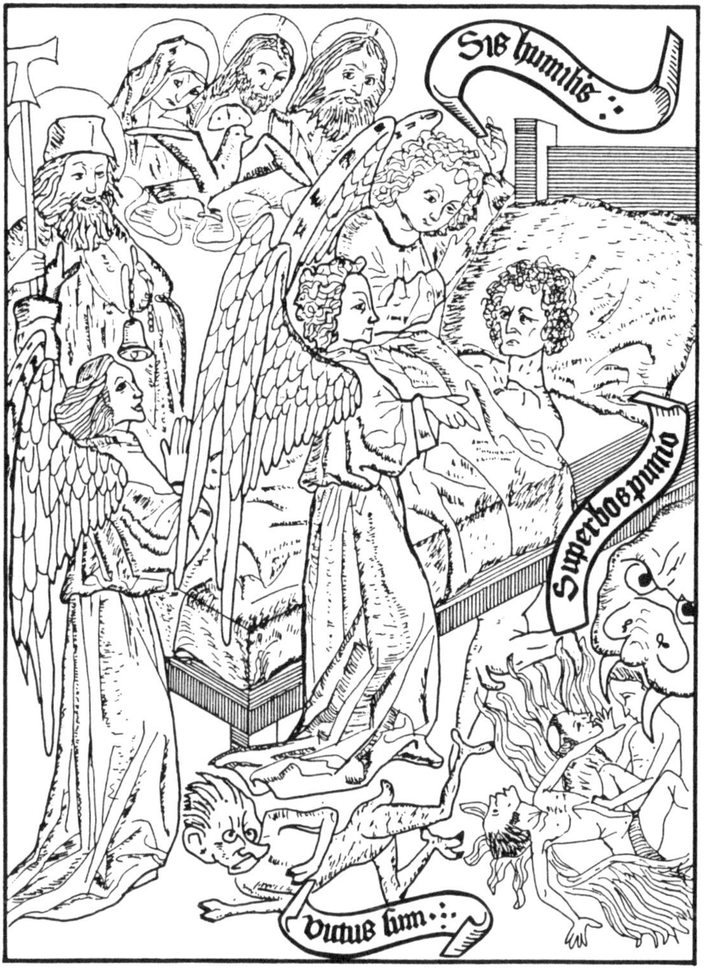

Abb. 1: Ars moriendi: Achtes Bild ‚Trost durch Demut'. Blockbuch-Holzschnitt, zweite Hälfte 15. Jahrhundert.

Derlei beängstigende Vorstellungen wären für unsere Vorfahren vielleicht nicht so schlimm gewesen, wenn sie sicher hätten sein können, in der Sterbestunde einen geistlichen Betreuer zur Seite zu haben, einen Priester etwa, der ihnen laut vorgebetet und die Beichte abgenommen hätte, der sie ermahnt und getröstet und im Kampf um die Seele nicht allein gelassen haben würde. Doch war genau dies damals alles andere als gewiß. Die Zeit vor fünfhundert Jahren lag eingebettet in eine viele Generationen umfassende Epoche, die quasi permanent durch „Pest, Hunger und Krieg" bedroht und zutiefst davon geprägt war. Unter „Pest" haben wir jede Art von seuchenbildender Infektionskrankheit zu verstehen, gleichgültig, ob es sich nun um eine eigentliche Pest handelte oder aber um ein massenhaftes Sterben an Bauchtyphus oder an Fleckfieber, an Malaria (die es damals in Europa bis nach Skandinavien gab) oder an welcher ansteckenden Krankheit auch immer. Sie führten alle gleichermaßen dazu, daß stets unzählige Menschen zur selben Zeit aufs Krankenlager geworfen wurden. In vielen Fällen war es auch das Sterbelager. Niemand konnte damals sicher sein, nicht plötzlich selbst in diese mißliche Situation zu geraten. Der Seuchentod war nicht wählerisch. Er schlug blindlings zu, bei jung und alt, Männern und Frauen, Kindern und Greisen, Gelehrten und solchen, die nicht ein Wort buchstabieren konnten.

Tausende und Abertausende Vorfahren sahen einer solchen allein zu bestehenden Sterbestunde mit Bangen entgegen. Ihnen nützte dann herzlich wenig, daß damals die angehenden Priester schon seit Jahrhunderten während ihres Theologiestudiums in geistlicher Sterbebetreuung ausgebildet wurden (Rosenfeld 1989). Würden sie, ganz auf sich gestellt, stark genug, allen Anfechtungen des Teufels bis zum letzten Atemzug Widerstand zu leisten? Dieser vielhunderttausendfachen seelischen Not zu begegnen, war Hauptanliegen jenes illustrierten Büchleins. Ihnen, den Alleingelassenen, den Leseunkundigen, den einfachen und einfachsten Menschen wollte es helfen.

Offensichtlich fiel es nicht schwer, die Absichten des Teufels zu durchschauen. Man glaubte sich ausrechnen zu können, auf welche Listen und Tücken er in der Sterbestunde in erster Linie verfallen würde. Die fünf gefährlichsten Versuchungen wurden daraufhin auf je einer Seite des Büchlein bildlich dargestellt: als erstes die Versuchung im Glauben, als zweites die Versuchung durch Verzweiflung, als drittes die Versuchung zur Ungeduld, als viertes die Versuchung zum Hochmut und als fünftes die Versuchung durch irdische Güter.

Um nun die Gläubigen davon zu überzeugen, daß sie dereinst diesen Versuchungen auch ohne Sterbebegleiter nicht hilflos ausgeliefert sein würden, konnten sie im Büchlein jeweils auf einem ebenfalls ganzseitigen Antwortbild sehen, wie bei jeder dieser Versuchungen himmlische Mächte herbeieilten und dem Sterbenden tatkräftig Beistand leisteten. Keiner würde in seiner letzten Stunde allein gelassen sein. Vielmehr könnte jeder auf mächtige Hilfe zählen. Die hierdurch vermittelte Zuversicht wurde in jedem Antwortbild noch verstärkt, indem neben den Engeln eine Reihe „passender" biblischer Gestalten oder anderer Heiliger in Erscheinung traten. „Passend" meint, daß auch sie zu ihren Lebzeiten denselben Versuchungen ausgesetzt gewesen waren, diesen jedoch mit unerschütterlichem Gottvertrauen und himmlischer Hilfe ebenfalls erfolgreich wiederstanden hatten. Beim Durchblättern der ‚Ars moriendi' erkennen selbst wir noch die eine oder andere dieser Gestalten und erinnern uns an ihre Geschichte. Beim Antwortbild auf die „Versuchung durch Verzweiflung" ist dies etwa der Fall bezüglich der Sünderin Maria Magdalena oder des Apostels Petrus, der den Herrn verleugnete. Auch der gute Schächer Dismas kommt uns dort bekannt vor oder Saulus, der zum Paulus wurde. Sie alle waren trotz schwerer Verfehlungen im Leben nicht verzweifelt, sondern hatten auf göttliche Vergebung gehofft und zu guter Letzt sämtlich Aufnahme ins Paradies gefunden. Ähnliche Symbolgestalten rangierten auch in den anderen vier Antwortbildern jeweils an herausgehobener Stelle. Jedermann erkannte sie sofort und wußte, was sie im Bildzusammenhang bedeuteten. Lesekenntnisse brauchte man dazu nicht.

Da in jener „Pest, Hunger und Krieg"-Periode die Sterbestunde jederzeit eintreffen konnte, war es wichtig, sich möglichst früh im Leben mit dieser Bilder-Ars vertraut zu machen, sie immer wieder anzusehen und sozusagen auswendig zu lernen. Wer sich die fünf hauptsächlichsten Versuchungen und die entsprechenden Antwortbilder erst einmal unauslöschlich eingeprägt hatte, konnte der Sterbestunde mit Gelassenheit entgegensehen. Böse Überraschungen von seiten des Teufels waren kaum noch denkbar. Trotz einsamen Sterbens bestanden somit auch in Seuchenzeiten gute Aussichten auf die ewige Glückseligkeit. Die Heilsgewißheit schien nicht länger in Frage gestellt.

In der ersten Umzeichnung sehen wir nun die achte Illustration aus der insgesamt elfteiligen Reihe. Vorausgegangen waren da bereits vier Holzschnitte mit Anfechtungen und die ersten drei Antworten darauf. In Bild eins hatten die teuflischen Mächte versucht, den Sterbenden vom rechten Glauben abzubringen. Noch niemand sei, so meinten sie, aus dem Jenseits zurückgekehrt. Man könne also nicht sicher sagen, ob es überhaupt ein Jenseits gebe. Im zweiten Anfechtungsbild hielten sie dem Todkranken auf einer großen Tafel sein langes Sündenregister vor Augen und versuchten, ihn auf diese

Weise zur Verzweiflung zu treiben. Bei der Vielzahl und Schwere seiner Missetaten - vom Meineid über Ehebruch bis Totschlag - könne er nicht länger mit göttlicher Vergebung rechnen. In der dritten Anfechtung wird gezeigt, wie einige Teufel dem Sterbenden einzureden versuchen, daß er seine Krankheit unverdientermaßen erdulde. Gewiß würde er dadurch die Geduld verlieren und sich dann gegen die ungerechte Bestrafung auflehnen.

Bis hierher hatten jedoch alle teuflischen Listen und Tücken nicht angeschlagen. In den drei Antwortbildern auf die erwähnten Versuchungen war vielmehr stets zu erkennen, wie jedes Mal Abgesandte des Himmels dem Sterbenden zu Hilfe eilten und die teuflischen Gestalten vertrieben. Mit ihrer Unterstützung hatte er bislang allen Versuchungen erfolgreich widerstanden.

Allerdings gaben die Teufel den Kampf um diese Seele auch nach dem dritten Mißerfolg noch nicht verloren. Im vierten Versuchungsbild probierten sie es mit einer neuen List. Sie begannen, den Todkranken nun über alle Maßen zu loben und zu preisen. Sie flattierten ihm damit, daß noch keiner so wie er seinem Glauben unerschütterlich treu geblieben sei und allen Anfechtungen tapfer widerstanden habe. Noch niemand hätte in ähnlich bewunderungswürdiger Weise so große Geduld im Leiden wie er bewiesen. Auch wäre er im Gegensatz zu unzähligen anderen Missetätern ob seines gewaltigen Sündenregisters nicht verzweifelt, sondern würde weiterhin auf göttliches Erbarmen und Vergebung hoffen. Auf dem Höhepunkt ihrer Schmeicheleien überreichten sie ihm schließlich drei prächtige Kronen, die er mittlerweile mehr als verdient habe. Oder sie versuchten es zumindest, um ihn auf diese Weise kurz vor seinem Ableben noch zur Sünde des Hochmuts, der Überheblichkeit, des Stolzes zu verführen.

Doch vergeblich, wie uns nun das nachgezeichnete Blatt vor Augen führt. Es handelt sich um das Antwortbild auf jene eben erwähnte vierte Versuchung. Die hierbei zum Ausdruck kommende Geschichte vermögen selbst wir noch zu verstehen, zum großen Teil jedenfalls. So erkennen wir auf Anhieb den todkranken Mann, wie er da ausgestreckt auf seinem Sterbelager liegt. Bezeichnenderweise handelt es sich um einen Mann „in den besten Jahren" und nicht - wie es der heutigen Situation angepaßter wäre - um einen Siebzig- oder Achtzigjährigen. Damals war man auch in den Dreißigern und Vierzigern vor dem Tod nie sicher. Ebenso erkennt man, daß dem Sterbenden tatsächlich kein Priester, ja nicht einmal ein Freund oder Familienangehöriger in der schweren Stunde beisteht, daß er aber dennoch nicht allein gelassen ist. Anstelle irdischer Helfer kümmern sich drei Engel um ihn. Einer steht zu seiner Linken, einer zur

Rechten und einer am Ende des Bettes. Wie sollte ihm - auf diese Weise komplett abgeschirmt - Schlimmes widerfahren können? Längst sind die drei Teufel samt Glitzerkronen abgedrängt. Noch windet sich der eine ganz vorn im Bild besiegt am Boden, während sich ein anderer mit eingezogenem Schwanz unter das Bett flüchtet. Die göttliche Dreieinigkeit - der Heilige Geist in Form einer Taube - brauchte nicht einmal einzugreifen. Sie hatte sich samt Muttergottes vorsorglich im Hintergrund bereitgestellt. Auch mit ihnen hätte somit der Sterbende notfalls rechnen können.

Während dem Sterbenden in allen fünf Antwortbildern auf ähnliche Weise von höchster Stelle wirkungsvolle Hilfe gegen die teuflischen Versuchungen zuteil wird, ist auf diesem achten Holzschnitt zusätzlich noch die spezifische Antwort auf die in der vorausgegangenen Szene dargestellte Anfechtung zum Hochmut abzulesen, und zwar auf zweifache Weise. Zum einen erkannte damals jedermann ganz links außen im Bild den heiligen Eremiten Antonius an seinen beiden Kennzeichen: dem Glöcklein und dem Wanderstab mit T-Kreuz oben. *Er ist* die eine Antwort auf jene vierte Versuchung, denn seine Legende kannte damals ebenfalls ein jeder. Wie der Sterbende auf seinem Lager war auch Antonius seinerzeit in der Wüste von Teufeln versucht worden. Auch ihn wollten sie zum Hochmut, zur Selbstüberheblichkeit und zum Stolz anstacheln. Der Eremit widerstand jedoch allen Anfechtungen und blieb bei seiner Bescheidenheit und Demut. Ja er erniedrigte sich jeweils selbst. Durch seine Anwesenheit wird dem Sterbenden nun nahegelegt, sich ihn zum Vorbild zu nehmen. Wenn auch er standhaft bliebe, wäre ihm genauso wie Antonius die ewige Glückseligkeit sicher. Jener trägt als untrügliches Zeichen seines damaligen Sieges deutlich sichtbar den Heiligenschein.

Sollte der Sterbende jedoch den teuflischen Einflüsterungen erliegen und sich noch in der Todesstunde selbst erhöhen, konnte er zum anderen - als zweite Antwort - auch gleich sehen, wie es ihm ergehen würde. Rechts im Vordergrund sehen wir eine fürchterliche Fratze mit stechend giftigen Augen und riesig aufgerissenem Maul. Mittels dolchartig spitzer Eckzähne werden eben drei Sünder - darunter auch ein Mönch, wie an der Tonsur erkenntlich ist - in den feuerspeiend lodernden Höllenschlund gezerrt. „Superbos punio!" „So bestrafe ich die Stolzen und Hochmütigen", steht auf der Sprechblase, die von der Fratze beziehungsweise dem sich unters Bett verkriechenden Teufel ausgeht und auf die der eine Engel mit seinem Zeigefinger hinweist. Doch wer bräuchte das angesichts dieser drastisch sprechenden Darstellung zu lesen? Nicht einmal wir benötigen hier derartige schriftliche Verständnishilfen. Genauso schien es mir vorher schon überflüssig, das Spruchband des am Boden liegenden Teufels zu deuten: „Victus sum!" „Ich bin besiegt!" Was denn sonst? Besiegt, weil der Todkranke mit himmlischer Unterstützung den teuflischen Einflüsterungen zum Hochmut, zum eitlen Ruhm und zum Stolz widerstanden hatte.

Was indes das erste Spruchband betrifft, werde ich weiter unten doch noch etwas näher darauf eingehen. Dasjenige, das der Engel am Kopfende des Bettes in die Höhe hält, lautet: „Sis humilis!" „Bleibe bescheiden und demütig!" Für damalige Betrachter wäre allerdings auch dieser Schriftzug, genauso wie die beiden anderen, kaum notwendig gewesen. Sie waren es gewohnt, ihr Augenmerk zu allererst auf die abgebildeten Figuren zu richten. Lange bevor das Spruchband die Aufmerksamkeit auf sich zog, hatten sie den Eremiten Antonius erkannt und damit auch gleich den Sinn des Spruchinhalts erfaßt, ohne diesen je zu lesen.

So liegt uns denn in diesem Blatt ein glänzendes Beispiel dafür vor, wie es der Künstler dieser Holzschnitte - den man bis heute nicht identifizieren konnte - in unübertrefflicher Weise verstand, einem leseunkundigen Publikum Geschichten beizubringen und ihm eindeutig klar zu machen, worauf es dabei ankam. Wer von uns könnte die Antwort auf die vierte Versuchung knapper und faßlicher zum Ausdruck bringen, als es hier auf dem einzigen Blatt erfolgt? Dies ist, was ich an der fünfhundert Jahre alten ‚Ars moriendi' in didaktischer Hinsicht uneingeschränkt bewundere: das wesentliche einer Geschichte auf den Punkt zu bringen, Dutzende von „erläuternden" Fußnoten und langes Geschwätz überflüssig zu machen.

Die fünf wichtigsten, in der Todesstunde zu erwartenden Versuchungen samt Antworten darauf bildlich so dargestellt: das konnte sich jeder merken und sich, wenn es soweit war, daran erinnern. Ich bezweifle keinen Augenblick, daß diese Holzschnitte in Zehntausenden von Fällen ihren Zweck erfüllten und daß unzählige Menschen der Sterbestunde daraufhin mit größerer Gelassenheit und weniger Angst entgegensahen. Sie wußten, worauf es ankam. Sie hatten rechtzeitig gelernt, zu sterben - allein zu sterben. ‚Ars moriendi' war für sie kein leeres Wort.

Und heute? Wer kümmert sich in ähnlicher Weise weit vorausblickend um die Not vieler Alleingelassener in ihrer letzten Stunde? Wer bereitet sie ein Leben lang auf Sterben und Tod vor? Ebenso allgemein verständlich, kurz, prägnant, unakademisch, erfolgreich? Ohne Fußnoten und unverständliches Kleingedrucktes? Den *heutigen* Umständen angepaßt, das heißt die große Zahl der Ungläubigen, nicht mehr Gläubigen berücksichtigend? An diejenigen denkend, die allein durchs Leben gegangen sind und die somit keine Familienangehörigen um ihr Totenlager haben werden? Die auf dem Sterbebett nicht mehr einfach sagen können: „Herr Pfarrer, ich kann auf ein erfülltes, sicher nicht immer leichtes Leben zurückblicken. Ich kann in Frieden sterben. Bei meinen Kindern und Kindeskindern sehe ich, wie das Leben weitergeht. Ich habe ausgesorgt und kann Abschied nehmen in der Hoffnung, dann für immer bei Gott zu sein" (Pompey 1989, 37). Eine heutige ‚Ars moriendi' verlangt mehr, und sie verlangt anderes.

Die hervorragende Didaktik des alten Sterbebüchleins war jedoch nur der eine Gesichtspunkt, weshalb ich die 500jährige Bilder-Ars an den Anfang meiner Ausführungen stellte. Nach Möglichkeit wollte ich außerdem von ihrem Inhalt profitieren. In diesem Zusammenhang komme ich nun nochmals auf das erwähnte Spruchband des Engels zurück: „Sis humilis!" „Bleibe auch Du bescheiden und demütig!"

Vielen mag die Anmahnung von Bescheidenheit und Demut völlig ungeeignet erscheinen, um in ihr den Ausgangspunkt für eine neue, den heutigen Umständen angemessene „Kunst des Sterbens" zu sehen. Die beiden Tugenden stehen bei uns nicht eben an oberster Stelle, weder der Beliebtheit, noch des Ansehens. Bescheidene Menschen und solche, die sich anderen gegenüber demütig geben, halten wir schlicht für dumm und naiv. Ihnen nachzueifern oder sie gar zum Vorbild zu nehmen, kommt heute kaum jemandem in den Sinn. In einer Zeit des ständigen Konkurrenzkampfes und Wettbewerbs um Arbeitsplätze, Stellen, Partner, Beförderungen, Ehren, Ansehen kommt vielmehr - so sagt und lehrt man uns - derjenige am weitesten und schlägt sich am besten durch, der seine Ellenbogen einzusetzen versteht, der rücksichtslos und draufgängerisch sein Ziel verfolgt, koste es was es wolle, der weder links noch rechts sieht, wen er da längs des Weges verletzt, beiseite drückt, zur Verzweiflung treibt. „Sis humilis" paßt so ganz und gar nicht in diese heutige Landschaft. - Trotzdem halte ich das Spruchband des langen Nachdenkens wert. Es geht in diesem Bändchen ja nicht um eine ‚Ars vivendi', nicht um die Kunst des Lebens oder Überlebens, sondern um eine neue ‚Ars moriendi', die Kunst, dereinst leichter Abschied von dieser Welt zu nehmen.

Vor diesem Hintergrund aber wird man sich fragen dürfen, was wir heute denn mit all unserer entschiedenen Verneinung von Demut und Bescheidenheit eigentlich erreichen. Wenn es hoch kommt, sind es Reichtum, Ehre, Ansehen - alles irdische und damit vergängliche Güter. Diese ernüchternde Einsicht lenkt nun wie von selbst nochmals auf das ‚Ars moriendi'-Büchlein zurück, denn die eben erfolgte Aufzählung ist genau das, was in der bisher noch nicht zur Sprache gekommenen fünften Versuchung dargestellt wird. Dort bemühen sich die Teufel, den Todkranken von seinen geistlichen Sterbevorbereitungen abzubringen. Sie tun dies, indem sie ihn an seine irdischen Güter erinnern, auf das prächtige Haus hinweisen, das er sich hatte bauen lassen, die wohnliche Stube darin, den gut gefüllten Weinkeller, den Stall mit den Reitpferden. Es wäre vernünftiger - meinen sie -, sich dieser Schätze zu erfreuen und sie zu genießen, so lange es noch möglich sei, als dauernd ans Sterben zu denken. Ganz abgesehen davon hätte er noch Vorkehrungen zu treffen, um den Bestand und Zusammenhalt seiner Reichtümer über den Tod hinaus zu sichern. Es gäbe genügend Neider, die bereit stünden, um sein Lebenswerk umgehend zu zerstören. Wenn er erst einmal diese und all die weiteren, bislang unerledigt gebliebenen Aufgaben gelöst hätte, könnte er sich dann immer noch den Sterbensgedanken hingeben.

Sind es nicht diese gleichen Versuchungen, die auch uns noch heute immer wieder bedrängen und uns von Wesentlicherem abhalten, und die dazu führen, daß Demut und Bescheidenheit einen so geringen Stellenwert einnehmen? Auch wir scheffeln Reichtümer auf Reichtümer und verbeißen uns dermaßen in diesem Bestreben, bis wir an nichts anderes mehr denken können - ans Sterben schon gar nicht, oft sogar nicht einmal mehr richtig ans Leben. Auch wir schuften all die uns gegebenen Jahre, um zu Reichtum und Ansehen, zu Ruhm und Ehren, und damit zu „irdischer Unsterblichkeit" zu gelangen. Wieviele unter uns fallen nicht immer wieder auf diese - was unsere Vorfahren damals klarer sahen - teuflischen Versuchungen herein?

Niemand verstehe mich falsch! Es geht mir nicht um das Predigen von Moral. Weder strebe ich eine Neuauflage der 500jährigen, von christlichen Wertvorstellungen geprägten ‚Ars moriendi' an, noch sehne ich mich gar nach jener „Pest, Hunger und Krieg"-Periode zurück, die ihr Auslöser war. Auch ich wohne lieber in einer gepflegten, winters wohlig warmen, weil zentralbeheizten Stube als in einer zugig kalten Behausung. Auch mich freut es, wenn meine Arbeiten Anerkennung finden, anstatt unbeachtet liegenzubleiben. Doch gilt es hier, einen Mittelweg zu finden: einerseits die materiellen Annehmlichkeiten unseres modernen Lebens zu schätzen, sie andererseits aber nicht zu überschätzen und vor allem, sich nicht von ihnen abhängig zu machen. Annehmlichkeiten geben dem Leben zwar mehr Qualität, aber lebensnotwendig sind sie nicht. Und so wichtig sind sie ebenfalls nicht, als daß nicht anderes im Leben Vorrang hätte. Reichtümer, irdische Güter, volle Schatztruhen werden wir ebenso wenig wie unsere Vorfahren vor fünfhundert Jahren ins Grab mitnehmen können.

Und was die „irdische Unsterblichkeit" betrifft: das bißchen Ruhm oder Nachruhm, das wir allenfalls erwerben, verblaßt rasch und ist spätestens nach ein paar Generationen vergessen. Wehe dem Menschen, dem solche Gedanken erst in der Todesstunde kommen und der sich nicht früher damit auseinandergesetzt und entsprechende Konsequenzen gezogen hat! Ihn wird auf dem Sterbelager das bittere Gefühl beschleichen, nicht richtig gelebt, das Leben verpaßt, den größten Teil davon einem Popanz geopfert zu haben. Wer es nicht so weit kommen lassen will, wird sein Leben demzufolge lange vorher anders organisieren, wird sich auf wesentliches beschränken. Beschränken: das hat nun jedoch viel mit jener Art von Bescheidenheit zu tun, wie ich sie verstehe. Für mich ist sie nicht Ausdruck einer christlichen Tugend, die je nach Zeitläuften einmal höher und einmal - wie in unseren Tagen - weniger hoch im Kurs steht. Hier wird die ‚Ars moriendi' tatsächlich zu einer ‚Ars vivendi'.

Zugegeben: Bescheidenheit, so verstanden, ist zuerst einmal sehr egoistisch. Es handelt sich nicht um Bescheidenheit oder Demut gegenüber anderen Menschen, weil ich diese höher achten oder gar verehren würde, oder weil sie älter sind oder eine besondere Leistung vollbracht haben und ich deswegen finde, daß ihnen Ehre und Vortritt gebühre. Es ist auch keine falsche Bescheidenheit, kein Understatement, um auf diese Weise zum Beispiel eine gewisse Wohlhabenheit zu verschleiern oder bestimmte Merkmale, die einem üblicherweise zum Vorteil gereichen, äußerlich nicht in Erscheinung treten zu lassen. So habe ich zwar einen Führerschein, jedoch kein Auto, und dies nicht deswegen, weil ich mir keines leisten könnte oder um dadurch Autobesitzer leichter als „üble Umweltverschmutzer" und „bedenkenlose Ressourcenvergeuder" brandmarken zu können, sondern weil ich in einer Stadt wie Berlin mit einem gut ausgebauten System öffentlicher Verkehrsmittel schlichtweg keines brauche. Akademische Titel vor meinem Namen lasse ich nicht „aus Bescheidenheit" in der Regel weg, sondern weil ich es von vieljährigem Aufenthalt in Skandinavien so gewohnt bin und damit gute Erfahrungen gemacht habe.

Es ist Bescheidenheit aus Eigennutz, und dies in vielfacher Hinsicht. Die Entwicklung von Ehrgeiz, um im täglichen Wettbewerb und Konkurrenzkampf besser bestehen und andere möglichst überflügeln zu können, kostet Zeit, Nerven, Gesundheit. Es ist dies *meine* Zeit, es sind *meine* Nerven, ist *meine* Gesundheit. Jeder muß selbst wissen und für sich entscheiden, wie weit er hierbei gehen will und was ihm das Erreichen der nächsten Stufe auf der Leiter des „Erfolges" noch wert ist. Wer sich, an einem bestimmten Punkt angekommen, mit dem Erreichten äußerlich wie innerlich zufrieden gibt und von anderen anschließend deshalb eines „bescheidenen Verhaltens" bezichtigt wird, dürfte für sich vielfache Kompensation dadurch erfahren, daß er seine Gesundheit behält, daß er Zeit für wichtigeres findet, daß er nicht länger von Neid zerfressen wird. All dies kommt *mir* zugute. Es ist dies Selbstbeschränkung aus Eigeninteresse.

Zu dieser Art von Selbstbescheidung zu finden und konsequent an ihr festzuhalten, ist allerdings noch von weit größerer Tragweite. Sie führt von der Fremdbestimmung zur Eigenbestimmung. Wir laufen nicht länger ehrgeizigen Zielen hinterher, die sich an dem messen, was andere tun, vorschreiben, vorgeben, erreichen. Vielmehr bestimmen wir frei über uns selbst. Wir, nicht andere entscheiden darüber, was wir mit unserer Zeit oder zumindest einem wesentlichen Teil davon anfangen und wozu wir sie verwenden. Wenn wir es klug anstellen, vermag uns ein solches Verhalten ungeheuer zu bereichern. „Es klug anstellen" meint wiederum, mit Selbstbeschränkung ans Werk gehen, heißt die neu gewonnenen freien Stunden, Tage, Wochen nicht zu verzetteln, sondern das eine tun und möglichst alles andere zu lassen. Entscheidet sich jemand - um ein simples Beispiel zu nennen - für einen Museumsbesuch, wird er nicht gleich durchs ganze Museum stürmen, um alles und doch nichts zu sehen. Rings um die Welt sind Museen dermaßen voller Kostbarkeiten, daß uns die Beschränkung auf ein einziges Exponat mehr einbringt, als Dutzende davon in bloß oberflächlichen Augenschein zu nehmen.

So befindet sich etwa im selben Museum, in dem der Berner Totentanz von Niklaus Manuel hängt - er kommt im nächsten Kapitel ausführlich zur Sprache -, auch der ‚Tausendblumenteppich' aus der Burgunderbeute. Er ist im gleichen Zeitraum entstanden wie das Berliner ‚Ars moriendi'-Büchlein, nämlich in der zweiten Hälfte des 15. Jahrhunderts. Einer der damals mächtigsten und reichsten Fürsten in Europa, Herzog Philipp der Gute von Burgund (1396-1467), hatte ihn ein Jahr vor seinem Ableben beim Brüsseler Wirker Jehan Le Haze in Auftrag gegeben. Philipps Sohn Karl der Kühne (1433-1477), letzter der burgundischen Herzöge, führte das Prachtstück unvorsichtigerweise auf seinen Kriegszügen mit sich und hatte es im Feldherrenzelt hängen, als ihn die aufgebrachten Eidgenossen im Frühjahr 1476 in der Schlacht von Grandson am Neuenburger See schlugen. Gemeinsam mit weiteren damals erbeuteten Kostbarkeiten ist der Teppich noch heute im Bernischen Historischen Museum zu bestaunen (zur Burgunderbeute insgesamt vgl. Deuchler 1963, zum Tausendblumenteppich speziell Deuchler 1984).

„Bestaunen“ ist das richtige Wort, denn genau darum ging es den burgundischen Herrschern vor fünfhundert Jahren. Wer immer sie aufsuchte, ob im Feld oder in einer ihrer festeren Residenzen, sollte vom zur Schau gestellten Prunk und Reichtum geblendet werden. Schon die Ausmaße des Teppichs sind beeindruckend. Er mißt fast sieben Meter in der Breite und mehr als drei in der Höhe. Im Museum nimmt er eine ganze Wandfläche in Anspruch. Er duldet nichts neben sich. Einst war der Teppich in seinen Ausmaßen noch imposanter. Ein ganzes Drittel hatten die siegreichen Eidgenossen - wahrscheinlich noch auf dem Schlachtfeld - der Länge nach weggeschnitten. Seinerzeit mußte er um die viereinhalb Meter in der Höhe gemessen haben.

Obwohl heute somit nur noch verstümmelt zu sehen, hat der Tausendblumenteppich seine außergewöhnliche Ausstrahlung bewahrt. Die größte Faszination geht beim ersten Anblick zweifelsohne von den Blumen aus. Der Teppich ist - nomen est omen! - über und über damit besät. Nirgendwo berühren sie sich oder überschneiden einander. Jede von ihnen hat genügend Platz zur Entfaltung. So wirkt der Teppich auf uns wie ein Meer voller Blumen, wie ein ewig blühendes irdisches Paradies.

Beobachtet man die Besucher im Burgundersaal, kann man verschiedene Reaktionen bei ihrer Begegnung mit dem Prachtstück feststellen. Während die einen nur einen kurzen Blick darauf werfen und dann ziemlich unbeeindruckt zum nächsten Ausstellungsraum weiterpromenieren, so stürzen sich andere sogleich auf das Führungs-Faltblatt, das die Museumspädagogen vor dem Teppich ausgelegt haben. Die ganzen darin vorgetragenen Erläuterungen zu studieren, kostet viel Zeit. Faltet man das Blatt von doppeltem A4-Format auseinander, entdeckt man innen eine sehr sorgfältige Strich-Nachzeichnung des gesamten Teppichs, und das meint vor allem sämtlicher Blumen. Die Abbildung ist in vier übereinander liegende waagrechte Sektoren unterteilt. Sie sind mit den Buchstaben A, B, C und D markiert. In jedem Sektor ist jeder Blume eine eigene Ziffer zugeordnet. Im Sektor A sind es 56 Nummern, im Sektor B 118, im Sektor C 113, im Sektor D 110, insgesamt also 397 einzeln aufgezählte Blumen. Bei einigen steht in der dazu gehörigen Legende zwar „nicht identifiziert“. Andere kommen dafür mehrfach vor. Viele erkennen wir noch heute: Maßliebchen, Ringelblume, Goldlack, Maiglöckchen, Gartennelke, Kornblume, Erdbeere, Nachtviole, Hyazinthe, Schwertlilie, Taubnessel, Geißblatt, Malve, Vergißmeinnicht, Narzisse, Mohnblume, Wegerich, Rose, Löwenzahn, Tulpe, Ehrenpreis. Jede von ihnen ist im Faltblatt jedoch nicht nur mit ihrem deutschen, sondern auch mit ihrem französischen, englischen und lateinischen Namen angegeben: eine wahre Lektion botanischer Bestimmungsarbeit!

Nicht daß ich hier irgendwelche Vorbehalte gegen dieses einführende Belehrungsblatt anmelden wollte. Im Gegenteil wird der eine oder andere Besucher dadurch vielleicht angeregt, sich eingehender mit diesem einen Exponat zu befassen und allein um des Tausenblumenteppichs wegen wiederkommen. Dadurch aber wäre das von mir angestrebte Ziel der Beschränkung bereits erreicht. Wenn ich hier trotzdem einige zusätzliche Gedanken vortrage, so aus weiterführenden Gründen. Das eben geschilderte Zuwegegehen einiger interessierter Besucher vor dem Teppich, initiiert und stimuliert durch das dort ausliegende Führungsblatt, spiegelt eine ganz bestimmte Betrachtungsweise wieder. Sie ist insofern höchst einseitig, als das Interesse fast ausschließlich auf die einzelnen Blumen fokussiert wird. Nur wenige tun dann noch einen Schritt darüber hinaus und sehen tatsächlich auch den Teppich an.

Mit „ansehen“ meine ich hier nicht, gestützt auf die Faltblattlegende den Teppich nach Dutzenden einzelner Blumen absuchen und dabei konsequenterweise immer nur die eine oder andere Blume, nie aber den gesamten Teppich ins Blickfeld bekommen - anders ausgedrückt: vor lauter Bäumen den Wald nicht sehen. Sondern mit „den Tausendblumenteppich ansehen“ meine ich, einige Meter zurücktreten, um das gesamte Kunstwerk auf einen Blick erfassen und auf diese Weise insgesamt darüber reflektieren zu können. Erst so hat man einen Tausendblumenteppich vor sich, sieht man eine blühende Wiese und wird an einen Paradiesgarten erinnert, kommen einem nach und nach Gedanken, die weit über die im einzelnen detailgetreu eingewirkten Pflanzen und Blumen, deren Namen, deren Herkunft, deren Bedeutung und seinerzeitige Symbolik hinausreichen.

Wer sich beschränkt, sich zwei, drei Stunden, einen ganzen Vor- oder Nachmittag Zeit für dieses einzige Ausstellungsstück nimmt und sich dabei nicht nur im ablenkenden Blumenbestimmen verzettelt, sondern sich in das Gesamtwerk vertieft, den können die Gedanken sehr weit tragen. Tritt man ihm nicht zu nahe und hat dabei nur noch Stauden, Stengel, Blätter, Blüten vor sich, sondern läßt seine ganze Pracht auf sich wirken, ist man plötzlich geneigt, ihm einen anderen Namen zu geben. Nicht mehr tausend Blumen, sondern tausend Sterne funkeln einem im Abstand von einigen Dutzend Metern entgegen. Der dunkle Teppichhintergrund wird zum nächtlichen Firmament; die nicht mehr einzeln wahrzunehmenden Blätter, Stauden, Halme schimmern wie Strahlenkränze um die Sternenblumen. Inmitten des Himmelsgewölbes leuchtet das burgundische Wappen. Es kommt einem dort vor wie eine aufgehende Sonne.

Es fällt mir jeweils schwer, die einmal in Gang gesetzte Phantasie in Zügeln zu halten, doch will ich sie hier nicht weiter treiben lassen. Allzu leicht könnte sonst der Vorwurf laut werden, ich würde „völlig falsch“ sehen. Doch was heißt „richtig“ und was heißt „falsch“ sehen? Sieht jemand wirklich „richtiger“, wenn er mit einem botanischen Bestimmungsbuch in der Hand so nahe an den Teppich herantritt, bis er jede einzelne Pflanze und Blume einwandfrei identifizieren und das Resultat der ganzen Bemühungen schließlich auf einem Faltblatt zusammenstellen kann? Oder aber ist es „richtiger“, wenn nicht gar „wichtiger“, sich ohne solches Buch, zumindest jedoch im Anschluß daran eigene Gedanken zu machen? Ich bin gewiß nicht für unbegründetes Phantasieren und uferloses Spekulieren, meine aber, daß wir auch im ersten Fall, beim „nur Botanisieren“ „falsch“ sehen.

Wer hätte denn zwischen 1466 und 1476, als der Tausendblumenteppich während eines einzigen kurzen Jahrzehnts die ihm zugedachten höfischen Repräsentationsfunktionen auch tatsächlich ausübte, jemals jene von Jehan Le Haze botanisch „richtig“ wiedergegebenen Blumen so genau ansehen können, daß es zu deren botanischen Bestimmung gereicht hätte? Herzog Philipp bestellte 1466 in Brüssel übrigens nicht nur diesen einen, sondern gleich zehn solcher Teppiche. Ob er - oder sein Nachfolger Karl - sich je die Zeit nahm oder angesichts drängenderer Staatsgeschäfte überhaupt nehmen konnte, die gelieferten Teppiche genauer anzusehen, die einzelnen Blumen im Detail zu betrachten, sich ihrer zu freuen, sich gar unbeschwert an ihnen zu delektieren, scheint mir zweifelhaft. *Das können erst wir. Wir* haben Zeit, falls wir sie uns dafür nehmen. *Wir* haben die botanischen Kenntnisse oder können sie uns aufgrund des bequem zugänglichen Führungsblattes oder der allenthalben verfügbaren Fachliteratur leicht aneignen. *Wir* sehen den Teppich somit bestimmt nicht mit den Augen des burgundischen Auftraggebers. Wir sehen somit *falsch.*

Der Tausendblumenteppich war zu Repräsentationszwecken bestellt und angefertigt worden. Er sollte beeindrucken, sollte Macht und Reichtum dokumentieren und demonstrieren, sollte blenden. Für wen aber war dies alles gedacht und ins Szene gesetzt? Doch wohl in erster Linie für die Besucher des Herzogs, für ein- und ausgehende Diplomaten, für Offiziere, für militärische Kuriere und zivile Abgesandte, für Kaufleute und Geldleiher, für Unterhändler und festierende Gäste, für Lebedamen und vorzuführende Lösegeld-Gefangene, für Angehörige des Trosses und den Leibmedikus. Ob die Wachhabenden im Feldherrenzelt jemals auch nur einen der Erwähnten so nahe an den aufgehängten Teppich herantreten ließen, daß es fürs

Blumen- und Pflanzenbestimmen gereicht hätte - falls überhaupt entsprechende Kenntnisse vorhanden gewesen wären -, scheint mir wiederum mehr als fraglich. *Das dürfen erst wir.* Wir können so nahe an den Tausendblumenteppich herantreten, wie wir möchten. Solange wir ihn nicht berühren, hindert uns keine noch so scharf aufpassende Museumsaufsicht daran. Wir sehen den Teppich somit ganz bestimmt nicht mit den Augen der damaligen herzoglichen Besucher. Wir sehen somit nochmals *falsch.*

Wer diesen Teppich seinerzeit bei Hof oder im Zelt zu Gesicht bekam, dürfte in gehörigem Abstand von ihm seinen Steh-, oder wenn er besonders ehrenvoll behandelt wurde, seinen Sitzplatz gehabt haben. Der Teppich hing an der Wand, um als Prachtkulisse - gewiß voller symbolischer Bezüge und Andeutungen - zu beeindrucken, nicht aber um studiert zu werden. *Das tun erst wir.* Seinerzeit erfolgten die Audienzen beim Herzog aus ganz anderen Gründen, als unser Besuch im Museum heute. Das Hauptaugenmerk der Besucher und Anwesenden richtete sich denn folglich auch auf anderes als auf den Wandbehang. Gelegentlich mochte es beim einen oder anderen für einen kurzen Blick und, wenn's hoch kam, für ein Staunen gereicht haben. Damit hatte der Teppich seinen Zweck bereits erfüllt. Welche Gründe auch immer uns heute ins Bernische Historische Museum führen, aus Audienzgründen tun wir es ganz bestimmt nicht. Es gibt dort keinen Herzog mehr, keinen Hofstaat, kein Feldherrenzelt, keine Residenz, kein burgundisches Reich, kein Paradies, nur zwei Drittel eines Teppichs. Wir können es drehen und wenden wie wir wollen: wir sehen den Teppich *falsch.*

Wir mögen zwar im Hinblick auf den Tausendblumenteppich einzelne *Aspekte richtig* sehen und darüber hochwissenschaftliche Detailabhandlungen publizieren. Dabei kann es sich um botanische Aspekte handeln, um heraldische, geschichtliche Aspekte, symbolische Aspekte, emblematische Aspekte, theologische (Paradieses-) Aspekte, kunsthistorische Aspekte, kunstgewerbliche Aspekte, Restaurierungsaspekte, museumskonservatorische Aspekte, pädagogische Belehrungsaspekte. In komprimierter Form mag es dann zum Beispiel, wie in der Einleitung zum ausliegenden Führungsblatt heißen: „Im Zentrum steht das Wappen des Herzogs mit den Emblemen des 1430 von ihm gestifteten Ordens vom goldenen Vlies. Die blühende Blumenwiese, geziert mit dem burgundischen Feuerstahl und dem rätselhaften Doppel-E im Liebesknoten, erinnert an die Vorstellung des Paradiesgartens und zwar mit dem Anspruch des Herzogs, als christlicher Fürst ein Reich des Friedens zu regieren".

Versetzen wir uns für einen Augenblick ins Feldherrenzelt Karls des Kühnen. Die den Eidgenossen beutebringende Schlacht von

Grandson fand am 2. März 1476 statt. In den Wintermonaten kann es am Neuenburger See im schweizerischen Welschland empfindlich kalt sein. Ein Zelt warm zu halten, war seinerzeit nicht leicht, es zu erhellen ebenso wenig. Ende Februar jenes Jahres mochten es vielleicht noch irgendwelche Diplomaten oder Unterhändler gewesen sein, die zu einer Audienz beim Herzog vorgelassen wurden, kurz vor Schlachtbeginn dann Offiziere oder Soldaten, die über gegnerische Truppenbewegungen rapportierten. Zur Einstimmung kann man sich mit Gewinn anhören, was der Historiker Michael Stettler in seiner Studie „Karl der Kühne und die Eidgenossen" berichtet: „Halten wir uns an das, was gewesen ist, Gestalten und Ereignisse, die zu betrachten schon die Zeitgenossen nicht müde geworden sind. Einmal Karl der Kühne selbst, Hauptakteur im Rampenlicht des Geschehens, von allen Chronisten mit besonderer Hingabe geschildert. In vielen Farben schimmert sein Bild, doch scheinen charakteristische Züge aus allen Darstellungen hervor. Sein Aussehen: er ist innerhalb seiner niederländischen Umwelt auffallend rundschädlig, dunkelhaarig und helläugig, mit hängender Unterlippe und olivener Gesichtsfarbe von seiner portugiesischen Mutter her. Er ist hochgebildet; bevor er sich zur Ruhe legt, läßt er sich zwei Stunden vorlesen. Er verzehrt sich in Träumen antiker Größe, antiken Ruhms. Sie spornen ihn an, er ist unermüdlich tätig, voller Widersprüche, mäßig und schweifend, zart und heftig zugleich, mißtrauisch und melancholisch, jäh und furchtbar in Augenblicken des Zorns, hart gegen andere und sich, aber auch freigebig, und von solcher Liebe zu fürstlichem Prunk erfüllt, daß sie das Staunen der Umwelt erregt" (Stettler 1963, XIV).

Kaum jemand unter den Vorgelassenen dürfte den Tausendblumenteppich im Zelthintergrund auch nur als imponierende Kulisse bewußt wahrgenommen haben. Die Zeit drängte; die nächsten Boten warteten draußen bereits. Im schlecht beheizten und dürftig erleuchteten Zeltinneren zog der Herzog sogleich die ganze Aufmerksamkeit auf sich. Vielleicht, daß zumindest einer im Gefolge der hohen Herren während deren Unterredungen einmal einen kurzen Seitenblick über den Teppich schweifen ließ? Ihm mochte er im Halbdunkel dann vielleicht wie das sternenübersäte Himmelszelt vorgekommen sein. Mir scheint somit, daß die von mir angestrebte umfassendere, oben knapp umrissene Sehweise nicht „falscher" ist als die in wissenschaftlich botanischer, kunstgewerblicher, heraldischer Hinsicht „richtige".

Überlegungen in dieser Richtung führen uns jedoch noch einen Schritt weiter. Wenn schon niemand für sich in Anspruch nehmen kann, den Tausendblumenteppich heute „richtig" zu sehen, sondern er immer nur aspektbezogen „richtig“ sieht, dann wird man auch folgender Vorgehens- oder Sehweise ihre Berechtigung nicht absprechen können. Auch sie ist „richtig“ - und stellt zudem einen großen Schritt in Richtung auf die in diesem Buch angestrebte neue „Kunst des Sterbens“ dar. Wenn wir all das zusammenfassen, was wir soeben über den Tausendblumenteppich hörten, über das „richtige“ und das „falsche“ Sehen, über den Herzog von Burgund und seinen Reichtum, über das irdische Paradies, das mit den tausend Blumen gemeint war, über das Wappen mitten drin, das den christlichen Friedensfürst symbolisieren sollte: dann kommen wir bei einem Besuch im Bernischen Historischen Museum immer zum gleichen Schluß. Wir sind heutzutage ungleich besser dran als seinerzeit der Herzog selbst. Ich möchte denjenigen sehen, der bereit wäre, mit ihm zu tauschen! Ein schlecht geheiztes, dürftig erhelltes Zelt, eine bevorstehende Schlacht, ein Teppich, der das Paradies darstellen soll, statt das Paradies selbst zu sein, keine Zeit, das Prachtstück in Ruhe zu betrachten und sich seiner unbeschwert zu freuen, wenn auch kein Hunger, so doch selbst als mächtigster, reichster Mann ohne Sicherheit vor Krankheit und Tod. Herzog Karl der Kühne starb 1477 den Schlachtentod. Er war ganze 44 Jahre alt geworden. Im Vergleich zu ihm und seinem Vater brauchen wir gar nicht erst einen Paradiesteppich. Wir *haben* das Paradies auf Erden. Wir haben sogar beides: den Teppich und das Paradies.

Der Leser möge sich nun daran erinnern, wovon wir in diesem Kapitel ausgegangen sind: von der ‚Ars moriendi‘ und dabei insbesondere von der achten Illustration, die das Spruchband „Sis humilis“ - „Übe Dich in Bescheidenheit“ enthielt. An dieser Stelle angekommen, meine ich mit „Bescheidenheit“ nun nicht länger, wie eingangs, egoistische Selbstbescheidung aus Eigennutz, sondern wirkliche Bescheidenheit. Nicht nur im Vergleich zu den burgundischen Herzögen, die damals zu den Mächtigsten und Reichsten auf der ganzen Welt gehörten, sondern im Vergleich zu praktisch allen unseren Vorfahren und zu Millionen und Abermillionen heutiger Zeitgenossen auf dem Erdenrund leben wir in einem Paradies. Die zwei Stunden, der Vor- oder Nachmittag im Bernischen Historischen Museum sind, so genutzt wie oben erläutert, nur ein winziger Teil daraus, wenn auch ein kennzeichnender. Wir können uns in dieses eine Kunstwerk vertiefen, so lange und so intensiv wir wollen, von morgens bis abends, denn der Burgundersaal ist ganztags beleuchtet. Auch brauchen wir dabei nicht zu frieren, selbst im kältesten Winter nicht. Gegen aufkommenden Durst gibt’s, so oft wir möchten, die museumseigene Cafeteria, gegen größeren Hunger verschiedene Restaurants in nächster Nähe. Wer will, kann sich über Mittag im

Hotelzimmer ausruhen und im Anschluß an den Museumsbesuch abends ins Theater oder Konzert gehen, oder aber sich in den Lesesaal der Universitätsbibliothek zurückziehen, um noch tiefer in die Welt vor fünfhundert Jahren einzutauchen. An Krankheit und Seuchen brauchen wir im allgemeinen nicht zu denken, an unmittelbar bevorstehende kriegerische Auseinandersetzungen ebenfalls nicht. Ich frage nochmals: wer eigentlich möchte mit dem Herzog von Burgund und seinem gewirkten Paradies tauschen?

Zu einem tragfähigen Bestandteil einer neuen „Kunst des Sterbens" werden solche Überlegungen allerdings erst, wenn wir uns etwas größerer Bescheidenheit und Wirklichkeitsnähe befleißigen, als uns üblicherweise eigen ist. Gewiß gibt es, wenn wir um uns sehen, auch heute noch Menschen, denen es besser geht, die reicher sind, größeres Ansehen genießen, mehr Einfluß ausüben, eine mächtigere Position einnehmen, mehr zu sagen haben, berühmter sind. Trotz alledem: auch wir, die wir ausnahmslos zu den Menschen der Ersten Welt zählen, gehören zu den Privilegierten, gleichgültig ob wir nun einen weltweiten oder einen historischen Maßstab anlegen.

Vor *solchem* Hintergrund haben wir keine Veranlassung, uns zu beklagen, wenn wir mit sechzig, siebzig, achtzig Jahren abberufen werden. Wir hatten mehr und hatten bessere Jahre zu unserer Verfügung als die meisten heutigen Menschen auf der Welt und als unsere sämtlichen Vorfahren, die Herzöge von Burgund inbegriffen. Wir sollten die Relationen im Auge behalten. „Sis humilis!" Ein bißchen mehr Bescheidenheit gegenüber anderen Erdenbewohnern und unseren Vorfahren stünde uns wohl an!

Zwei zusätzliche Punkte kommen hinzu. Bei siebzig, achtzig Jahren liegt unser Sterbealter heute *im Durchschnitt*. Dies bedeutet, daß einige von uns älter werden, bedeutet aber auch, daß andere jünger sterben werden, mit vierzig, fünfzig, oder noch jünger mit zwanzig oder dreißig, etwa an AIDS. Es scheint mir - wieder vor dem aufgezeigten Hintergrund -, daß selbst sie keine Veranlassung haben, sich zu beklagen. Zu Zeiten der Herzöge von Burgund lag das durchschnittliche Sterbealter bei etwa dreißig. Der Herzog selbst wurde, wie erwähnt, keine fünfzig Jahre alt. Und was waren das damals für dreißig erbärmliche Jahre für die meisten! Erfüllt von „Pest, Hunger und Krieg", in ständiger Unsicherheit. Wer heute auch nur zwanzig Jahre zu leben bekommt, hatte ein besseres, reicheres Leben als jene Vorfahren und als wiederum Millionen und Abermillionen heutiger Zeitgenossen - vorausgesetzt, er hat seine zwanzig Jahre genutzt. „Sis humilis!"

Der zweite Punkt ist vielleicht noch delikater als die eben angesprochene Klage, das „Viel zu früh". Ich möchte niemandem zu nahe treten, doch kann ich den Aspekt nicht unerwähnt lassen. Für viele unter uns sind heutzutage die durchschnittlich siebzig, achtzig Erdenjahre, oder auch nur die vierzig oder fünfzig *alles*, was wir bekommen. Unser Lebenslauf besteht nicht länger wie bei unseren gläubigen Vorfahren aus zwei Teilen, einem unwichtigen auf Erden und einem viel entscheidenderen und längeren im Jenseits. Viele unter uns vermögen den christlichen Glauben an eine Auferstehung von den Toten und an ein ewiges Leben nicht länger zu teilen. Sterben und Tod bilden somit den Endpunkt. Hier scheint mir, als hätten wir jedoch erst recht allen Grund, der Ermahnung „Sis humilis!“ eingedenk zu sein. Angesichts der Tatsache, daß die allermeisten von uns heute mehr und bessere Erdenjahre haben als unsere Vorfahren und auch als die meisten Menschen auf der Welt, daß wir im Vergleich zu ihnen allen tatsächlich in einer Art Paradies auf Erden leben und keines bloß symbolischen Paradiesteppiches mehr bedürfen, halte ich es für anmaßend, ja egoistisch überheblich, gleichzeitig außerdem noch eine ganze Ewigkeit für sich zu beanspruchen. „Sis humilis!“

Ich bin nicht der Meinung, daß ich hier bloß theoretische Überlegungen äußere, die mir in meiner Studierstube eingefallen sind, mir aber in der Sterbestunde nichts mehr nutzen werden und die somit auch kein Beitrag einer neuen ‚Ars moriendi‘ sein könnten. Voraussetzung ist hierbei allerdings stets, daß ich die mir auf Erden zur Verfügung gestellten Jahre tatsächlich auch nutze und sie ausfülle. Nur dann werde ich in der Todesstunde sagen können: Ich habe meinen Teil auf Erden gehabt, war besser dran als die meisten Menschen, die jemals lebten oder derzeit leben. Vor allem würde ich das auch sagen können, wenn ich das Durchschnittssterbealter von siebzig oder achtzig noch lange nicht erreicht hätte und außerdem keinen Kompensations-Anspruch auf ein ewiges Jenseits erhebe. Es wären ungleich bessere Jahre gewesen, als sie anderen je zur Verfügung standen. „Sis humilis!“

Ob sich etwas aus der Beschäftigung mit dem alten Sterbebüchlein für die heutige Zeit unter völlig veränderten Rahmenbedingungen lernen ließe, hatten wir uns eingangs gefragt. Und ob! Es lohnt sich noch heute, sich in das schmale Bändchen zu vertiefen, lange, immer wieder, gründlich. Ein ‚Ars moriendi‘-Büchlein ist keineswegs nur in der Berliner Staatsbibliothek vorhanden. Jede größere Bibliothek verfügt über das eine oder andere Exemplar, und sei es auch nur in Facsimile-Form. Zumindest kann sie das Bändchen für jeden Interessierten über Fernleihe beschaffen. Die Ausrede, man hätte es trotz vielen Bemühungen nicht zu Gesicht bekommen, stimmt nicht (als Einstiegshilfen zu Facsimiles wie zur Gattung ‚Ars moriendi‘ generell vgl.: Falk 1890/1969, Fischer 1987, Heinz-Mohr 1979, Illhardt 1989, Pascher 1988, Rosenfeld 1989, Rudolf 1957 und 1979, Rylands 1881, Schreiber 1976, Wolf 1970).

Seinerzeit hatte die ‚Ars moriendi' den Zweck, auf ein einsames Sterben und den allein zu bestehenden Todeskampf vorzubereiten. Eine neue „Kunst des Sterbens" sollte realistischerweise demselben Zweck dienen. Viele von uns werden einsam sterben. Und auch wir können uns, wie unsere Vorfahren, schon jetzt ausrechnen, was uns das Sterben, das Loslassen, das Abschiednehmen von der Welt dann erleichtern wird. Wer zu jenem Zeitpunkt auf ein erfülltes reiches Lebens zurückblicken kann, dem wird dies leichter fallen als jemandem, der sich vorwerfen muß, seine vielen Erdenjahre vertan, nicht richtig gelebt, bloß in einem Glitzerparadies gelebt zu haben. Wir haben heute wie nie zuvor und nirgendwo sonst die Chance, materiell in einem Paradies sondergleichen zu leben. Dies sind gleichzeitig die besten Voraussetzungen dafür, uns auch ideell in einem Paradies zu bewegen. Dazu aber sind Anstrengungen notwendig, wie ich sie in diesem Kapitel anhand des „Sis humilis"-Bildes und der Selbstbescheidung auf den Tausendblumenteppich skizziert habe.

Doch nicht nur die Rückbesinnung auf „Sis humilis" kann und soll uns hilfreiches Vorbild sein, sondern auch jene andere Tatsache, die einstmals mit dem Erlernen der ‚Ars moriendi' verbunden war. Auch wir sollten die „Kunst des Sterbens" sehr früh im Leben erlernen, je früher, umso besser. Denn je mehr Jahre wir anschließend gezielt darauf verwenden, die uns zugemessene Spanne Zeit zu einer erfüllten Zeit zu machen, umso leichter wird uns dereinst der Abschied fallen, gleichgültig, ob er schon mit dreißig oder vierzig oder erst mit siebzig oder achtzig kommt. Wir haben nichts verpaßt; wir hatten unseren Teil auf Erden.

2. Niklaus Manuel: Gelassenheit und Zuversicht

Zweck des illustrierten ‚Ars moriendi'-Büchleins im vorangegangenen Kapitel war es, die große Zahl allein Sterbender auf ihre letzte Stunde vorzubereiten. Jedermann sollte gewappnet sein, um nicht auf dem Sterbelager noch den Anfechtungen des Bösen zu erliegen und so in letzter Minute der ewigen Verdammnis anheimzufallen.

Doch wie der Kampf um die Seele des Sterbenden dort auch immer ausgehen mochte, stets gab es nur zwei Möglichkeiten, entweder das Eingehen in die *ewige* Glückseligkeit oder aber das Erleiden *ewiger* Höllenpein. Daß mit der Sterbestunde zum Beispiel auch alles aus sein könnte, stand - abgesehen von der „Versuchung im Glauben" auf dem ersten ‚Ars moriendi'-Bild - nie zur Debatte. Es erstaunt somit wenig, daß in dem Sterbebüchlein zwar die entscheidende letzte Stunde, das heißt das *Sterben* eine außerordentlich wichtige, das Gestorbensein dagegen, also der Tod an sich überhaupt keine Rolle spielt. Er ist in der ganzen ‚Ars moriendi' sogar der große Abwesende. Nicht auf einer der elf Illustrationen wäre er oder auch nur eine Spur von ihm zu entdecken. Es gibt im gesamten ‚Ars moriendi'-Büchlein kein Skelett, keinen verwesenden Leichnam, keinen Schädel, kein Gerippe, keine bleichen Gebeine. Nichts deutet auf die Vergänglichkeit der menschlichen Hülle hin. Von Interesse ist einzig die Seele und das Seelenheil. An das fernere Schicksal des toten Körpers denkt dort niemand.

Ganz anders verhält es sich in der nun folgenden Abbildung 2. Da wird das Totsein nicht länger einfach übergangen und nur ans Sterben gedacht. Ein personifizierter Tod in Gestalt eines hautumspannten Gerippes erinnert an beides. Der Umzeichnung liegt ein Ausschnitt aus dem ‚Berner Totentanz' von Niklaus Manuel (Bern 1484 - Bern 1530) zugrunde.

Quelle: Bernisches Historisches Museum. Nur erhalten in den Kopien von Albrecht Kauw aus dem Jahre 1649. Gouachetechnik (teilweise vergoldet) auf Papier, Bildgröße ca. 36,5 x 49,2 cm. Auf ca. 49 x 67,2 cm großer Unterlage aufgezogen. Rechte Hälfte des dreiundzwanzigsten Blattes. - Umzeichnung.

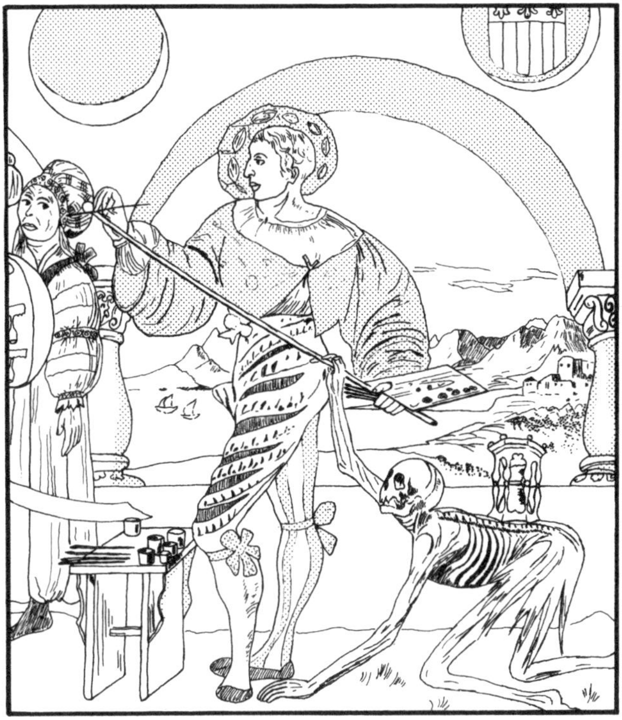

Der Tod spricht zu dem Maler:

"Manuel, aller Wällt Figur
Hast gemalet an dise Mur.
Nun muͦst stärben, da hilfft kein Fund,
Bist ouch nit sicher Minut noch Stund."

Manuel, der Maler, gibt Antwort:

"Hilff, einiger Heyland, drumb ich dich bitt!
Dann hie ist keines Blybens nit.
So mir der Tod min Red wirt stellen,
So bhüet üch Gott, mine lieben Gsellen!"

Abb. 2: Niklaus Manuel Deutsch (Bern 1484 - Bern 1530): Der Tod und der Maler. Aus dem Berner Totentanz von 1516/19.

Was ist das nun für ein Tod, den wir hier vor uns haben? Im Bild sehen wir, wie er sich seinem Opfer katzenhaft, lautlos, auf Händen und Knien, unbemerkt von hinten heranschleichend nähert. So wie er ihm nahe genug ist, hebt er die Hand und greift dem Maler unversehens an den Malstock. Dabei spricht er zu ihm:

„Manuel, aller Wällt Figur
Hast gemalet an dise Mur.
Nun muost stärben, da hilfft kein Fund,
Bist ouch nit sicher Minut noch Stund".

Mit der „Mur" war die Umfassungsmauer des seinerzeitigen Dominikanerklosters in Bern gemeint. Drei Jahre lang, von 1516 bis 1519, hatte Niklaus Manuel im Auftrage finanzkräftiger städtischer Stifter „aller Wällt Figur" dorthin gemalt. Auf vierundzwanzig mannshohen Doppelbildern war zu sehen, wie das Gerippe die Vertreter aller Stände und Berufe, Schichten und Lebensalter, Männer und Frauen, Junge und Alte, Kinder wie Greise zum letzten Tanz aufforderte, ganz zum Schluß auch den Maler. Niemand wurde verschont, weder Papst noch Kaiser, weder Königin noch Äbtissin, nicht der Einsiedler und nicht der Gelehrte. Alle kamen sie an die Reihe: Jüngling, Ratsherr, Witwe, Tochter, Dirne, der Bauer ebenso wie der Narr und der Säugling.

Der Berner Totentanz mußte in seiner ganzen Länge um die achtzig Meter betragen haben, denn jedes Doppelbild war 310 Zentimeter breit und 230 hoch. Sehen konnte man das monumentale Werk allerdings nur während knapp anderthalb Jahrhunderten. 1660 wurde die bildtragende Mauer abgebrochen, nachdem das Kloster selbst schon im Jahrhundert zuvor nach Einführung der Reformation aufgelöst worden war. Das unnütz gewordene Bauwerk stand der geplanten Erweiterung eines Straßenzuges im Wege. Was wir somit heute im Bernischen Historischen Museum noch vor uns haben, sind nur Kopien. Angefertigt hatte sie Albrecht Kauw (1621-1681), ein in Straßburg geborener, aber seit 1640 in Bern wohnhafter Maler. Sie entstanden 1649 zwar auf seine Initiative, war aber eigentlich für den Rat der Stadt gedacht.

Im Bernischen Historischen Museum brauchen wir heute nicht mehr achtzig Meter abzuschreiten, um das Gesamtwerk erfassen zu können. Kauws vierundzwanzig Kopien messen nur je knapp fünfzig mal vierzig Zentimeter. Da sie außerdem in zwei Reihen übereinander angebracht sind, kommt man sogar ohne Standortwechsel aus. Dies wiederum erleichtert es, die eingangs gestellte Frage, was wir in Manuels Werk denn für einen Tod vor uns hätten, nun etwas eingehender zu beantworten. Mühelos kann man dem Gerippe von ein und demselben Platz aus Bild für Bild folgen.

Hatten wir bei dem in Abbildung 2 wiedergegebenen Ausschnitt „Tod und Maler" möglicherweise noch den Eindruck, als würde sich das Gerippe dem Künstler - obgleich unangemeldet und hinterrücks - fast ehrerbietig nähern, zumindest aber so, daß er ihm eine gewisse Würde beläßt, benimmt sich der Tod zahlreichen anderen Dargestellten gegenüber wesentlich frecher, aufdringlicher, boshafter, hinterhältiger, handgreiflicher, würdeloser. So scheut er sich zum Beispiel nicht, den Einsiedler höchst unsanft am Bart zu zerren, dem Arzt das Uringlas in der Hand zu zerschlagen oder der Tochter obszön an die Brust zu fassen. Besonders gern scheint er den Opfern die Kopfbedeckung vom Haupt zu reißen, und sei es dem Kardinal den Kardinalshut oder dem Papst gar die Tiara. Im Vierzeiler lesen wir unter dem entsprechenden (Papst-) Teilbild:

„Wie gfallent üch, Herr Bapst, die Ding?
Jr tantzend ouch an disen Ring;
Die dryfach Kron müeszent Jr mir lan,
Und üweren Säszel rüewig lan stan".

Zum Geistlichen sagt er noch unverfrorener:

„Jr Priester, vom Bapst uszerkoren,
Merkent wol uf das Todten Horen!
Wie hanndlent ir mit Christen Bluot!
Ich rysz üch ab disen Kutzhuot";

was er im Bild denn auch gleich mit triumphaler Gestik tut (zum Berner Totentanz vgl. besonders Fluri 1901, Bächtiger 1984, Zinsli 1979; hier sind auch die Vierzeiler wiedergegeben und diskutiert - im Museum fehlen sie unter den Kopien; zur Person und zum Gesamtwerk Manuels vgl. Menz-Wagner 1979, Pfrunder 1989, von Tavel 1977-1978, Wagner 1979; zu weiteren Totentanzdarstellungen und zur Totentanztradition vgl. einführend Bartels 1989, Eimer 1985, Freytag 1989, Giloy-Hirtz 1989, Grieshaber 1985, Haas 1989, Hammerstein 1980, Kaiser 1982, Schadewaldt 1989).

Manchmal gehen die Sprüche des zum Tanz auffordernden Todes in ihrer Angriffslust und Deftigkeit noch weiter als die drastischen Bilder selbst. Doch plötzlich fällt uns auf: nirgends ist in ihnen die Rede von einer gefährdeten Seele, kein Wort von der Angst aus der ‚Ars moriendi', den Kampf um sie in der Sterbestunde nicht bestehen zu können. Nicht Sterben ist das Thema, wie im ‚Ars moriendi'-

Büchlein, sondern Totsein. Die nackte Furcht vor dem grauslichen Schicksal menschlicher Leichen steht im Zentrum. Einige Versbeispiele mögen als eindrückliche Demonstration genügen.

So spricht der Tod zum Abt:

„Herr Apt, Jr sind gar grosz und feysz,
Springend mit mir an disen Kreysz!
Wie schwytzend Jr so kalten Schweysz!
Pfuch, pfuch, Ir lond ein groszen Scheysz!“

Zum Vogt sagt er:

„Herr Vogt, ich muosz üch recht wysen:
Üwer Lyb wirt die Würm bald spysen!
Jn groszen Eeren sind Ir gsäszen,
Müs und Krotten werdent üch fräszen“.

Die Tochter bekommt zu hören:

„Dochter, jetz ist schon hie din Stund,
Bleich wirt werden din roter Mund;
Din Lyb, din Angsicht, din Har und Brüst
Muos alles werden ein fuler mist“.

Dem Koch steht ähnliches bevor:

„Du feyszter Koch, in menger Wysz
Hast kochet menge selzame Spysz.
Dinen Buch hast gmestet wie ein Schwyn:
Den Würmen wirst du Wildtbrätt sin“.

Es geht mir in diesem Kapitel nicht um eine kunst- oder literaturhistorische Einordnung von Niklaus Manuels Totentanz in eine damals schon jahrzehntealte Tradition, nicht um Abwandlungen oder Neues bei ihm - weder in den Bildern, noch in den Versen -, nicht um den Nachweis allfälliger Abhängigkeiten von französischen oder deutschen Vorbildern, auch nicht darum, ob oder inwieweit er hierbei Erinnerungen verarbeitet hat, die sich ihm kurz zuvor anläßlich einer Teilnahme am Feldzug in die Lombardei unauslöschlich eingeprägt hatten. Auf den Feldern von Marignano lagen von einer vorausgegangenen Schlacht noch immer die unbegrabenen Opfer zu Hauf herum, mittlerweile wohl eben so aussehend, wie Manuel das fleischfetzen- und hautstreifenbehangenene Gerippe in seinem Totentanz wiedergibt. Es geht nicht darum abzuwägen, ob es sich bei seinem Tod somit nicht eigentlich eher um Tote handelte, welche nach Opfern unter Lebenden Ausschau hielten, und weniger um *den* personifizierten Tod. Es geht schließlich ebenso wenig darum zu erörtern, was in den stark verkleinerten und fast hundertfünfzig Jahre später in einer ganz anderen Technik entstandenen Kopien Kauws tatsächlich auf Manuel zurückgeht und was auf zwischenzeitlich vorgenommene Ausbesserungen und Überarbeitungen, oder an welchen Stellen es sich möglicherweise um Zusätze beziehungsweise Mißverständnisse des weniger genialen Kopisten handeln könnte. Zu all diesen und vielen weiteren Detailfragen gibt die oben angeführte Literatur erschöpfend Auskunft.

Wer sich zudem eigene Gedanken über einen seinerzeit „funktionierenden“ Totentanz machen möchte, kann sich hierzu durch das Hauptwerk des französischen Malers Simon Marmion (um 1425-1489) anregen lassen. Auf der rechten Flügel-Innenseite des 1459 aufgestellten Heilig-Bertin-Altars von Saint-Omer - heute in der Gemäldegalerie der Staatlichen Museen von Westberlin hängend - sieht man einen gotischen Kreuzgang, dessen drei Wände mit der umlaufenden Darstellung eines Totentanzes verziert sind. Während einige der Anwesenden offensichtlich über die Vergänglichkeit alles Irdischen meditieren, nehmen andere keinerlei Notiz von dem Geschehen. Man brauchte damals auch gar nicht anhand von Gemälden immer wieder daran erinnert zu werden, daß Sterben und Tod zum Leben gehörten. Der reale Alltag bot jedermann genügend Gelegenheit dazu (vgl. eine Farbreproduktion des 56 x 147 Zentimeter großen Flügels mit einem Kommentar von Rainald Grosshans in: Gemäldegalerie Berlin. Geschichte der Sammlung und ausgewählte Meisterwerke. Berlin: Staatliche Museen Preussicher Kulturbesitz 1985, 132-135).

Was ich hier frage, ist einzig, wie Tod und Mensch einander bei Manuel begegnen. In der Form, wie wir seinen Totentanz heute vor Augen haben, zeigt sich uns darin ein Tod, der sich über die Menschen lustig macht, der sich weder durch deren Stellung noch Ansehen, auch nicht durch ihr Beten oder Bußetun beeindrucken läßt. Betrachtet man die ganze Bildabfolge, kommt man sich leicht vor wie auf einem Karneval. Der einzige, der sich dabei von Anfang bis Ende amüsiert, ist allerdings der Tod. Er spielt die verschiedensten Instrumente. Er tanzt. Er äfft die auserkorenen Opfer in Haltung und Gebärden nach. Dabei übertreibt er oft gewaltig und macht sie auf diese Weise lächerlich. Abgesehen vom Maler scheint er kaum jemanden ernst zu nehmen. Diesen Aspekt hier festzuhalten, ist für uns wesentlich. Das Leben *war* damals unsicher, jederzeit gefährdet, andauernd bedroht, und zwar in ungleich stärkerem Ausmaß als heute. Nichts, aber auch gar nichts vermochte in jenen Tagen den Tod wirklich fernzuhalten; nichts, was effektiv geschützt hätte, weder Reichtum noch Bildung, weder Ansehen noch Stand, weder blühende Jugend noch strotzende Gesundheit, und auch nicht Bußetun noch Beten. Nichts vermochte den Tod zu beeindrucken, nichts ihn zu beeinflussen, schon gar nicht ihn an seinem Tun zu hindern. Er betrachtete jeden Menschen als sein Spielzeug, mit dem er jederzeit nach Gutdünken so verfuhr, wie es ihm beliebte.

Bevor wir auf unser Teilbild „Tod und Maler" zurückkommen und dabei die in Umzeichnung 2 unten rechts ebenfalls angegebene Antwort Manuels an den Tod mit in Betracht ziehen, hole ich in zwei Richtungen weiter aus. Zum einen soll dadurch klar gemacht werden, daß wir uns im 15. und 16. Jahrhundert, in dem die ‚Ars moriendi', die Totentänze und auch noch die Bilder von Hans Baldung und Hans Holbein in den kommenden Umzeichnungen 5 und 6 entstanden sind (vgl. Kapitel 3), mitten in jenem unendlich viele Generationen überdauernden Zeitraum befinden, in dem der Tod omnipräsent war und nichts und niemand wirklich gegen ihn zu schützen vermochte. Erst am Ende jenes durch und durch von „Pest, Hunger und Krieg" geprägten Zeitraums liegen sodann, worauf wir im vierten Kapitel zu sprechen kommen werden, die Arbeiten von Hodler, Munch und Simberg. Es kann nicht oft genug daran erinnert werden, daß wir erst seit sehr wenigen Jahrzehnten in einer ganz anders gearteten Epoche leben. Erstmals ist der Tod heute nicht mehr allgegenwärtig; erstmals wird ihm nicht länger erlaubt, stets allein und selbstherrlich über das Leben der Menschen zu befinden, uns nach Gutdünken und wann immer es ihm beliebt an den Malstock zu greifen.

Vor diesem Hintergrund einer jahrtausendealten Todesbedrohung möchte ich zum anderen anhand eines ausgewählten Beispiels deutlich machen, wie unsere permanent bedrohten Vorfahren trotzdem eine gewisse, nicht selten sogar eine erstaunliche Stabilität in ihre gefährdeten Lebensläufe zu bringen vermochten.

Mein Spezialfach, das ich an der Universität in Forschung und Lehre vertrete, nennt sich Historische Demographie. Es handelt sich hierbei um einen relativ jungen Wissenschaftszweig, dessen Quellen in erster Linie die Kirchenbücher sind. Aufgrund Zehntausender einzeln in den Computer eingegebenen Geburts-, Heirats- und Sterbedaten können nicht nur Heiratsalter, Kinderzahlen, Geburtenabstände, Säuglings- oder Müttersterblichkeit für verschiedene Zeiträume, unterschiedliche Regionen und Bevölkerungsgruppen exakt berechnet werden, sondern selbstverständlich auch die genauen Lebenserwartungen bei der Geburt oder zu jedem späteren Zeitpunkt im Leben, und zwar für beide Geschlechter, für Verheiratete oder ledig Gebliebene, für diesen oder jenen Beruf. All das beschränkt sich indessen auf die letzten drei bis vier Jahrhunderte, das heißt auf jenen Zeitraum, seitdem es bei uns eine ununterbrochene Kirchenbuchführung gibt. Für frühere Epochen können solche genauen Berechnungen dagegen nicht vorgenommen werden. (Gewisse sporadische Anhaltspunkte ergeben sich bisweilen aufgrund von umfangreichen Skelettuntersuchungen historischer Gräberfelder oder aufgelassener Friedhöfe aus dem Mittelalter, vgl. exemplarisch Sasse 1982 und Möller-Christensen 1982/1986.)

Trotzdem wage ich es hier, Jahrhunderte weiter in die Geschichte zurückzugehen, oder ich wage es vielmehr deswegen, weil ich jahrelang über Sterbealtersangaben in der Neuzeit geforscht und mit den damit verbundenen kniffligen Problemen vertraut bin (als Einstieg in die Problematik vgl. Imhof et al. 1990). Eine der Möglichkeiten, für frühere Zeiträume auf „exakte" Sterbealtersangaben zu stoßen, ist das Studium alter Grabsteininschriften. Für die folgenden Überlegungen diente mir die vorzügliche Sammlung römischer Steindenkmäler im Landesmuseum Mainz. Der entsprechende Katalog enthält die Abbildungen und Inschriften von insgesamt 131 in und um Mainz gefundenen und in der dortigen Steinhalle aufgestellten römischen Grabsteinen (Selzer 1988, 111-180). Die Nummern 1-72 betreffen verstorbene Legionssoldaten, 73-93 Angehörige von Hilfstruppen und 94-131 Zivilisten, Freigelassene und Sklaven. Die weitaus meisten Beisetzungen fanden im ersten Jahrhundert nach Christus statt, einige wenige im zweiten und dritten. Die überwiegende Mehrzahl der Grabsteine erwähnt, abgesehen von Namen und Herkunft der Verstorbenen, das erreichte Alter sowie die Zahl der Dienstjahre. In vereinzelten Fällen fehlt die eine oder andere dieser Angaben, oder sie ist verwittert oder sonstwie nicht länger zu entziffern. Einige wenige Steine sind gleichzeitig mehreren Personen gewidmet. Dies trifft etwa bei der Nummer 101 zu, wo ein Vater seinen beiden Söhnen Respectus und Veranius sowie der Tochter Samocna - 8, 3 und 2 Jahre alt - einen einzigen Stein setzen ließ, oder bei Nummer 115, der gleichzeitig an den 25jährigen Freigelassenen Gaius Seccius Verecundus und seinen 12jährigen Sklaven Romanus erinnert.

Wer diese Grabsteine samt Inschriften näher betrachtet, sollte sich davor hüten, gleich ans Rechnen gehen zu wollen. Die „genauen" Zahlenangaben verführen nur allzu leicht hierzu. Was sollte man denn auch berechnen wollen? Etwa das „durchschnittliche Sterbealter" oder, abgeleitet davon, gar die „durchschnittliche Lebenserwartung“? Hier kommt einem Neuzeithistoriker die aufgrund eines unendlich viel umfangreicheren Datenmaterials jahrelang aufgezwungene Quellenkritik sehr zugute. So ist sein Auge zum Beispiel dafür geschärft, nicht alles für bare Münze zu nehmen, was er da vor sich hat. Noch im 17. und 18. Jahrhundert begegnen uns auch hierzulande in den kirchlichen Beerdigungsregistern viele Eintragungen, die da lauten: gestorben im Alter von 40 Jahren, von 30 Jahren, von 25, 50, 60 Jahren. Es sind durchweg „runde“ Zahlen, häufig aufgerundet, seltener abgerundet. Nicht anders verhält es sich selbst heutzutage noch in manchen Entwicklungsländern mit einer schwach ausgebildeten Registrierung vitalstatistischer Daten.

Dieselbe Bemerkung trifft nun auch zu im Hinblick auf die Altersangaben in den Mainzer Grabsteininschriften. So sind zum Beispiel unter den insgesamt 59 im Landesmuseum vermerkten Sterbealtern für römische Legionäre nicht weniger als 36 (das heißt 61 Prozent!) durch die Zahlen 5 oder 10 teilbar. Andere Angaben wiederum wirken schon beim Überfliegen verdächtig, so etwa der Dreifach-Eintrag auf Grabstein 123, lautet er doch: „Pusa, Sohn des Trougillus, 120 Jahre alt, ruht hier. Prisca, Tochter des Pusa, 30 Jahre alt, ist hier begraben. Vinda, des Ategniomarus Tochter, wird hier liegen, 80 Jahre alt“. Ich habe diese Angaben für die Sterbealtersverteilung in Abbildung 3 denn auch weggelassen. Hier sind nicht nur die Zahlen „rund“, sondern es scheint auch ziemlich unwahrscheinlich, daß Pusa mit neunzig Jahren noch eine Tochter bekommen hat. Und wie und woher auch hätte Vinda vor ihrem Ableben das eigene Sterbealter wissen sollen?

Während wir in der Historischen Demographie bei derart fragwürdigen Fällen jedoch stets die Möglichkeit haben, aufgrund von ebenfalls vorhandenen Taufeintragungen das Sterbealter dennoch bis auf den Tag genau zu ermitteln, ist ein solches Verifikationsverfahren bei den römischen Grabsteininschriften ausgeschlossen. Wir müssen die dort anzutreffenden Angaben erst einmal so nehmen, wie sie sind. Doch ganz abgesehen von diesen quellenmäßigen Unsicherheiten kommen im Hinblick auf irgendwelche ins Auge gefaßte statistische Berechnungsversuche noch weitere Probleme hinzu. In Mainz betreffen zum Beispiel 63 der insgesamt 99 Altersangaben Angehörige von Militäreinheiten, seien es nun Legionäre oder seien es verstorbene Männer aus den Hilfstruppen. Wiederum abgesehen davon, daß alle römischen Soldaten selbstverständlich männlichen Geschlechtes waren, wurde aus den verschiedensten Gründen auch damals schon, nicht anders als heute noch, keineswegs jeder junge Mann Soldat. Außerdem wurde und wird man Soldat erst ab einem bestimmten Erwachsenenalter. Und man blieb und bleibt es nur so lange, wie man zu denjenigen „in den besten Jahren" zählt(e). Folglich gibt es unter den Mainzer Verstorbenen, so weit es sich um Truppenangehörige handelt, weder Säuglinge noch Kinder, weder Mädchen noch Frauen. Ebenso wenig befänden sich ältere Erwachsene oder gar Greise darunter. Das niedrigste Sterbealter betrug 18, das höchste 53 Jahre, eine sehr selektive Gemeinschaft von Toten in der Tat!

Behält man alle die angesprochenen Probleme im Auge und geht anschließend - vor allem was die Interpretation betrifft - mit entsprechender Vorsicht ans Werk, kann man selbstverständlich immer noch ausrechnen, daß die 59 Mainzer Legionäre insgesamt 2032 Jahre gelebt hatten, was einen „Durchschnitt" von 34.4 Jahren ergibt. Bei den 14 Hilfssoldaten waren es total 537 Jahre, „im Durchschnitt" also 38.4 Jahre. Selbst diese Angaben sind allerdings noch immer in keiner Weise „repräsentativ" für „die" männliche römische Bevölkerung, nicht einmal auch nur für diejenige im soldatenfähigen Alter. Zum Soldatwerden gehörte - und gehört - nicht nur, wie schon erwähnt, männliches Geschlecht und nicht nur ein bestimmtes Alter, sondern vor allem auch eine gute Konstitution, die nicht jeder hat(te). Kurzum, es handelte sich in mancherlei Hinsicht um eine vielfach selektionierte, nicht repräsentative Teilpopulation. Zudem kann man davon ausgehen, daß Truppenangehörige in der Regel unter deutlich besseren Bedingungen lebten als der große Rest der Bevölkerung, jedenfalls solange, wie sie nicht in kriegerische Auseinandersetzungen verwickelt waren. (Unter den 63 in Mainz begrabenen Soldaten scheint kein einziger an den Folgen von Kampfhandlungen zu Tode gekommen zu sein.) Truppenverbände galten zu allen Zeiten als kostbare Instrumente. Entsprechend umsichtig wurden sie betreut und behütet, möglichst gut untergebracht, angemessen gekleidet und ernährt, auf jede Weise gehätschelt, im Falle einer Erkrankung oder Verletzung den zeitgegebenen Möglichkeiten gemäß bestens gepflegt und wieder gesund gepäppelt.

Wenden wir uns in Mainz dagegen den Grabinschriften von Angehörigen der Zivilbevölkerung, von Freigelassenen und Sklaven zu, haben wir gleich ein ganz anderes Bild vor Augen. Nicht nur finden wir hier unter den Verstorbenen auch Frauen - mit 10 von 26 Inschriften sind sie allerdings unterrepräsentiert -, sondern es kommen Säuglinge und Kinder genauso vor wie ältere und alte Menschen. Auf Grabstein Nummer 127 lesen wir zum Beispiel: „Die Hälfte eines Jahres lebte das Töchterchen und acht Tage", auf Grabstein 99: „Lycnis, Sklavin des Quintus Epidius, 1 Jahr und 4 Monate alt, liegt hier". Bei Nummer 110 heißt es: „Blussus, des Atusirus Sohn, Schiffer, 75 Jahre, liegt hier". Insgesamt durchlebten die 26 begrabenen Mainzer Nicht-Soldaten 571.8 Jahre, „im Durchschnitt" also bloß 21.99 Jahre. Wichtiger noch allerdings ist, daß sich hier die *Streubreite der Sterbealter* derjenigen anzunähern beginnt, die wir aufgrund exakterer und vor allem zahlreicherer Angaben aus dem 17. oder 18. Jahrhundert *gewohnt* sind.

Es sei dringend davor gewarnt, das eben erwähnte, rein rechnerisch zwar „richtige“, im übrigen aber unsinnige Ergebnis von „durchschnittlich 21.99 Lebensjahren“ mit „*der* Lebenserwartung von Römern“ gleichsetzen. Je weiter wir in der Zeit zurückschreiten, umso weniger gibt es so etwas wie eine „durchschnittliche Lebenserwartung“, die Sinn machen würde. Dieser Vorbehalt trifft bis in die Zeit noch vor ganz wenigen Generationen zu. Scheint die - wie der Fachausdruck lautet: - „durchschnittliche maximale Lebenserwartung der Gattung Mensch“ auch zu allen Zeiten um die 85, 90 Jahre betragen zu haben, so erreichte doch bis vor wenigen Jahrzehnten immer nur eine sehr kleine Anzahl diese uns von Natur gesetzte durchschnittliche obere Altersgrenze. Heute dagegen kommen viele bereits in deren Nähe. Erst jetzt, wo die Mehrzahl aller Verstorbenen ein Alter von 70 bis 80 Jahren erreicht, ist es sinnvoll, von einem „durchschnittlichen Sterbealter“ von 75 zu sprechen. Die Abweichungen vom Mittelwert sind vergleichsweise minimal geworden. Stirbt dagegen, wie es während Jahrhunderten der Fall war, der eine im Alter von zwei Tagen, der andere von neunzig Jahren, ist es unsinnig, unter Hinweis auf den mathematisch richtigen „Durchschnitt von 45 Lebensjahren“ irgendwelche relevanten Aussagen machen zu wollen.

Bezüglich der Lebenserwartung in „früheren“ Zeiten verliere man zudem die folgende einfache Überlegung nicht aus den Augen. Ermittelte der Computer für das „durchschnittliche Sterbealter“ in dieser oder jener Region Deutschlands zur Römerzeit oder noch im

Quelle: Selzer, Wolfgang, unter Mitarbeit von Karl-Viktor Decker und Anibal Do Paço: Römische Steindenkmäler. Mainz in Römischer Zeit (= Landesmuseum Mainz. Katalogreihe zu den Abteilungen und Sammlungen, Bd. 1, 1988: Römische Steindenkmäler). Mainz: Philipp von Zabern 1988, 111-180.

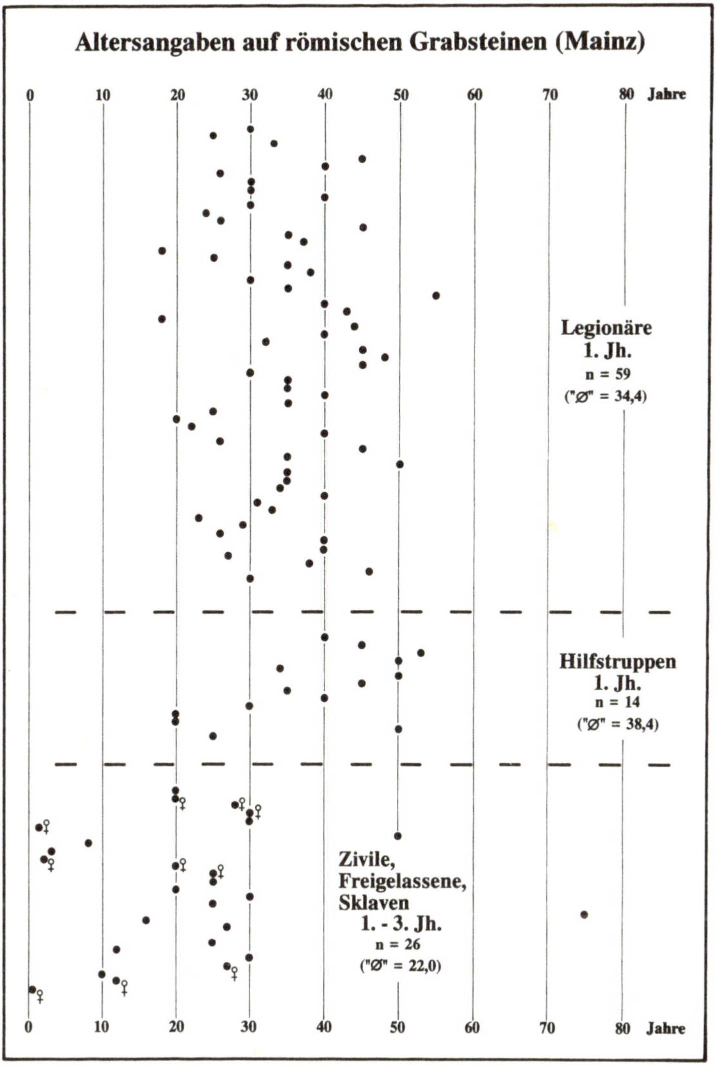

Abb. 3: Sterbealtersverteilung aufgrund von 99 römischen Grabinschriften aus dem 1.-3. Jh. im Landesmuseum Mainz (59 Legionäre, 14 Angehörige von Hilfstruppen, 26 Zivile, Freigelassene und Sklaven, darunter 10 Frauen und Mädchen). Wichtiger als die „Durchschnitte" ist die Streubreite, aus logischen Gründen enger bei den Soldaten, weiter unter der Zivilbevölkerung. Kein Leben war damals sicher, auch nicht unter den relativ guten Bedingungen im Lager (keiner der Soldaten starb an einer Kriegsverletzung).

18. Jahrhundert zum Beispiel sagen wir dreißig Jahre und setzen wir diese Angabe einmal mit der „durchschnittlichen damaligen Lebenserwartung“ gleich, so „stimmt“ auch dieses „richtige“ Resultat nur so lange, wie wir grobschlächtig sämtliche Verstorbenen, das heißt Säuglinge, Kinder, Erwachsene aller Altersstufen bis hin zu den paar alt gewordenen Greisen undifferenziert in einer einzigen Berechnung zusammenfassen. Da damals jedoch rund ein Viertel aller Verstorbenen nicht einmal das erste Lebensjahr vollendete, betrug die Lebenserwartung der bis dahin übrig Gebliebenen zu Beginn des zweiten Lebensjahres bereits um die vierzig Jahre. Beim Eintritt ins Erwachsenenalter waren es insgesamt um die sechzig. Allerdings wurde nur die Hälfte eines Jahrgangs jemals erwachsen. Die andere lag dann längst auf dem Gräberfeld oder dem Friedhof.

Gerade weil mir alle diese Probleme aus der Neuzeit zur Genüge bekannt und geläufig sind, halte ich von den römischen Grabinschriften im Mainzer Landesmuseum sehr viel, allerdings nicht deswegen, weil ich sie zu Lebenserwartungsberechnungen heranziehen möchte, sondern weil sie ein *getreues Spiegelbild der seinerzeitigen allgegenwärtigen Lebensunsicherheit* sind. Insofern schließe ich mich uneingeschränkt dem Urteil eines *der* Spezialisten für diese ganze Problematik an. Unter Bezugnahme auf die rund 43 000 erhaltenen Lebensaltersangaben im westlichen Teil des Imperium Romanum meinte der Althistoriker Professor Manfred Clauss in seiner Studie „Probleme der Lebensaltersstatistiken aufgrund römischer Grabinschriften“: „Es gibt also viele Möglichkeiten, mit diesem Material zu arbeiten, nur ein Durchschnittslebensalter der Gesamtbevölkerung können wir aus ihm nicht berechnen“ (Clauss 1973, 412; vgl. zu dieser gleichen Problematik ferner Duncan-Jones 1977, Frier 1983, Suder 1975).

Eine der wichtigsten Voraussetzungen jeder angemessenen Geschichtsbetrachtung besteht darin, die überlieferten Quellen zuerst einmal mit den Augen der Menschen zu sehen, zu deren Lebzeiten sie entstanden sind, und sie nicht gleich mit unseren heutigen betrachten zu wollen. Erneut stehen wir somit, wie schon im letzten Kapitel angesichts des Tausendblumenteppichs, vor der Frage des „richtigen“ und des „falschen“ Sehens. Um dem Leser an dieser Stelle die Antwort zu erleichtern, habe ich die Abbildung 3 angefertigt. Abgesehen von der suspekten Inschrift auf dem Grabstein Nummer 123 berücksichtigt sie sämtliche Sterbealter der in Mainz aufgestellten römischen Steine. Jeder Punkt in der Graphik markiert das Sterbealter eines verstorbenen Menschen. Insgesamt sind es 99. Zusammengezählt lebten diese Menschen 3140.8 Jahre, „im Durchschnitt“ also 31.7 Jahre.

Mehr als alle in der Abbildung stets nur in Klammern und Anführungszeichen wiedergegebenen Durchschnittswerte besagt nun jedoch die große *Streuung* der Punkte, sei es der logischerweise auf „die besten Jahre“ begrenzten Streuung bei den Legionären und den Angehörigen der Hilfstruppen, sei es der breiteren Streuung unter den Zivilisten, Freigelassenen und Sklaven. Das Leben war unsicher, selbst dann, wenn man zur ausgewählten Population der Soldaten gehörte. Niemand konnte sich damals sicher wähnen vor dem Tod, zu keiner Zeit, an keinem Ort. - Niklaus Manuel hätte seinen Totentanz somit hier schon genauso malen können, wie er es in Bern anderthalb Jahrtausende später tat. Zum einen wie zum andern Zeitpunkt machte sich der Tod über die Menschen lustig, über jeden Menschen, den Legionär genauso wie den Hilfsdienstler, das Töchterchen, das Kind, die Mutter, den Kaufmann, den Handwerker. So gesehen lebten Römer und Menschen des 16. Jahrhunderts in ein und derselben Epoche. Auch anschließend dauerte sie noch bis zu Beginn unseres eigenen Jahrhunderts. Es war die nicht enden wollende Epoche von „Pest, Hunger und Krieg“.

Weil dem so war, bei jedem Menschen aus hundertfach erlebter und tagtäglich erneuerter Erfahrung so war, erstaunt uns nun vielleicht auch nicht länger, weshalb wir in jener Epoche - die in den Entwicklungsländern übrigens bis zum heutigen Tag andauert - auf so viele „ungenaue“ Altersangaben stoßen, auf aufgerundete oder abgerundete Zahlen, ferner auf „verdächtige“ Angaben von 120 Jahren oder gar auf einen „voraussichtlichen“ Sterbealtershinweis von 80 Jahren. Diese Inskriptionen mit den Augen jener Menschen und Zeiten zu betrachten, in denen sie entstanden, heißt nun doch wohl, den Angaben so wie sie nun einmal sind zu entnehmen, daß unsere Vorfahren damals offensichtlich weniger Wert auf eine genaue Kenntnis ihres Geburtsdatums und ihres Alters legten als wir heute. Wozu auch? Nur dort, wo es - wie etwa bei der Rekrutierung oder der Entlassung von Soldaten in den Ruhestand - eine verhältnismäßig wichtigere Rolle spielte, hatte eine „exakte Altersangabe“ Sinn und damit größeres Gewicht. „Verhältnismäßig wichtiger“, denn wer wüßte nicht, daß der eine junge Mann mit 16 schon so kräftig und demzufolge diensttauglich sein kann wie ein anderer mit 20 oder mehr. Am oberen Altersende verhält es sich genau umgekehrt. Der eine ist mit 40 so alt wie der andere mit 50 oder 60, ist ausgebrannt, abgearbeitet, erschöpft, am Ende seiner Kräfte. Wir brauchen uns hier nur daran zu erinnern, daß auch heute zahlreiche Arbeitnehmer aus den verschiedensten, unter anderem gesundheitlichen Gründen vor der Erreichung des gesetzlichen Rentenalters in den vorzeitigen Ruhestand treten. Doch während wir heute unser

Geburtsdatum bis auf den Tag genau kennen und es ein Leben lang hundertfach auf Formularen, Bewerbungen, Anträgen einsetzen müssen, war das seinerzeit nicht der Fall. Wäre das Geburtsdatum auch damals schon wichtig gewesen, hätte man dies ja ebenfalls vermerken können - und wäre es bloß für den „privaten Gebrauch" durch die Mutter geschehen. Man unterließ es und unterließ damit auch die Zählung der Lebensjahre. Andere Charaktereigenschaften eines Menschen, Merkmale, Fertigkeiten, Kenntnisse hatten größere Bedeutung als sein „exaktes Alter". Heute scheint es mir oft gerade umgekehrt zu sein. Man erinnere sich bloß an die Bedeutung des biologischen oder des dienstlichen Alters für Beförderungen, Ferien- oder Rentenansprüche. - Über alles dies nachzudenken ist den römischen Grabsteininschriften angemessener, als sie gleich mit unseren heutigen Augen nach einem „durchschnittlichen Lebensalter" befragen zu wollen, bloß um dann kritisch festzustellen, daß die „ungenauen Angaben" eine exakte Berechnung gar nicht zuließen.

„Wie ungebildet die Menschen damals doch waren, und wie kenntnisreich wir inzwischen geworden sind." - „Sis humilis!" hatte der Engel dem Sterbenden im achten Bild der ‚Ars moriendi' im letzten Kapitel nahegelegt. Wer Ohren hat zu hören, der höre. Und wem Verstand gegeben ist, um nachzudenken, benutze ihn dazu!

Wir sind solch unbedacht inadäquates Vorgehen heute jedoch meist schon dermaßen gewohnt, daß uns gar nicht mehr bewußt wird, wieviel Sand wir uns dabei jeweils in die eigenen Augen streuen. Es bedarf indessen keinerlei tiefschürfenderer Gedankengänge, um die „ungenauen" römischen Angaben schließlich genauso „richtig" zu finden, wie unsere bloß biologisch „richtig" gezählten Jahre. Wer hätte sich denn nicht schon - irgendwo mitten im Leben stehend - wegen eines erfreulichen Ereignisses plötzlich wieder „jung wie ein Zwanzigjähriger" gefühlt oder wäre sich im Handkehrum beim Eintreffen eines schweren Schicksalsschlages alt wie ein Achtzigjähriger vorgekommen? Vor diesem Hintergrund jedenfalls würde es mir nicht einfallen, jenen wohlhabenden Landbesitzer aus dem römischen Ägypten namens Aurelius Isidorus der „jämmerlichen Ignoranz" zu bezichtigen, nur weil er sein Alter immer wieder anders angab. So war er im April des Jahres 297 35, im April 308 37, schon im August desselben Jahres dann 40, Anfang 309 gar 45, während er im Juni des gleichen Jahres wieder 40 war (Duncan-Jones 1977, 333-334, 347). Bei einem weiteren Ägypter, der lange vor Aurelius gelebt hatte, verhielt es sich nicht anders. Am 25. Oktober 107 vor Christus zählte er 36 Jahre, am 16. August 104 jedoch erst 30, am 12. April 101 dann 35 und am 18. November 99 schließlich 40 Jahre. Die Exaktheit unserer heutigen Angaben bezieht sich ausschließlich auf unsere „Jahrringe" - und sonst nichts. Man muß mit Scheuklappen ausgestattet sein, um dies allein als „richtig" zu bezeichnen. Wer so urteilt, darf sich nicht wundern, daß man ihn der Menschenunkenntnis zeiht. Auch sie ist eine Form von Ignoranz, eine schwerwiegende sogar.

Die zweite weiter ausholende Frage lautete oben, wie unsere Vorfahren es anstellten, um trotz der allgegenwärtigen Lebensunsicherheit physisch und psychisch zu überleben. Während Generationen und Abergenerationen waren sie eine Sterbealters-Streuung gewohnt, wie sie in Abbildung 3 so überaus deutlich zum Ausdruck kommt. „Mitten wir im Leben / sind vom Tod umgeben" gehörte über Jahrhunderte zu den alleralltäglichsten Erfahrungen. Die Römer machten sie zu ihrer Zeit genauso wie die Zeitgenossen von Niklaus Manuel Anfang des 16. oder von Hodler, Munch und Simberg am Ende des 19. und zu Beginn des 20. Jahrhunderts. Um *physisch* einigermaßen gegen die Auswirkungen von „Pest, Hunger und Krieg" gewappnet zu sein, lebten unsere Vorfahren in Gruppen zusammen. Sie bildeten Familiengemeinschaften, Haushaltsgemeinschaften, Zunft- und Klostergemeinschaften, einander gegenseitig aushelfende Nachbarschaften. Freiwillig waren diese Gemeinschaften nicht; es waren erzwungene Gemeinschaften, die Teilnahme aus Überlebensgründen unerläßlich. Etwas zugespitzt und möglicherweise übertrieben hat man diese lange Epoche denn auch schon die Zeit der schlechten alten Gemeinschaften genannt.

Und zum *psychischen* Überleben? Was unternahmen unsere Vorfahren in dieser Richtung? Ich versuche im folgenden, diese Frage am Beispiel des ‚Dithmarscher Wandteppichs' zu beantworten. Im Gegensatz zum ‚Tausendblumenteppich' des vorangegangenen Kapitels handelt es sich hierbei nicht um höfische oder auch nur hohe, sondern schlicht um Volkskunst. Dementsprechend wird der Dithmarscher Wandteppich heute denn auch nicht in einem Kunst- oder Kunstgewerbe-Museum aufbewahrt und gezeigt, sondern im Museum für Deutsche Volkskunde in Berlin-Dahlem.

Der Teppich hat eine Höhe von 56 Zentimetern und mißt insgesamt 350 Zentimeter in der Breite. Links außen ist ein minimaler Streifen abgeschnitten. Der ganze Behang wurde in Gobelintechnik gefertigt. Im Gegensatz zur gewöhnlichen Weberei, wo der Schuß über die gesamte Teppichbreite läuft, reichen hier die Fäden bei jeder benötigten Farbe nur so weit, wie sie tatsächlich gebraucht werden. Da sich Anna Bump, Urheberin des Wandbehangs, rechts außen mit vollem Namen eingetragen hat, ist es gelungen, den Ort der Entstehung herauszufinden. In Cleve, einem zum Kirchspiel Hennstedt gehörigen Ort zwischen Heide und Leiden im schleswig-holsteinischen Dithmarschen, konnten vom 16. bis zum 18. Jahrhundert nicht nur mehrere Familien mit diesem Namen Bump nachgewiesen werden, sondern man stieß in den Hennstedter Kirchenbüchern sogar auf den Taufeintrag unserer Anna: „1644, 10.III. Antje Bump, Tochter des Carsten Bump in Cleve“ (zum Dithmarscher Wandteppich vgl. im folgenden insbesondere die Monographie von Justus Kutschmann 1988, hier S. 6).

Diese Hennstedter Bumps gehörten damals zu einem ebenso angesehenen wie wohlhabenden Bauerngeschlecht. Nur so läßt sich erklären, daß die 23jährige Bauerntochter über genügend Muße verfügte beziehungsweise von der üblichen bäuerlichen Arbeit für unverheiratete Frauen freigestellt wurde, um ein solches Werk zu fertigen. Einem anderen Mädchen oder einer in Haus und Stall, auf dem Feld und im Garten vielfältig beschäftigten Magd wäre dies wohl kaum möglich gewesen. Außerdem zählten die Bumps zweifelsohne zu den für ihre Zeit Gebildeten und Frommen auf dem Lande. Wäre das nicht der Fall gewesen, hätte das Kirchspiel Hennstedt den zwanzig Jahre jüngeren Bruder Antjes später gewiß nicht mit der Stelle des Pfarrers im Heimatort betraut.

Daß die Wirkerin bei Fertigstellung des Teppichs übrigens nicht älter als 23 war, läßt sich aus dem Datum erschließen, das sie am äußersten rechten Rand neben ihren Namen setzte. Stutzig werden wir dort allerdings weniger ob der Tatsache, daß „Anno 1667“ steht, sondern weil das Datum auf den Tag genau vermerkt ist. Schaut man sorgfältig hin, kann man den Zusatz „D 31 X“ deutlich erkennen. Diese exakte Datumsangabe überrascht - und hilft gleichzeitig weiter, denn der 31. Oktober 1667 war nichts anderes als die 150. Wiederkehr jenes schicksalsträchtigen Tages, an dem Martin Luther seine reformatorischen Thesen an die Pforten der Schloßkirche von Wittenberg heftete.

Ganz offensichtlich befinden wir uns also auf lutherischem Boden und brauchen in der Folge somit auch nicht länger darüber erstaunt zu sein, daß der Teppich zahlreiche hochdeutsche, und nicht - wie wir es für Holstein im 17. Jahrhundert eigentlich erwartet hätten - niederdeutsche Wortwendungen, Sprüche, Zitate enthält. Der Anna Bump lag während der ganzen Arbeit am Webstuhl eine hochdeutsche Ausgabe der Lutherbibel von 1545 vor. Dabei setzte sie einzelne Bibelstellen so exakt in Bilder um, daß sie im Teppich jeweils in abgekürtzer Form auf den genauen Bibel-Fundort verweisen konnte. So treffen wir etwa bei ihrer Darstellung des Jüngsten Gerichts, dort wo Christus als Weltenrichter in der Glorie thront, auf die Buchstaben- und Zahlenkombination: „MaT 25 V 31“. Lesen wir daraufhin im angegebenen Evangelium nach Matthäus, Kapitel

25, Vers 31 nach, so heißt es dort: „Wenn aber der Menschensohn kommen wird in seiner Herrlichkeit, und alle Engel mit ihm, dann wird er sitzen auf dem Thron seiner Herrlichkeit".

Mag das verwickelte Geschehen auf dem Teppich im ersten Augenblick auch noch so unübersichtlich und damit verwirrend auf uns wirken, so handelt es sich doch von Anfang bis Ende um die Inszenierung eines einzigen großen Themas, nämlich des Lebens Christi von der Geburt über Kreuzigung, Auferstehung und Wiederkehr am Jüngsten Tag bis hin zum ewigen Thronen im Himmlischen Jerusalem. Dabei unterteilte Anna Bump die gesamte Teppichbreite in fünf gleich große neben- und aneinander gefügte Felder. Zwischen ihnen befindet sich jeweils ein quergestelltes zweizeiliges Bibelzitat, das sich auf den gezeigten Inhalt bezieht. Im Hinblick auf das erste Feld heißt es zum Beispiel zwischen dem ersten und zweiten Bild in großen Lettern: „DA DI ZEIT ERFÜLLET WART / SANDTE GOT SEINEN SOHN". Waagrecht unter jedem Feld steht zudem ein weiterer, wahrscheinlich von Anna selbst gedichteter und entsprechend unbeholfen holprig wirkender Zweizeiler. Hierbei handelt es sich um gereimte Inhaltsangaben des jeweiligen Teppichabschnitts. Unter dem ersten Feld lesen wir zum Beispiel, auch hier in Großbuchstaben: „MEIN IESV SEI DV MIER VON HERTZEN WILKOMMEN / PREIST NVN GOT DEM HERREN / SEIT FROHLICH IHR FROMMEN".

Ich gebe die fünf Felder in den Abbildungen 4a-e einzeln als Strichnachzeichnungen wieder. Sie beinhalten der Reihe nach folgende zentrale Themen:

Feld I (Abbildung 4a): Das Leben Jesu von der Geburt bis zur Taufe und Versuchung.
Feld II (Abbildung 4b): Das Leiden Christi vom Abendmahl bis zur Balsamierung und Grablegung.
Feld III (Abbildung 4c): Höllenfahrt Christi, Auferstehung, Himmelfahrt und Ausgießung des Heiligen Geistes.
Feld IV (Abbildung 4d): Auferweckung der Toten und Jüngstes Gericht.
Feld V (Abbildung 4e): Das Himmlische Jerusalem, auf dem unteren Bildstreifen die Pein der Verdammten.

Da es mir hier nicht darum geht, den Dithmarscher Wandteppich bis in alle Einzelheiten zu beschreiben und zu erläutern, habe ich der besseren Übersichtlichkeit halber in jedem Themenblock die zentralen Ereignisse durch stärkere Strichziehung hervorgehoben. So sehen wir auf dem ersten Feld in der Mitte Maria mit dem Kind auf dem

Schoß und rechts die Taufe Christi durch Johannes. Im zweiten Feld sind das Letzte Abendmahl links, der Opfertod Christi am Kreuz in der Mitte und die Grablegung rechts stärker gezeichnet. Das dritte Feld zeigt links den aufgerissenen Höllenrachen und darin Christus, wie er dem Tod den Stachel entwindet. Hier erinnern wir uns an den ersten Brief des Paulus an die Korinther, Kapitel 15, Vers 55: „Tod, wo ist dein Sieg? Tod, wo ist dein Stachel?", oder nach Luthers Übersetzung von Vers 54b und 55: „Der Tod ist verschlungen in den Sieg. Tod, wo ist dein Stachel? Hölle, wo ist dein Sieg?" Im gleichen Feld ist oben rechts sodann dargestellt, wie Christus zum himmlischen Vater auffährt, wobei er zum Zeichen seines Sieges eine Kreuzesfahne in der Linken hochhält. Im Zentrum des vierten Feldes steht anschließend Christus am Jüngsten Tag als Weltenrichter in der Gloriole. Das fünfte Feld endlich gibt in den oberen zwei Dritteln das Himmlische Jerusalem mit der thronenden Dreieinigkeit wieder, während unten die Pein der Verdammten abgebildet ist. Wie überall, hält sich Anna Bump auch hier an die biblische Vorlage. In der Offenbarung des Johannes heißt es in Kapitel 21 über „Das neue Jerusalem" (auf dem Teppich als „APOC[alypse] 21" gekennzeichnet): „Sie [die heilige Stadt Jerusalem] hatte eine große und hohe Mauer und hatte zwölf Tore und auf den Toren zwölf Engel und Namen darauf geschrieben, nämlich die Namen der zwölf Stämme der Israeliten: von Osten drei Tore, von Norden drei Tore, von Süden drei Tore, von Westen drei Tore" (Offenbarung 21, Vers 12).

Wir hatten uns im Verlaufe der bisherigen Ausführungen in diesem Buch schon wiederholt Gedanken gemacht über das „richtige" Sehen und das „falsche" Sehen, so etwa bezüglich des Tausendblumenteppichs oder im Hinblick auf Dutzende von „ungenauen" Sterbealtersangaben auf römischen Grabsteinen. Die Frage stellt sich uns hier erneut. Fassen wir zuerst kurz zusammen, auf welche Art und Weise dieser Teppich bisher - seitdem er sich nicht mehr in Dithmarschen befindet und seine ursprüngliche Funktion somit verloren hat - „gesehen" wurde, von wem und unter welchen Gesichtspunkten.

Da der Dithmarscher Wandteppich heute in einem Museum für Volkskunde hängt, ist es naheliegend, ja selbstverständlich, daß sich Volkskundler bislang am intensivsten mit ihm beschäftigten. Allerdings betrachten sie ihre eigenen Forschungen selbst noch nicht als abgeschlossen. Sie haben bereits einen ganzen Katalog weiterer Fragen zusammengestellt, an deren Lösung sie sich nun machen wollen: „Ist irgend etwas weiteres aus der Lebensgeschichte von Anna Bump bekannt, wie wurde das Jubiläum des Reformationstages in Hennstedt und Dithmarschen gefeiert, ist in den Hennstedter Kirchenakten irgend etwas über den Teppich erwähnt; denn es ist möglich, daß Anna Bump ihn für die Kirche gewirkt hatte. Hier würden Untersuchungen der norddeutschen Museumsbestände an Webereien weiterführen. Es sollten regionale Arbeiten folgen, durch die sich vielleicht weitere Arbeiten Anna Bumps finden ließen" (Kutschmann 1988, 6-7).

Bibelfeste Museumsbesucher oder gar studierte Theologen würden sich dagegen wahrscheinlich in erster Linie die „richtige" Darstellung der einzelnen Bibelstellen zum genaueren Studium vornehmen. Darf man sich zum Beispiel das Himmlische Jerusalem wirklich in einer derart realistisch materialistischen Weise ausmalen, wie das die Anna Bump aufgrund der Offenbarung des Johannes tat (vgl. Abbildung 4e)? In Kapitel 7, Vers 17 heißt es dort: „Denn das Lamm mitten auf dem Thron wird sie weiden und leiten zu den Quellen des lebendigen Wassers, und Gott wird abwischen alle Tränen von ihren Augen". Und was macht Anna Bump? Bei ihr fließt, ausgehend von den Thronen Gottvaters und des Sohnes, der Strom des lebendigen Wassers in zwei Armen nach rechts und links quer durch die ganze Stadt. Außerdem ist im selben Buch, Kapitel 21, Vers 16 zu lesen: „Und die Stadt ist viereckig angelegt, und ihre Länge ist so groß wie die Breite". Und da kommt die Anna und baut daraus eine rechteckige Stadt! Falsch! Ganz falsch!

Und gar erst ihr kapitaler Fehler im zweiten Feld (vgl. Abbildung 4b)! Da verweist sie bei der Adler-Darstellung rechts neben der Kreuzigung Christi auf eine Bibelstelle „ES[aja] 43 V 40". Was für ein Irrtum! Im Buch des Propheten Jesaja gibt es im Kapitel 43 gar keinen Vers 40. Kapitel 43 hört mit Vers 28 auf. Rechthaberisch pochen wir auf unsere solideren Bibelkenntnisse und unsere vermeintlich angemesseneren Überlegungen für eine adäquate Umsetzung ins Bild. Wie auch sollte uns dieses Bauernmädchen aus dem abgelegenen Dithmarschen und einer Zeit vor dreihundert Jahren etwas vormachen können? Uns doch nicht!

Selbstverständlich kann man sich den Teppich auch mit weniger Selbstgerechtigkeit und minderer Arroganz ansehen, sozusagen als „gewöhnlicher Museumsbesucher". Man kann sich einfach daran freuen: an den Formen, an den Farben, am Erfindungsreichtum eines Bauernmädchens. Wer sich genügend Zeit für ein unvoreingenommenes Schauen nimmt, dem wird sie bald wie im Flug vergehen. Für ihn ist das Museum allermeist zu wenig lang geöffnet. Annas Fabulierkunst ist überwältigend. Ihre Naivität beim Geschichtenerzählen wirkt erfrischend und ansteckend, manchmal auch erheiternd, ja belustigend und ganz und gar ergötzlich. So läßt sie auf dem ersten Bild im Rahmen des Weihnachtsgeschehens links von der Muttergottes einen jauchzenden kleinen Engel vor Freude die Hände über dem Kopf zusammenschlagen, und bei der Taufe im Jordan findet sie aus Platzgründen für den knienden Christus nicht einmal halb so viel Raum wie für Johannes den Täufer, den sie unbedingt im „härenen Gewande“ zeigen wollte (vgl. Abb. 4a). Doch was spielen die verkehrten, die „falschen“ Proportionen schon für eine Rolle.

Das eben angesprochene Platzproblem wurde für Anna Bump im Verlaufe des Erzählens offenbar immer akuter. Während im ersten Feld noch verhältnismäßig wenige und deshalb deutlich erkennbare Figuren dargestellt sind, es zwischen ihnen ab und zu sogar Raum für pflanzliche Ornamente gibt, so häufen sich in den anschließenden Feldern die Figuren und Bibelzitate mehr und mehr. Schließlich hat man Mühe, die einzelnen Szenen überhaupt noch als solche wahrnehmen zu können. Im letzten Bild (Abbildung 4e) wimmelt es nur so von Gestalten, Engeln, Propheten, Tieren, Seligen, Gepeinigten, Bibelhinweisen. Doch wie sehr lohnt es sich für uns auch dort noch, sorgfältig hinzusehen und uns geduldig hinein zu vertiefen. Es sind nicht die abwegigsten Gedanken, die Anna dort anschneidet. Zugegeben, sie mögen vielleicht naiv ins Bild umgesetzt sein, doch tiefschürfend und auch für uns des langen Fundierens wert sind sie allemal.

Nehmen wir, als Beispiel, im fünften Feld die beiden winzigen Darstellungen unten links und unten rechts. Beide gehören zum Bildfries der „PEIN DER VERDAMPTEN“. Ganz links bezieht sich Anna Bump auf „Psalm 42 V 1“. In der Bibel lesen wir dort: „Wie der Hirsch lechzt nach frischem Wasser, so schreit meine Seele, Gott, zu dir“. Auf dem Teppich zeigt uns Anna nun einen Mann, der auf einem davonsprengenden Hirsch reitet. Er ringt die Hände und schreit mit weitaufgerissenem Mund, denn dicht hinter ihm sieht man einen Teufel, der ihn jagt und sich an seine Fersen geheftet hat. - Ganz rechts außen ist andererseits ein Verweis auf „APOC[alypse] 9 V 6“ angebracht. Im Neuen Testament heißt es an der entsprechenden Stelle: „Und in jenen Tagen werden die Menschen den Tod suchen und nicht finden, sie werden begehren zu sterben, und der Tod wird von ihnen fliehen“ (Offenbarung des Johannes, Kapitel 9, Vers 6). Verkehrte Welt! - mag man sich denken. Doch was für ein abgründig schauderhafter Gedanke, *nicht* sterben zu können.

Trifft indessen nicht exakt diese erbärmliche Situation in unserer heutigen Zeit häufiger zu denn jemals zuvor in der Geschichte? Seit den Tagen Anna Bumps hat sich das Todesursachenspektrum gewaltig geändert. Es sind nicht mehr, wie damals, hauptsächlich rasch tötende Infektionskrankheiten, die uns heute im allgemeinen hinwegraffen, sondern chronische Leiden. Sie aber weisen schon durch ihren Namen darauf hin, daß sie tage-, wochen-, monate-, jahrelang auf das

Ende warten lassen, mit zunehmenden Schmerzen bis an und über die Grenzen der Unerträglichkeit. Die Folge sind die Langzeitpatienten, die nicht sterben können und doch sterben möchten. Anna Bump setzte diese Bibelstelle so ins Bild um, daß ganz unten rechts ein Mann dem Tod hinterherjagt. Doch vermag er ihn nicht einzuholen. Mit gewaltig ausholenden Schritten eilt das Skelett von dannen. Es ist zudem mit Flügeln ausgestattet. Die Todessehnsucht dieses Mannes wird sich so rasch nicht erfüllen!

Wie schon Anna Bump nennen auch wir das prophetische Buch mit der Offenbarung des Johannes nicht zu unrecht oft die Apokalypse. Um die soeben zum Ausdruck gebrachte und auf viele von uns dereinst bei langem chronischem Leiden möglicherweise ebenfalls zukommende Todessehnsucht noch verständlicher zu machen, zitiere ich einige weitere Stellen daraus. So liest man in den vorangegangen Kapiteln 8 und 9 der Johannes-Offenbarung, zusammengefaßt: „Und die sieben Engel mit den sieben Posaunen hatten sich gerüstet zu blasen. Und es kam Hagel und Feuer, mit Blut vermengt, und fiel auf die Erde; und der dritte Teil der Erde verbrannte, und der dritte Teil der Bäume verbrannte, und alles grüne Gras verbrannte. Und der dritte Teil der lebendigen Geschöpfe im Meer starb. Und der dritte Teil der Wasser wurde zu Wermut, und viele Menschen starben von den Wassern, weil sie bitter geworden waren. Weh, weh, weh denen, die auf Erden wohnen! Und aus dem Rauch kamen Heuschrecken auf die Erde, und ihnen wurde Macht gegeben, nicht daß sie töteten, sondern sie quälten fünf Monate lang; und ihre Qual war wie eine Qual von einem Skorpion, wenn er einen Menschen sticht“.

Anna hätte noch so viel zu erzählen gehabt! Doch am 31. Oktober 1667 *mußte* der Teppich fertig sein. Der 150. Jubiläumstag ließ sich nicht aufschieben. So gab sie ihn aus der Hand, nachdem sie an den äußersten rechten Rand noch voller Zuversicht geschrieben hatte: „BIS HIEHER HAT VNS DER HERR GEHOLFFEN“ (wörtlich nach „1. SAM[uel] 7 V 12“, vgl. nochmals Abbildung 4a). Ganz bescheiden entläßt sie uns schließlich mit dem dort ebenfalls angebrachten Hinweis auf „1. COR 13 V 9“. Wir schlagen auf und lesen im angezeigten ersten Brief des Paulus an die Korinther, Kapitel 13, Vers 9: „Denn unser Wissen ist Stückwerk, und unser prophetisches Reden ist Stückwerk“.

Bescheiden? Anna Bump bescheiden? Nur weil sie zu bedenken gebe, daß all unser Wissen immer nur Stückwerk sei? - Wer mir entrüstet entgegenhält, da stünde aber auf Feld V zwischen „1. COR 13 V 9“ und der bereits erwähnten Datumsangabe „ANNO 1667 D 31 X“ auch noch etwas anderes, nämlich in großen, überhaupt nicht zu übersehenden Lettern der volle Name „ANNA BUMP“, was ja

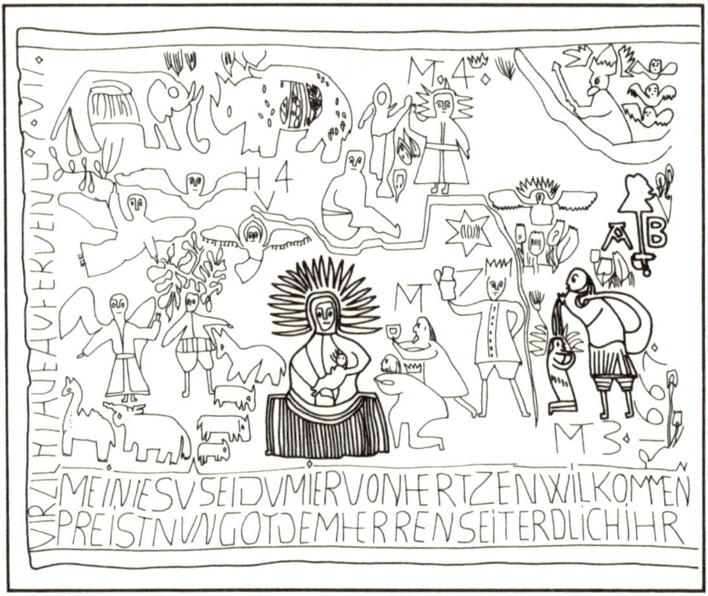

Abb. 4a: Dithmarscher Wandteppich, 1667, Feld I: Das Leben Jesu von der Geburt bis zur Taufe und Versuchung.

Zweizeiler unten: MEIN IESV SEI DV MIER VON HERTZEN WILKOMMEN / PREIST NVN GOT DEM HERREN / SEIT FROHLICH IHR FROMMEN.

Bibelwort links: [DA KAM DI SINTFLUT (abgeschnitten)] / VIRZICH TAGE AVF ERDEN; hierzu gehöriges Bibelwort rechts (vgl. Feld II ganz links): DA DI ZEIT ERFVLLET WART / SANDTE GOT SEINEN SOHN.

Abb. 4a-e: Dithmarscher Wandteppich: Biblische Szenen in fünf Feldern (Leben Christi von der Geburt bis zum Tode, Wiederkehr als Weltenrichter sowie Himmlisches Jerusalem). Gobelintechnik, gewirkt 1667 von Anna Bump aus Cleve, Kirchspiel Hennstedt, Dithmarschen. Leinen, Wolle, Seide. 56 cm hoch, insgesamt 350 cm breit.

Quelle: Staatliche Museen Preußischer Kulturbesitz, Museum für Deutsche Volkskunde, Berlin-Dahlem. Umzeichnungen unter Zuhilfenahme der Strich-Abbildungen im Führungsblatt „Der Wandteppich zum Reformationstage 1667" von Max Ley (Museum für Deutsche Volkskunde, Nummer 989/22, 1976) sowie der Farbreproduktionen in: Justus Kutschmann: Ein Dithmarscher Wandteppich. Biblische Szenen zum Reformationsjubiläum 1667 (Kleine Schriften der Freunde des Museums für Deutsche Volkskunde, 11). Staatliche Museen Preußischer Kulturbesitz 1988.

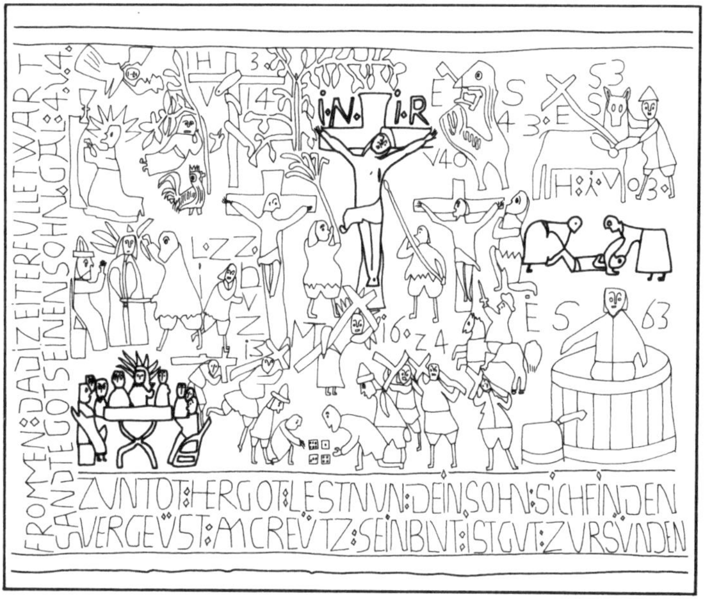

Abb. 4b: Dithmarscher Wandteppich, 1667, Feld II: Leiden Christi vom Abendmahl bis zur Balsamierung und Grablegung.
Zweizeiler unten: ZVN TOT HER GOT LEST NVN DEIN SOHN SICH FINDEN / VERGEVST AM CREVTZ SEIN BLVT IST GVT ZVR SVNDEN.
Hierzu gehöriges Bibelwort (vgl. Feld III ganz links): ALSO HAT GOTT DIE WELT GELIEBET DAS ER SEINEN EIN/GEBORNEN SOHN GAB.

wohl nicht gerade auf besondere Bescheidenheit schließen lasse, dem möchte ich folgendes zu bedenken geben. Bevor wir der Anna Bump ob dieses dort tatsächlich groß und deutlich angebrachten Namenszuges Stolz, Überheblichkeit, anmaßendes Selbstbewußtsein vorwerfen, sollten wir uns daran erinnern, weshalb wir in diesem Kapitel überhaupt auf den Dithmarscher Wandteppich zu sprechen gekommen sind.

Man kann diesen Teppich nämlich auch noch anders ansehen als bisher geschildert, nicht „nur" volkskundlich, nicht „nur" theologisch, nicht „nur" als Bibelkenner, nicht „nur" als „ganz gewöhnlicher Museumsbesucher". Wir gingen von einer übergeordneten Frage aus, die uns auf ihn stoßen und ihn betrachten ließ. Sie lautete:

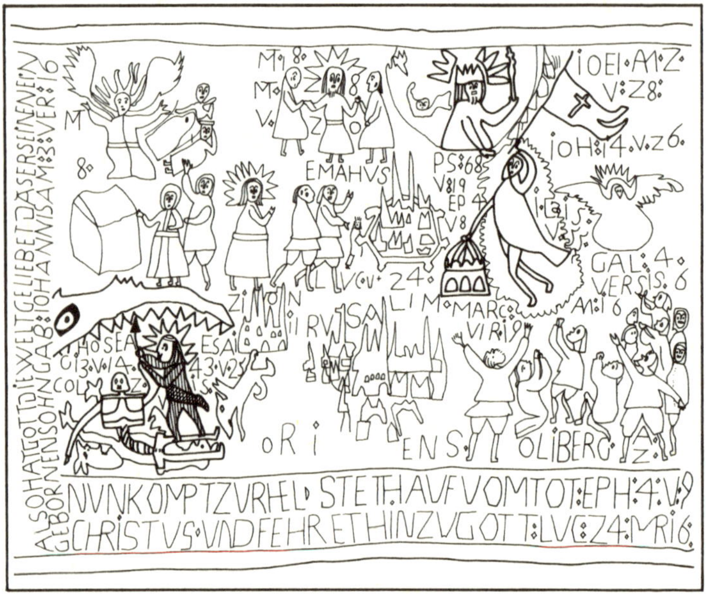

Abb. 4c: Dithmarscher Wandteppich, 1667, Feld III: Höllenfahrt Christi, Auferstehung, Himmelfahrt und Ausgießung des Heiligen Geistes.

Zweizeiler unten: NVN KOMPT ZVR HEL STETH AVF VOM TOT / CHRISTVS VND FEHRET HIN ZV GOTT.
Hierzu gehöriges Bibelwort (vgl. Feld IV ganz links): VND ER SPRACH ZV IHNEN ALSO ISTS GESCHRIBEN / VND ALSO MUSTE CHRISTVS LEIDEN.

Wie war es unseren Vorfahren trotz allgegenwärtiger Lebensunsicherheit möglich, psychische Stabilität zu erzielen, nicht zu verzagen, nicht wie gelähmt bloß von Tag zu Tag, ja von Stunde zu Stunde quasi dahinzuvegetieren? Es ist *diese* Problemstellung, die uns den Teppich und damit auch den Schriftzug ANNA BUMP mit *anderen* Augen sehen läßt. Es handelt sich zudem nicht um das erste und nicht das einzige Mal, daß Anna Bump im Teppich auf ihre Person verweist. Schon im ersten Feld machte sie auf sich aufmerksam, und zwar durch das Einweben ihrer Initialen. Am rechten Bildrand entdecken wir dort auf gut halber Höhe die beiden Buchstaben „A" und „B" (vgl. Abbildung 4a). Dazwischen ragt senkrecht ein aufgestelltes Schwert empor. Dessen Spitze ist durch eine Art Helm gekrönt. Bei diesem Signum - ein Helm auf einem Schwert - handelt es sich um das Wappen des Helmergeschlechts, das seinerzeit zwischen Heide

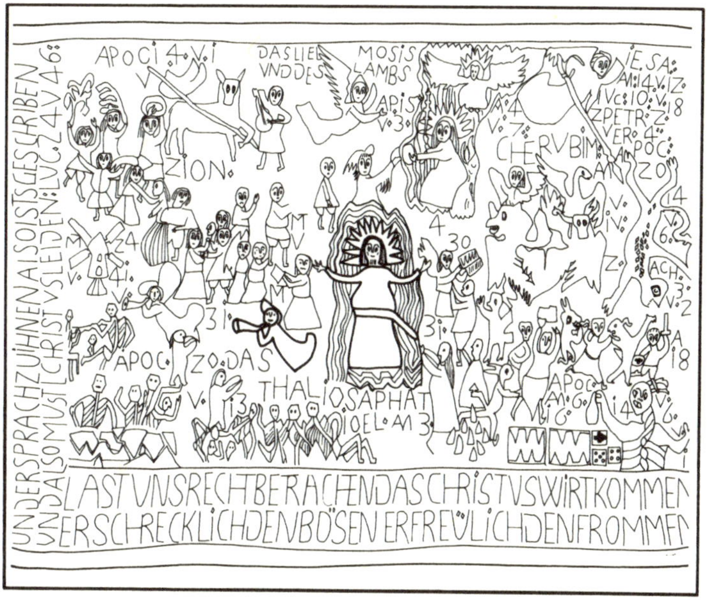

Abb. 4d: Dithmarscher Wandteppich, 1667, Feld IV: Auferweckung der Toten und Jüngstes Gericht.
Zweizeiler unten: LAST VNS RECHT BETRACHTEN DAS CHRISTVS WIRT KOMMEN / ERSCHRECKLICH DEN BÖSEN ERFREVLICH DEN FROMMEN.

und Lunden wohnhaft war. Zu ihm gehörten unter mehreren anderen Dithmarscher Familien auch die Bumps.

Zwei wenn nicht drei Mal also hat sich Anna Bump in ihrem Werk „verewigt". Mit „verewigt" meine ich hier allerdings etwas anderes, zumindest etwas Zusätzliches, als was einem gemeinhin in den Sinn kommt, wenn man an sogenannte Stifterbilder früherer Jahrhunderte denkt. Der Anna Bump ging es keineswegs darum, sich selbst in den Vordergrund zu rücken. Ihr war nichts daran gelegen, irgendwelchen Zuschauern oder gar künftigen Museumsbesuchern auf diese Weise, wie die Stifter, durch ewige Präsenz vor Augen zu führen, wer die Altartafel, das Gemälde, den Teppich oder welches Kunstwerk auch immer großzügig auf seine Kosten hatte anfertigen lassen. Es handelt sich bei ihr aber ebenso wenig, jedenfalls nicht nur um die Eigenunterschrift einer selbstbewußten Handwerker- oder Künstlerin, die

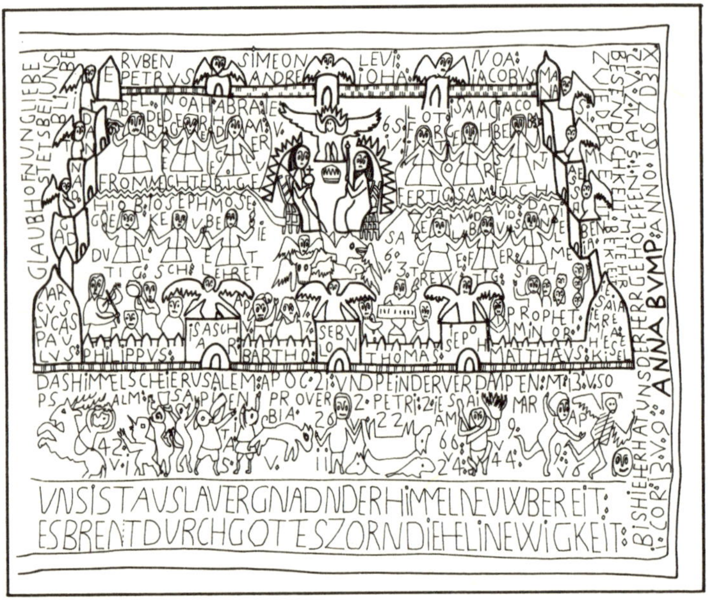

Abb. 4e: Dithmarscher Wandteppich, 1667, Feld V: Das Himmlische Jerusalem und die Pein der Verdammten.
Zweizeiler unten: VNS IST AVS LAVTER GNADN DER HIMMEL NEVW BEREIT / ES BRENT DVRCH GOTTES ZORN DIE HEL IN EWIGKEIT.
Zeile unter der Stadtmauer: DAS HIMMELSCHE IERVSALEM VND PEIN DER VERDAMPTEN.
Sprichwort am linken Rand: GLAVB HOFNUNG LIEBE / STETS BEI VNS BLIBE; Sprichwort am rechten Rand: BESTENDICHKEIT MIT EHR BEKLEIT / ZU IEDER ZEIT.

soviel besagen sollte wie: „Seht bloß her, was für prächtige Dinge ich zu schaffen in der Lage bin! Das habe *ich* gemacht".

Man braucht auf dem Teppich nur etwas genauer hinzusehen, um sogleich zu erkennen, daß der Name ANNA BUMP von einer Menge Bibelzitaten und Hinweisen umgeben ist, die allesamt Stolz und Hochmut eines Menschen, seine Überheblichkeit und sein übertriebenes Selbstbewußtsein ein für allemal schrumpfen und verblassen zu lassen. „Unser Wissen ist Stückwerk. Unser Reden ist Stückwerk"; „Bis hierher hat uns der Herr geholfen"; „Weh, weh, weh denen, die auf Erden wohnen". Ob nun naiv dargestellt oder nicht:

Anna Bump *wußte*, was in der Apokalypse steht. Sie *wußte*, was „Pein der Verdammten" meinte und wodurch sie verursacht war, wußte gleichzeitig *aber auch* - und hatte es bildhaft konkret vor Augen und inszenierte es auf dem Teppich entsprechend -, daß es ein Himmlisches Jerusalem gab, eine ewige Glückseligkeit, ein immerwährendes Paradies. So stellte sie schon in der Kreuzigungsszene auf dem zweiten Feld ganz selbstverständlich auch Dismas, den reuigen Guten Schächer zur Rechten Christi dar und verwies dabei auf das Lukasevangelium (vgl. Abbildung 4b). Dort lesen wir in den dem Leiden, Sterben und der Auferstehung Jesu gewidmeten Kapiteln 22 bis 24 unter anderem die verheißungsvollen Worte des Herrn: „Wahrlich, ich sage dir: heute wirst du mit mir im Paradies sein" (Evangelium nach Lukas, Kapitel 23, Vers 43).

Was der Teppich somit insgesamt zum Ausdruck bringt, ist nichts anderes als die christliche Heilsbotschaft mitsamt christlicher Heils*gewißheit*. „Tod, wo ist dein Stachel? Hölle, wo ist dein Sieg?" wurde im dritten Feld gefragt. Und im Zweizeiler unter dem vierten Bild, das die Auferweckung der Toten und das Jüngste Gericht zeigt, lautet Annas Formulierung:
„LAST VNS RECHT BETRACHTEN DAS CHRISTVS WIRT KOMMEN / ERSCHRECKLICH DEN BÖSEN ERFREVLICH DEN FROMMEN".

Kein Zweifel - ich wiederhole und unterstreiche es -: Anna Bump wußte, wovon ihr Teppich handelte. Sie war mit den biblischen Erzählungen aufgewachsen, war mit den guten wie den schrecklichen Geschichten seit Kindesbeinen vertraut. Sie lebte in ihnen; sie ging darin auf. Was Anna am Anfang wie am Ende des Teppichs machte, war nichts weiter, als diesen Sachverhalt zu dokumentieren. In das erste Bildfeld wob sie Monogramm und Familienzugehörigkeit, in das letzte ihren ausgeschriebenen Namen. Sie gehörte *dazu*. Ihre Person wurde durch den alles umfassenden Rahmen mitfestgehalten. Sie war in der christlichen Heilsgewißheit verankert und stand nicht irgendwo außerhalb, im luftleeren Raum, isoliert auf sich gestellt. *Hieraus* erwuchs ihr eine psychische Stabilität ungeahnten Ausmaßes, ergab sich unerschütterlicher Halt trotz permanenter Bedrohung ihrer physischen Existenz.

Plötzlich beginnen auch wir, die Sprüche und dargestellten Geschichten mit neuen Augen, mit den Augen der Anna Bump zu lesen: „Tod, wo ist dein Stachel? Hölle, wo ist dein Sieg?"; „Wahrlich, ich sage dir: heute wirst du mit mir im Paradies sein"; „LAST VNS RECHT BETRACHTEN DAS CHRISTVS WIRT KOMMEN / ERSCHRECKLICH DEN BÖSEN ERFREVLICH DEN FROMMEN". Wir fangen an, „richtig" zu lesen, nämlich mit den Augen von damals Betroffenen. Was in aller Welt sollte dieser Anna Bump der Tod, die ständige Bedrohung ihrer physischen Existenz noch anhaben können?

Man verstehe mich nicht falsch! Ich habe nichts gegen die „volkskundliche“, gegen die „biblisch-theologische“, gegen die „gewöhnlich-menschliche“ Herangehensweise an den Dithmarscher Wandteppich einzuwenden. Im Gegenteil, habe ich doch selbst mit meinen Studenten diese - und noch weitere - Aspekte vor dem Original im Museum für Deutsche Volkskunde immer wieder durchexerziert, oft unter freundlich entgegenkommender Hilfestellung durch hervorragend kompetente Fachleute. In keineswegs seltenen Fällen wurden auf diese Weise bei einzelnen Teilnehmern tiefgehende neue Interessen geweckt und verwurzelt. Allein damit war ein nicht zu unterschätzendes Ziel erreicht. Doch sehen Augen von (Nur-) Fachleuten zwar viele Details, aber nicht das Ganze. Wir sollten bei bloßen Aspekten nicht stehen bleiben, sondern uns anschließend bemühen, einen entscheidenden Schritt weiterzugehen und das Werk zu uns sprechen und auf uns wirken zu lassen, sollten es einordnen in übergeordnete, weit über Spezial-, Spezialisten-Aspekte hinausgehende Gesamtproblematiken. Was ich eben skizziert habe, war ein Versuch in diese Richtung.

Es mag den Anschein haben, als ob wir uns mittlerweile weit von Niklaus Manuels Berner Totentanz entfernt hätten, von dem wir doch eigentlich ausgegangen waren und zu dem wir nun zurückkehren wollen. Der Exkurs sowohl zu den römischen Grabsteininschriften wie zum Wandteppich der Anna Bump war jedoch notwendig, um Manuels Werk und besonders seine am Ende des langen Reigens dokumentierte stolze Haltung dem Tod gegenüber in meinem Sinne verständlicher zu machen.

Dem zeitlichen Exkurs zurück in die römische Geschichte konnten wir entnehmen, daß Niklaus Manuel in einer Welt lebte, die seit Jahrhunderten, wenn nicht Jahrtausenden mit der alltäglichen Bedrohung menschlicher Existenz vertraut war. Seuchenausbrüche wie diejenige der Pest im 14. Jahrhundert oder auch die nicht mehr ganz so spektakulären anschließenden Eruptionen, mit denen man das Entstehen von Totentänzen, von Sterbebüchlein, von Vanitas- und Memento-mori-Bildern oft begründet hat, waren im Prinzip nichts Neues. Gleichzeitig lebte Niklaus Manuel jedoch auch (noch) in einer Welt, die von der christlichen Heilsgewißheit einer Anna Bump durchtränkt war.

Allerdings braucht der Berner Maler nicht gleichermaßen viel Handlungsraum wie die Dithmarscher Bauerntochter, um uns auf ähnliche Gedanken wie sie zu bringen. Der knappe Vierzeiler, mit dem Manuel dem Tod antwortet, dokumentiert bereits dieselbe weltanschauliche Verankerung in der christlichen Heilsgewißheit, wie wir sie soeben bei Anna festgestellt hatten. Auf die böse Mitteilung des heranschleichenden dunklen Gesellen: „Manuel, nun muost stärben, da hilfft kein Fund" antwortet der Maler ungerührt, wobei sein Adressat schon gar nicht mehr eigentlich der Tod, sondern eben der „Heyland" ist:

„Hilff, einiger Heyland, drumb ich dich bitt!
Dann hie ist keines Blybens nit.
So mir der Tod min Red wirt stellen,
So bhüet üch Gott, mine lieben Gsellen!"

Gerade bei diesen Zeilen können wir, im Gegensatz zu vielen anderen unter Manuels Berner Totentanzfiguren, mit ziemlicher Sicherheit davon ausgehen, daß sie vom Maler-Dichter selbst stammen. Während es für die übrigen Verse ältere Vorbilder gab, war das hier nicht der Fall. Noch nie hatte sich zuvor ein Maler in der letzten Szene selbst dargestellt und auf den Anwurf des Todes eine eigene Antwort formuliert. Umso unbefangener drückte Manuel sich hier in Bild und Text aus. Auf den ersten Blick kommt es so vor, als hätte der geniale Berner diese Freiheit hier recht ungeniert ausgekostet und sich auf diesem angefügten neuen Teilgemälde sehr selbstbewußt in Pose gesetzt. Hierin liegt wohl auch der Grund dafür, weshalb wir das Bild ‚Tod und Maler' auf Anhieb so attraktiv fanden (vgl. nochmals die Umzeichnung in Abbildung 2). Nicht nur hat er sich selber größer dargestellt als den auf allen Vieren daherkommenden und vergleichsweise unscheinbaren Tod; nicht nur steht er unerschrocken da, aufrecht und gerade, während das mickrige Gerippe kniend und gebückt erscheint; nicht nur gibt er sich nach der damals neuesten Mode prächtig gewandet, während der Tod nackt und bloß, höchstens mit ein paar Fleischfetzen bedeckt einherkriecht; nicht nur ist sein Hintergrund eine anmutige weite Sommerlandschaft mit blauem See und Schiffchen darauf, mit Wiesen, Bergen, hohem Himmel; der Tod hingegen reibt sich Hände, Knie, Füße auf kahlem Boden wund. Sondern - was noch wichtiger ist - dieser junge Recke Niklaus läßt sich vom hinterrücks nahenden Tod auch in keiner Weise beeindrucken. Wohl weiß er um dessen Anwesenheit, greift ihm das Gerippe doch energisch an den Malstock. Manuel kümmert sich nicht darum. Er macht nicht einmal Anstalten, das störrische Gerippe zu verscheuchen. Der Maler nimmt den Tod einfach nicht zur Kenntnis. Er fährt in seiner Arbeit fort, als gäbe es ihn nicht, als wäre für ihn nur die ewig grüne blühende Sommerlandschaft vorhanden, nicht jedoch die Vergänglichkeit und Dunkelheit des Todes. Hier findet sich nichts Makabres, keine menschliche Beklommenheit, keine Angst noch Furcht, nichts Lähmendes. - Wer fühlte sich nicht plötzlich wieder an Anna Bump und den Vers 55 des fünfzehnten Kapitels im ersten Paulusbrief an die Korinther erinnert: „Tod, wo ist dein Sieg? Tod, wo ist dein Stachel?“ Diese unerschrockene Haltung eines offenkundig vom Tod bedrohten Menschen seinem Ableben und Sterben gegenüber war es, was mich an diesem Selbstbildnis des Malers Niklaus Manuel auf Anhieb so fasziniert hatte. Endlich, endlich hatte ich - so meine Annahme - einen Menschen gefunden, der mit Sterben und Tod zu seinen Lebzeiten, und zwar schon in den besten Jahren, ausgesöhnt war, der beidem mit Gleichmut entgegensah, dabei sowohl ehrlich wie selbstbewußt blieb und sich nichts vorlog. (Manuel, Jahrgang 1484, stand in den frühen Dreißigern, als er 1516-1519 seinen Totentanz malte.) Leben, Sterben, Tod: sie alle gehörten für ihn zusammen. Er wußte darum und dokumentierte es so. Er ist vom Todesreigen nicht ausgeschlossen. Wie alle anderen kommt auch er an die Reihe, ganz am Schluß. Einfach bewundernswert!

Doch vor lauter Faszination über diese bildgewordene imponierende Haltung dem Sterben und dem Tod gegenüber hatte ich zuerst jene vier Zeilen übersehen, die der Maler zur Antwort gibt. Bei deren Lektüre fiel es mir dann allerdings wie Schuppen von den Augen, bekam ich darin doch zu wissen, worauf das vermeintliche Selbstbewußtsein dieses Renaissancekünstlers zurückzuführen war, nämlich auf die Glaubens- und Heilsgewißheit des *Christen* Niklaus Manuel. Damit begann das Vorbildhafte für mich zu verblassen, denn hierin würde ich es ihm nie nachtun können. Es bröckelte noch weiter, als ich nach der ersten Enttäuschung das Teilbild ‚Tod und Maler‘ in den Gesamtreigen einordnete und auch die übrigen Darstellungen des Totentanzes mit in Betracht zog.

Was wir schon oben beim Dithmarscher Wandteppich feststellten, wiederholte sich nun hier. Man kann sogar dieselben Formulierungen für das anwenden, was sich auch im Berner Totentanz feststellen läßt. Bei Anna Bump hatte ich geschrieben, daß sie mittels ihres Namenszuges im Gesamtwerk verankert war und von ein und demselben Rahmen umgeben wurde wie ihr Werk, daß sie folglich nicht irgendwo frei im Raum schwebte und sich auch nie so fühlte. „Rahmen“ meinte dort nicht nur den Teppichrahmen, sondern war gleichbedeutend mit einer weltanschaulichen Einbindung, konkret mit der christlichen Heilsgewißheit. Darauf gründete Anna Bumps psychische Stabilität, ihr ungebrochenes Lebensgefühl trotz permanenter physischer Ungewißheit und Existenzbedrohung.

Genauso verhält es sich bei Niklaus Manuel. Auch sein Leben war stets bedroht und konnte von einem Tag zum anderen zu Ende gehen. Doch auch bei ihm brach deshalb nicht die Welt zusammen. Seine Heilsgewißheit trug ihn genauso. Sie gab ihm seelischen Halt und ließ ihn mit Gleichmut weiterarbeiten. Über diesen Menschen konnte sich der Tod gar nicht lustig machen; er blitzte an ihm ab.

„Rahmen" läßt sich aber auch hier ganz wörtlich nehmen. Auch der Berner Totentanz des Niklaus Manuel kennt als Gesamtwerk eine feste Umrahmung. Es handelt sich dabei um insgesamt drei sogenannte Rahmenbilder, nämlich zwei Doppelbilder am Anfang des Zyklus und ein einteiliges am Ende. Sie heben sich schon in ihrer Präsentation deutlich von den übrigen Teilen ab. Im Gegensatz zu der sonst durchgängigen Bogenarchitektur im Hintergrund (auf Abbildung 2 deutlich zu sehen) sind sie rechteckig gerahmt. In diesen drei Bildern spiegelt sich der weltanschauliche Rahmen, in dem der Maler Manuel aufgehoben war und der ihn dem Tod so unerschütterlich gegenübertreten läßt. Während im Schlußbild ein Prediger auftritt und einerseits auf die alle Menschen gleichermaßen betreffende Botschaft des vorausgehenden Totentanzes verweist und andererseits an das Jüngste Gericht und die dabei in Aussicht gestellte ewige Glückseligkeit erinnert, zeigen die vier Szenen in den beiden Eingangstafeln der Reihe nach: erstens den Sündenfall der Stammeltern im Paradies (wodurch der Tod in die Welt gekommen ist), zweitens Moses, wie er von Gott die beiden Gesetzestafeln mit den Zehn Geboten in Empfang nimmt (durch deren Befolgung die Menschen ins Paradies zurückgelangen können), drittens die Kreuzigung (durch die der Tod überwunden wurde), und viertens das Beinhaus (unser aller irdisches Ende). Diese wenigen Szenen machen den weltanschaulichen Rahmen bildhaft unmißverständlich deutlich. Er lautet: Die Ursache des Todes und die Austreibung aus dem Paradies liegen im Sündenfall Adams und Evas begründet. Durch den Bund Moses' mit Gott im Alten Testament wurde jedoch ein göttlicher Heilsplan in Aussicht gestellt: das Paradies läßt sich bei entsprechend gesetzestreuem Verhalten wiedergewinnen. *Gebrochen* wird die Macht des Todes aber erst aufgrund des Opfertodes Christi am Kreuz. Dadurch haben alle Menschen Aussicht auf Gnade und Erlösung. Um dieses theologische Bildprogramm noch etwas zu akzentuieren, füge ich einige wenige Verszeilen zusätzlich an. So tun die Toten im Beinhaus den Lebenden ihre Erfahrung folgendermaßen kund:

„Hie ligend also unsere Gebeyn,
Zuo uns har tantzend grosz und kleyn!
Die ir jetz sind, die warend wir,
Die wir jetz sind, die werdent ir!"

Hierauf verweisend, mahnt der Prediger im Schlußbild:

„Wär dise Figuren schouwett an,
Sy syend jung, alt, Wyb oder Mann,
Sollent betrachten, das wie der Wind
Alle Ding unbestendig sind.

Doch wüsz ein jeder Mensch gar äben:
Nach diser Zyt ist ouch ein Läben,
Das stadt in Fröyden oder in Pyn,
Drumb luog ein Jeder, wo er wöll hin".

Über den Ursprung des Todes, die erneuten Aussichten auf das Paradies durch Moses' Gesetzestafeln und die Überwindung des Todes durch Christi Opfertod heißt es sodann:

„Von des Tüffels vergifften Zung
Hat der Tod sinen ersten Ursprung.
Eva ist vast schuldig dran,
Sy gab den Tod ouch irem Mann".

„Doch sind die zechen Gebott uns gäben
Von unserem Gott ins eewig Läben,
Wölcher an denselben gloubt mit Flysz,
Wirt khommen in das Paradysz".

[Christus, der Herr, spricht:]
„Jr Menschen all, sächendt mich an!
Den Tod ich ouch erlitten han,
Willigklich mit der Martter min
Üch all erlöszt von Todtes Pyn".

[Der Tod spricht:]
„Allein der Herr über all Herren
Mocht sich selbs wol mins Gwallts erweren.
Sind Tod ist gsin mit Tod und Stärben,
Dardurch er üch wollt Gnad erwärben".

Am Ende des Kapitels angelangt, vermögen wir nun Niklaus Manuels Gelassenheit und Zuversicht gegenüber dem damals seit Jahrhunderten allgegenwärtigen Sterben und dem ständig sich herumtreibenden drohenden Tod besser zu verstehen. Wie Anna Bump und wie Hunderttausende anderer Christen war er eingebunden in eine Weltanschauung, die ihm - *trotz allem!* - Halt gab: die christliche Glaubens- und Heilsgewißheit. Wer hierin aufgehoben war und seine Verankerung hatte, der brauchte sich vor dem Tod wahrhaft nicht zu fürchten. - Fürchten mußte er sich allenfalls vor der Sterbestunde, vor der Ungewißheit nämlich, ob er - auf sich gestellt - den entscheidenden letzten Kampf um seine Seele würde bestehen und gewinnen können. Aber hierfür gab's das ‚Ars moriendi'-Büchlein mit seinen konkreten erlernbaren Anweisungen. War nicht dort auf dem abschließenden elften Bild zu sehen, wie die ausgehauchte Seele von einem Engel im Empfang genommen und in die ewige Glückseligkeit getragen wird? Was sollte schon noch passieren können?

Wohl dem, der noch heute von diesem Rahmen und dieser Weltanschauung umfangen wird. Er kann mit Anna Bump triumphieren: „Tod, wo ist dein Sieg? Tod, wo ist dein Stachel?" Wer, wie sie und Niklaus Manuel, hierin seine feste Verankerung hat und damit verbunden auch die Aussicht auf ein gleiches Seelenschicksal wie im elften ‚Ars moriendi'-Bild teilt, der braucht in diesem Buch nicht weiter zu lesen.

Wir anderen aber können das Buch noch nicht aus der Hand legen, sondern müssen uns wohl oder übel noch zusätzliche Gedanken machen. Denn ohne Rahmen sind wir nirgends verankert, werden nicht festgehalten, fühlen uns verloren. In einem nächsten Schritt wollen wir uns deshalb bei zwei weiteren Zeitgenossen von Niklaus Manuel kundig machen, wie es sich damals schon bei jenen verhielt, die auch seinerzeit über diesen Rahmen nicht (mehr) verfügten, die keine sie umfangende christliche Heilsgewißheit kannten oder sie zumindest nicht gleichermaßen deutlich wie Niklaus Manuel und Anna Bump in den Vordergrund stellten? Sie haben vergleichsweise wenig anzubieten. Schauen wir nach!

3. Hans Baldung Grien und Hans Holbein: „Hie must du in!“ und „irdische Unsterblichkeit“

Schwäbisch Gmünd liegt knapp fünfzig Kilometer östlich von Stuttgart. Auf lateinisch heißt Gmünd Gamundia. Dort, so nimmt man an, sei Hans Baldung Grien geboren worden. Zumindest aber würde die Familie aus jener Stadt stammen. Genau weiß man das nicht, sondern schließt es aus der Signatur, die der Maler auf seinem Hauptwerk, dem Hochaltar im Freiburger Münster angebracht hat. Auf der Rückseite heißt es dort in großen Lettern: „JOANNES BALDVNG COG[NOMINE] GRIEN GAMVNDIANUS“. Wer die Übersetzung dieser Inschrift - „Johann Baldung, Gmünder, des Beinamens Grien“ - nun in der Weise deutet, daß der Urheber des Altars in Gmünd zur Welt gekommen sei, wird zur ersten Ansicht neigen. Wer dagegen meint, dies bedeute nichts weiter, als daß die Baldungs ursprünglich Gmünder gewesen seien, zur zweiten (zu Leben und Werk Hans Baldungs vgl. einführend Brady 1975, Meier 1978, von der Osten 1983; zu seinen immer wiederkehrenden Darstellungen von ‚Tod und Mädchen‘, ‚Tod und Frau‘ speziell Wirth 1979).

Wann genau Hans Baldung zur Welt kam, wissen wir ebenfalls nicht. Meist liest man 1484 Schrägstrich ’85. Auch diese Angabe kann nur aus dem Zusammenhang erschlossen werden. Auf einem seiner Selbstbildnisse bezeichnet er sich als „49jährig“. Gleichzeitig gibt es einen diesbezüglichen Hinweis auf den „27. Juli 1534“. Wenn unsere Kombination stimmt und wir richtig rechnen, müßte seine Geburt zwischen dem 27. Juli 1484 und dem 27. Juli 1585 erfolgt sein.

Im Gegensatz zu Geburtsort und -jahr sind wenigstens Sterbeort und Todesjahr verbürgt, nämlich Straßburg 1545. In jener Stadt, in der er den weitaus größten Teil seines Lebens verbrachte, war er schließlich zu Ansehen, Ehren und Wohlstand gelangt. Sein Tod ging dort deshalb nicht unbemerkt vorüber. Im September jenes Jahres wurde er auf dem protestantischen Friedhof beigesetzt.

Von Schwäbisch Gmünd bis Straßburg sind es - Luftlinie gemessen - rund hundertfünfzig Kilometer, bis Nürnberg rund hundertzwanzig, bis Halle an der Saale rund dreihundertfünfzig und bis Freiburg im Breisgau rund hundertsiebzig. Damit haben wir Baldungs Wirkungskreis bereits eingezirkelt. Er war kein großer Reisender. Manches kann allerdings auch hier wiederum nur aus dem Werk erschlossen werden. So scheint er von 1503 bis 1507 Geselle und Mitarbeiter in der Werkstatt des berühmten Albrecht Dürer in Nürnberg gewesen zu sein. 1507 dürfte er sich in Halle aufgehalten haben, um dort zwei Ältare für den Dom fertigzustellen. 1509 erwarb er das Bürgerrecht von Straßburg. Nur unterbrochen durch die Jahre 1512 bis etwa 1517/18, als er hauptsächlich am Hochalter in Freiburg arbeitete, blieb er dann bis zum Lebensende 1545 in der elsässischen Stadt wohnhaft.

Für seine gewichtige Abhandlung „Hans Baldung Grien. Gemälde und Dokumente" (Berlin 1983) hat Gert von der Osten nochmals alle Archivalien und Dokumente über den Maler, soweit sie erhalten geblieben sind, gesichtet und geprüft. Die Ausbeute blieb, was das Biographische betrifft, sehr dürftig. Fast resignierend faßt der Autor stenogrammhaft zusammen: „Wir haben in ihnen [den gesichteten Unterlagen] kein persönliches Wort von Baldung. Keine Familienchronik, kein Tagebuch, kein Brief ist erhalten, geschweige denn eine große Kunsttheorie wie von Dürer. Kein Wort über das Verhältnis zu seiner Frau, außer, daß sie regelmäßig in Kaufverträgen neben ihm erscheint. Nichts über Kinder des Paares. Nichts über Vater und Mutter. Der eine Bruder. Sonst sind alle, die bisher für die Nächstverwandten Baldungs gehalten wurden, nicht nahe mit ihm verwandt. Aber daß Briefe und Tagebücher fehlen, kann reiner Zufall sein - und wir dürfen daraus nicht unbedingt auf Verschlossenheit, mangelnde Mitteilsamkeit, Menschenfremdheit schließen. Gegen die letzte sprechen die Ämter, die er später innehatte" (von der Osten 1983, 299). Baldung war gegen Ende seines Lebens nicht nur langjähriger Schöffe seiner Zunft geworden, sondern kurzfristig auch Mitglied des Kleinen und des Großen Rates in Straßburg. Sein Bruder Caspar, von etwa 1480 bis 1540 lebend, brachte es als Jurist bis zum Kaiserlichen Rat und zum Beisitzer des Reichskammergerichts in Speyer. Das Heiratsdatum des Malers mit Margarethe Herlin ist dagegen wieder nicht genau bekannt. Daß keine Kinder überlebten, heißt angesichts der damals hohen Säuglings- und Kleinkindersterblichkeit ebenfalls nicht unbedingt, daß das Paar auch niemals Nachwuchs hatte.

Je ungewisser und dürftiger die wirklich zuverläßigen Angaben ausfallen, umso mehr sprießen die Mutmaßungen und häufen sich die Spekulationen. Was etwa - so lautet eine Frage - meint eigentlich die Bezeichnung „Grien", die Hans Baldung seinem Namenszug auf der Freiburger Altartafel eigenhändig hinzufügte? „Es sind die verschiedensten Ursachen für diesen Beinamen genannt worden und zum Teil auch nebeneinander möglich. Er kann sich auf eine Vorliebe für die grüne Farbe beziehen - seine Bilder schließen das nicht aus, bekräftigen es aber auch nicht. Er mag von einer Vorliebe für grüne Kleidung kommen - seine gemalten Selbstbildnisse scheinen das zu bestätigen (das grüne Gewand in Selbstdarstellungen kann jedoch auch Anspielung auf den Beinamen, nicht umgekehrt sein). Grün - vielleicht auch weil er so jung war [bei Vollendung des Freiburger Altars 1516 war Baldung gerade Anfang dreißig!] - und hervorstach? Das läßt uns auf Dürers Haus blicken, wo es gleichzeitig vier Bewohner oder Gehilfen ungefähr gleichen Ranges zu unterscheiden galt, die Hans gerufen wurden: Dürers Bruder Hans, Baldung, Kulmbach und Schäuffelein. ‚Grien-Hans' mag also zur Kennzeichnung sehr hilfreich gewesen sein. Es gab, was das verbundene Monogramm angeht, Konkurrenten für das HB: Hans Brosamer. Hans Burgkmair freilich schrieb seine Initialen getrennt. Wer weiß übrigens, ob nicht Baldung bei dem vollen Monogramm aus HB und G mitunter Hans Baldung Gamundianus gedacht hat?" (von der Osten 1983, 300-301).

Schließlich gibt der im deutschen Sprachraum aufgrund seiner langjährigen Forschungen derzeit wohl beste Kenner Baldungs zu bedenken: „Vielleicht ist dieses Schweigen der Archive und Kabinette über den Menschen, gar über die Persönlichkeit, doch nicht zufällig. Kennzeichnet es den Mann? War er ganz dem Werk zugewandt? Müssen wir seine Persönlichkeit ganz und gar nur aus seinem Werk erschließen?" (von der Osten 1983, 299). Er macht sich auch gleich selbst ans Antworten: „Was sagen uns seine Gemälde über sein Wissen, seine Bildung? Das spätmittelalterliche Bildgut der Christen in Deutschland hatte er inne. Auch nahm er sich bei Bedarf einiges aus dem neueren italienischen, weniges aus dem niederländischen Formenschatz hinzu. Das heißt: er beherrschte außer der Bibel die Tradition, soweit sie bildlich werden konnten, beherrschte die Legenda Aurea und die Gesta Romanorum. Einige seiner Gemälde standen zweifellos unter dem Einfluß von Humanisten. Freilich wird man ihn selbst darum noch nicht einen Humanisten nennen können - wir wissen darüber zu wenig. Seine Muttergottesbilder dürften genau die im evangelischen Straßburg offenbar ziemlich weit gezogenen Grenzen für Mariendarstellungen ausgefüllt haben. [Die Jungfrau Maria war seit alters die Schutzpatronin Straßburgs.] Ein solches Bildschaffen mußte nicht unbedingt auf eigenem Textstudium beruhen, sofern er gute Ratgeber, vollkommen bildlich denkende Besteller hatte - auch dies ein fraglicher Punkt" (von der Osten 1983, 314).

„Wissen darüber zu wenig", „fraglicher Punkt", „seine Bilder dürften ...": Unsicherheiten, Fragezeichen, offene Probleme, wohin wir schauen. Was wunder, daß der gleiche Autor bereits im Vorwort konstatiert: „Unter den Sternen erster oder zweiter Ordnung in der deutschen Malerei des frühen 16. Jahrhunderts ist Hans Baldung Grien mit seiner Tafelmalerei arg vernachlässigt worden" (van der Osten 1983, 9).

Doch merkwürdig ist es schon: da zeigen uns die Dokumente vor allem aus Baldungs langer Straßburger Zeit einen Mann, der sich dort fest etabliert hatte oder, um den pointierteren Ausdruck zu benutzen, der dort zum Establishment gehörte. Er war langjähriges Mitglied der Zunft und deren Schöffe, hatte den Übertritt zum neuen Glauben vollzogen, gehörte zeitweilig dem Rat der Stadt an. Auch wohnte er äußerst standesgemäß: „Baldungs Nachbarn waren zwei Reichsgrafen, die in Straßburg als Domkapitulare saßen: der Rheingraf Jacob und Bernhard IV. Graf von Eberstein. Etwas weiter unten in der Brandgasse saßen die Sturm, eine der großen Patrizierfamilien der Stadt, weitere Nachbarn waren die Duntzenheim und die Kips, reiche Kaufleute. Baldung wohnte also inmitten der großen Gesellschaft Straßburgs" (von der Osten 1983, 310).

Äußerlich dürfte man somit wohl dem Urteil einer amerikanischen Studie über die gesellschaftliche Stellung unseres Malers in Straßburg zustimmen können: „Baldung stood on the side of property, respectability, and order" (Brady 1975, 315). Doch *innerlich*? War Baldungs Anpassung nicht bloß äußerlich? Handelte es sich bei ihm nicht nur um reinen Konformismus? Von der Osten scheint dies anzudeuten: „Man wird ihn gewiß nicht aristokratisch, eher großbürgerlich nennen müssen. Und auch dies scheint ihn nicht behindert zu haben" (von der Osten 1983, 315). „Baldung war ein Einzelner" (a.a.O., 307). Gelegentlich wird von der Osten etwas deutlicher: „Baldung stand durchaus auf der Seite des Eigentums und der gegebenen sozialen Ordnung. Ob er innerlich zur Respectability, zu Achtbarkeit und Schicklichkeit hielt, muß angesichts seiner in ‚sittlicher' Hinsicht so freimütigen Blätter, ja auch der Gemälde bezweifelt werden" (von der Osten 1983, 311).

Nicht gleichermaßen zurückhaltend gibt sich das Führungsblatt zu Baldungs berühmtem und weitherum bekannten Gemälde ‚Zwei Wetterhexen' im Frankfurter Städel. Dort lesen wir unumwunden: „Die Wirkung des Bildes wird weitgehend durch die zwei nackten Figuren geprägt. Herausfordernd sich den Blicken des Zuschauers darbietend, erscheinen die unmittelbar in den Vordergrund gerückten monumentalen Gestalten wie eine unausweichbare Präsenz. [Das Bild mißt 65 Zentimeter in der Höhe und 45 in der Breite. Alle „Darbietungen" sind also mit bloßem Auge deutlich zu erkennen.] Ihre Direktheit drückt sich auch in dem Blick der stehenden Hexe aus, die den Zuschauer ungeniert anschaut. Auf übernatürliche Kräfte reagierend, wehen die Haare der Hexen in entgegengesetzte Richtungen, während sich das lange Tuch gar nicht bewegt. Das Unheimliche im Bild wird auch durch die dramatisch kontrastierenden und irritierenden Farben vermittelt. Die hellen Inkarnattöne der Figuren heben sich von den flammenroten bis rotbraunen Wolkenschwaden und dem knapp angedeuteten dunkelgrünen Bodenstück stark ab. Die Handlung bleibt bewußt unklar, denn das Bild ist ganz auf die erotische Präsenz der nackten Frauen angelegt, und deshalb wird das Anekdotische ausgeklammert. So läßt sich auch die etwas verrenkte Pose der jungen schlanken Hexe erklären; das schöne gewölbte Hinterteil und die Brust im Profil sollen beide zur Geltung kommen. Mit ähnlicher Absicht wird das lange Tuch eingesetzt: als Kontrast zum Körper stellt es die Nacktheit zur Schau anstatt sie zu bedecken. Auch andere bedeutungsvolle Einzelheiten sind vom Künstler bewußt eingesetzt worden, um die sinnliche Wirkung des Bildes zu steigern, doch ist deren ursprüngliche Bedeutung dem heutigen Betrachter oft nicht mehr geläufig. Dies bezieht sich insbesondere auf die speziellen Inhalte der Gebärdensprache im 16. Jahrhundert, zum Beispiel hatte der kokett herausfordernde Blick aus dem Augenwinkel der stehenden Hexe damals eine viel aufreizendere Wirkung als heute. Allgemein wurden in den damals überwiegend für junge Mädchen verfaßten Anstandsreglements jegliche direkten, an das andere Geschlecht gerichteten Blicke verboten, und erst recht das Zuzwinkern oder Anschauen aus dem Augenwinkel. Die verführerische Absicht im Blick der jungen Hexe hätten Baldungs Zeitgenossen ebenso in der verschränkten Pose ihrer Füße erkannt. Abgesehen von der erotischen Bedeutung, die im 16. Jahrhundert den Füßen und Beinen allgemein beigemessen wurde, kann man die besondere Bedeutung der verschränkten Füße daran erkennen, daß diese Pose kaum zur Standfestigkeit der Figur beiträgt" (Andersson 1988, 3-4).

Obwohl von der Osten das Gemälde mit den beiden Hexen etwas anders beurteilt: „Baldung macht sich lustig über Hexenwesen und Hexenwahn. ... Durch all dies Unverhältnismäßige und auch durch den Kontrast der beiden Weibskörper kommt in das Bild ein humoristischer Zug, der offenbar noch nie beobachtet worden ist" (von der Osten 1983, 162, 161), ist doch auch der farbige Schutzumschlag seiner Monographie, ein Prachtband in Großformat, pikanterweise mit eben diesem Bild versehen. Als attraktiver Blickfang leistet es offensichtlich immer seine Dienste. Beim eigenen Hinweis auf die „freimütigen Gemälde" bezog er sich allerdings auf die seiner Meinung nach „eindeutigeren" Eva-, Venus , Judith-, Adam und Eva-Darstellungen, die sich heute in Ottawa, Otterlo, Nürnberg und

Budapest befinden (von der Osten 1983, Katalog-Nummern 54-57, Tafeln 121-129).

Deutlicher als im Frankfurter Führungsblatt geht's wohl nicht mehr. Es spricht ungeniert „vom Bild und seinem eindeutigen Inhalt" und vom „Voyeurismus des Betrachters". Nichts läge mir ferner, als Baldung der Doppelzüngigkeit und Doppelmoral zu bezichtigen oder seine „Respektabilität" in Frage stellen zu wollen. Ich weiß ja nicht einmal, in welchem Zusammenhang und unter welchen Bedingungen der Maler dieses Bild anfertigte, ob nicht etwa als Auftragsarbeit „vermutlich für einen gelehrten und kultivierten, sicherlich männlichen Mäzen" (Andersson 1988, 4) - und sonst für niemandes Außenstehenden Augen. Schließlich war Baldung zur Entstehungszeit der ‚Wetterhexen' (1523) seit über einem Jahrzehnt verheiratet und hatte womöglich Frau *und* Kinder zu ernähren? Wir haben bei der Abklärung von derlei Fragen außerdem zu bedenken, daß im Zuge der Reformation die traditionellen kirchlichen Auftraggeber ab- und die privaten zunehmen. Wollten die Künstler nicht brotlos werden, galt es für sie, *deren* Interessen und *deren* Wünschen entgegenzukommen - ob sie nun hundertprozentig mit den eigenen Ansichten übereinstimmten oder nicht.

Allerdings habe ich mir zu keinem Zeitpunkt vorgenommen, „derlei Fragen" abzuklären. Es war nie meine Absicht, Baldung-Spezialist zu werden und einen Forschungsbeitrag zu dort als „vordringlich" und „brennend" empfundenen Problemen zu liefern. So hatte etwa von der Osten im Hinblick auf die nach wie vor große Lücken aufweisende Biographie des Malers moniert: „Das alles macht die Frage nach Baldungs Vater und dessen Beruf dringend" (von der Osten 1983, 317). Ich maße mir nicht an, Spezialisten belehren zu wollen.

Doch selbst dann, wenn ich wie in diesem Buch von einer ganz anderen Fragestellung ausgehe und Antworten in ganz anderen Zusammenhängen suche, darf ich doch nicht so naiv zu Wege gehen und tun, als ob sich noch nie jemand sehr eingehend mit Baldung und seinem Werk beschäftigt hätte. Auch für Nicht-Spezialisten ist es unerläßlich, die existierende Literatur zur Kenntnis zu nehmen, und zwar so, wie sie nun einmal vorliegt. Auch für Nicht-Kunsthistoriker ist es unabdingbar, über kunstgeschichtliche Arbeiten und den Stand von deren Forschung Bescheid zu wissen. Genauso schiene es mir umgekehrt allerdings manchmal nicht überflüssig, wenn jene ab und zu einen Blick über ihre eigenen Gefilde hinaus tun würden. So gehört es etwa längst zu den Grunderkenntnissen in der Historischen Demographie, daß der Tod seinerzeit sehr *selektiv* verfuhr. Den einen Menschen ließ er länger oder sehr lange am Leben, dem anderen gewährte er nicht einmal halb soviele Jahre. Das war bei Müttern im Kindbett nicht anders. Die einen überlebten ein halbes Dutzend Geburten oder mehr ohne Schaden. Die anderen starben schon bei der ersten oder zweiten Niederkunft. Historiker-Demographen sprechen bezüglich der letzteren von „Risikofamilien“, die es stets gesondert und fallorientiert zu untersuchen gilt. Wenn es nun im Zusammenhang mit Baldungs wiederholt abgehandeltem Thema ‚Tod und Frau‘ in der kunsthistorischen Literatur heißt, man brauche im dargestellten Tod nur den Liebhaber und Mann, also ein erotisches Moment zu sehen und habe dann ein getreues Spiegelbild seinerzeitiger Realitäten vor sich: „Und das ist ja auch die pure Lebenswahrheit von damals: der Mann bringt dem Weibe, das unzählige Male im Kindbett sterben wird, den Tod - er ist ihr persönlicher Tod“ (von der Osten 1983, 151, bezüglich des Basler Gemäldes ‚Tod und Frau‘), dann macht der Historiker-Demograph zu dieser angeblich „puren Wahrheit“ ein großes Fragezeichen. Woher die wohl stammt?

Doch lassen wir jegliche Form von kleinlicher Rechthaberei beiseite! Ich räume im Gegenteil dankbar ein, aus der kunsthistorischen Spezialliteratur sehr viel über Leben und Werk Hans Baldungs gelernt zu haben. So entnahm ich ihr etwa, wie oben angeführt und was auch in meinem Zusammenhang wichtig ist, daß der Maler zwar in die Straßburger Gesellschaft integriert war, daß er respektabel wohnte, zur ordentlichen Gruppe der Verehelichten und Neugläubigen gehörte, in Zunft und Rat vertreten war, daß er sich bezüglich seines künstlerischen Schaffens innerlich jedoch trotzdem jede Unabhängigkeit und Freiheit behalten hatte. Von hier aus dann parallel zu schließen - wie ich es später tun werde -, daß er zwar den traditionellen biblischen Formen- und Themenschatz beherrschte und sich dessen in vielen Gemälden virtuos bediente, daß er sich jedoch auch dort neue, freie Interpretationen vorbehielt, scheint mir nicht mehr allzuweit hergeholt. (Es betrifft weiter unten die Abwandlung des symbolträchtigen Schädel Adams unter dem Kreuz).

Und noch ein Punkt ist wichtig, der sowohl die Baldung-Spezialisten wie eben auch uns im vorliegenden Zusammenhang interessiert: Wie stand es um die *Religiosität* des Malers? Über diese Frage herrscht in der neueren Forschung sogar Einigkeit. Wie im übrigen Leben scheint Baldung auch hier offenbar ein bloß Angepaßter gewesen zu sein. In chronologischer Reihenfolge lesen wir bei Brady 1975: „Baldung was basically not a strongly religious man“, und zwar weder vor, noch nach der Reformation: „His pre Reformation oeuvre, which includes all his large, surviving, religious paintings, exhibits great technical mastery but displays nothing comparable to the mystical intensity of a Dürer or the flamboyant passion of a

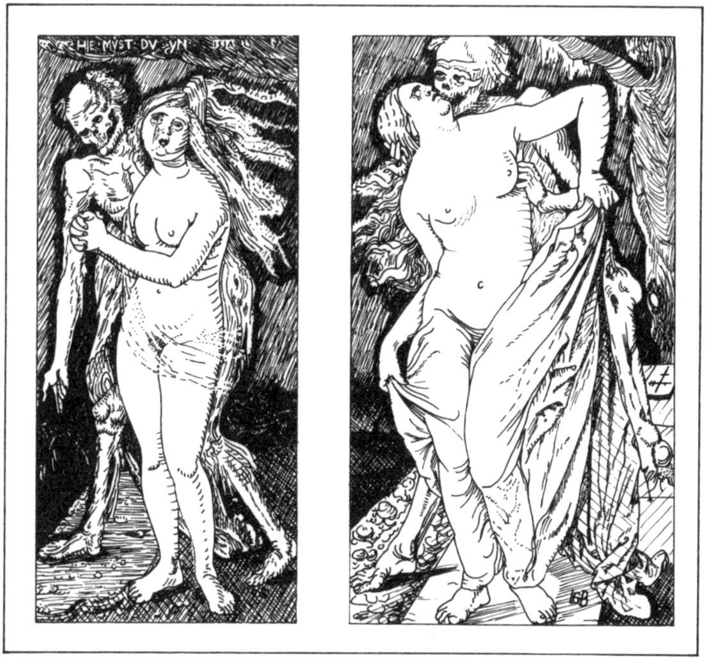

Abb. 5: Hans Baldung Grien (Schwäbisch Gmünd 1484/85 - Straßburg 1545):

Links: Der Tod und das Mädchen, 1517. Gefirnißte Tempera auf Lindenholz. 30 x 14,5 cm. Am oberen Rande beschriftet und datiert: „HIE.MVST. DV.YN.15179".

Rechts: Der Tod und die Frau, um 1518/1520. Gefirnißte Tempera auf Lindenholz. 29,5 x 17,5 cm.

Quelle: Basel: Öffentliche Kunstsammlung, Kunstmuseum. Umzeichnungen.

Grünewald. ... Baldung's later style in the drawings confirms the painter's preoccupation with technical and stylistic problems, rather than religious or intellectual ones. ... None of these constitutes direct proof that Baldung was ever a zealous Protestant. ... Hans Baldung Grien was a member of the evangelical movement and conformed to the new church; but he was not a militant man of religion. ... The evidence suggests that Baldung was a conventionally religious man" (Brady 1975, 308, 311). Der Genfer Kunsthistoriker Wirth seinerseits schrieb 1979: „La position personnelle de Baldung ne se laisse pas facilement saisir; on a cru à tort qu'il avait adhéré profondément à la Réforme. La position sociale de Baldung à Strasbourg prouve une adhésion extérieure à la Réforme, mais sa bonne volonté reste douteuse" (Wirth 1979, 152). Von der Osten schließlich summiert 1983: „Wenn uns auch keine Nachrichten dazu ermächtigen, so spürt man spätestens seit den Bauernkriegen Baldung als nur sehr gemäßigt reformgesonnen, auch war er durchaus noch mit ‚katholischen' Bildaufträgen beschäftigt. Er hat den Protestantismus bestanden ohne ledernen Konformismus und hat der alten Kirche ohne Feindschaft offenbar frei gegenübergestanden. In ihm paarte sich Freimut mit Lebensklugheit" (von der Osten 1983, 306, 33).

Alle diese Hintergrundinformationen über Baldung im Gedächtnis behaltend, wollen wir uns nun in der Abbildung 5 die beiden Umzeichnungen ‚Der Tod und das Mädchen' von 1517 und ‚Der Tod und die Frau' von ungefähr 1520 ansehen (vgl. hierzu besonders Boerlin 1978, 23-30 sowie von der Osten 1983, 142-143, 149-152). Die zwei Werke sind zeitlich somit in denselben Jahren entstanden wie Niklaus Manuels Berner Totentanz (1516-1519), von dem im letzten Kapitel die Rede war. Es ist nicht auszuschließen, daß sich hier nun mancher Leser an Szenen aus jenem Totentanz oder aus beliebigen anderen Totentanz-Darstellungen erinnert fühlt. Auch bei Baldung greift sich der Tod je einen einzelnen Menschen heraus und verfährt mit ihm nach Belieben.

Und dennoch haben wir hier zur gleichen Zeit im gleichen Kulturraum einen ganz anderen Tod vor uns als zumindest bei Niklaus Manuel. Gewiß hat dies auch etwas damit zu tun, daß wir beim Gmünder beide Male Frauen als Opfer vor uns haben, während es sich in den Totentänzen durchweg um Männer handelte, durch welche die einzelnen Stände und Berufe repräsentiert wurden. Aber das ist nicht der einzige Unterschied. Wer hätte beim Anblick eines Totentanzes jemals an *erotische* Szenen gedacht, an Wollust, gar an sexuelle Vergewaltigung, sei es wie hier bei der Begegnung der lederbraunen lebenden Todesgestalt mit dem weißlichen Kindmädchen in ‚Tod und Mädchen', sei es dann aber vor allem bei ‚Tod und Frau' mit dem von hinten heranpreschenden und sich über die bleiche reife Frau hermachenden geilen hellbraunen Gesellen! - Ich muß hier etwas weiter ausholen.

Es ist kein Zufall, daß die beiden Baldungschen Täfelchen in der Abbildung 5 so nebeneinander arrangiert sind, wie ich das nach deren Umzeichnung getan habe. Sie tun dies im Kunstmuseum Basel auch, und zwar seit langer Zeit. Schon ihre erste Erwähnung im Inventar des Museums Faesch, einer von Professor Remigius Faesch (1595-1667) in Basel begründeten Privatsammlung, läßt darauf schließen, daß man sie bereits damals als zusammengehörig betrachtete. Es gibt für die beiden dort die einzige Inventar-Nummer 64. Der Text lautet: „Zwey Täfelin auf Holtz, den Tod mit Weibsbildern vorstellend von HGB" (Boerlin 1978, 23). 1823 gelangten die beiden Werke durch testamentarische Bestimmung in den Besitz der Universität Basel und wurden daraufhin mit der Öffentlichen Kunstsammlung vereinigt. Dort befinden sie sich noch heute - nebeneinander.

Auf den ersten Blick scheint man noch weitere Indizien für die Zusammengehörigkeit der zwei Arbeiten zu finden. So trägt das linke Bild ,Tod und Mädchen' am oberen Rand ein Datum „1517", aber keinen Hinweis auf den Urheber. Beim rechten, ,Tod und Frau', verhält es sich gerade umgekehrt. Unten rechts entdeckt man dort die Signatur HGB (und zwar ligiert: H mit einem eingefügtem G und angefügtem B). Dagegen sucht man vergeblich nach einer Jahresangabe. Schon beim zweiten Blick melden sich allerdings Zweifel. Schaut man genauer hin, sind die beiden Täfelchen gar nicht gleich groß. Die exakten Maße von 'Tod und Mädchen' lauten: Höhe links und rechts 30.3 cm; Breite unten 14.6, oben 14.7 cm; Dicke 0.5 bis 0.6 cm. Dagegen sind die Maße bei ,Tod und Frau': Höhe links 31.3 cm, rechts 31 cm; Breite unten und oben 18.7 cm; Dicke: 0.55 bis 0.65 cm. Mit vier zusätzlichen Zentimetern ist die zweite Tafel also erheblich breiter als die erste. Sie trotz diesen ungleichen Ausmaßen zu einem Diptychon zusammenzufügen, hätte sehr dilettantisch ausgesehen. Sie scheinen das auch nie getan zu haben. Oder aber müßte man sich ein Polyptichon, das heißt eine ganze Serie ähnlicher Bilder vorstellen. Zwei aus der Reihe wären dann die beiden vorliegenden gewesen. Doch selbst in einem solchen Rahmen wäre schwer vorstellbar, daß sie sich je nebeneinander befunden hätten. Die beiden Bildinhalte sehen einander zwar sehr ähnlich, sie sind thematisch jedoch nicht unmittelbar aufeinander bezogen. Zumindest hätte sich ein drittes Bild dazwischen befinden müssen, zum Beispiel ,Tod und Witwe' oder ,Tod und Greisin'.

Noch deutlicher fallen die Unterschiede aus, wenn man die Maltechniken, Farbgebungen, Modellierungen, ja auch die thematischen

Aussagen der beiden Arbeiten miteinander vergleicht. Hier möchte ich einen Fachmann zu Wort kommen lassen, der alle diese Aspekte angemessener zu beurteilen in der Lage ist als ein Nicht-Kunsthistoriker wie ich. Zu ‚Tod und Mädchen' finden wir bei von der Osten folgende Beschreibung: „Auf bläulich grauer Felsplatte erscheint in unentschiedenem Stand das nackte Mädchen. Von ihrer rechten Schulter herab fällt ein Schleier mit weißen Lichtern. Er läßt ihre schwarzen Schamhaare durchscheinen und flattert nach rechts aus. Die Farbe ihrer gelblich weißen Haut bildet einen geschlossenen Ton. Doch ist ihr Körper mit grau grünlichen Schatten kräftig durchmodelliert - das Licht fällt von oben links ein. Ihr rundliches Gesicht ist rosig, der kleine rote Mund klagend geöffnet. Aus ihren rotgeweinten Augen ergießen sich zwei Tränenbäche. Ihre bittend gefalteten Hände sind wie die Unterarme übergroß und ausdrucksstark: sie ringt die Hände. Ihr kastanienbrauens Haar flirrt von weißen und gelben Lichthaaren, es flattert zum Teil lockig in Strähnen nach rechts. Die oberste Strähne packt der Tod.

Er geht in entschiedenem Schritt nach links, so daß sein rechter Fuß den Rand der Steingruft erreicht. Auch scheint sein hell lederfarbener Körper das Mädchen gegen das Grab zu drängen. Ihr linker Umriß reflektiert sein Braun. Mit seiner Rechten weist er steil in das Grab hinab. Die ausgestreckten Schwörfinger verstärken die Unerbittlichkeit der Gebärde. Die mittelbraune Farbe seines verwesenden Körpers steht im Kontrast zu seinem grau grünen, weiß gehöhten und schwarz schattierten Leichentuch, das am Boden schleift. Hauptsächlich sein Mittelgesicht ist skelettiert, sonst hängt ihm am ganzen Körper die Haut in vornehmlich gelblichen, auch rosa Fetzen herab wie Flechten von einem Baum. Der Körper ist modelliert mit zahlreichen aufgesetzten blaßgelben Lichtern und einigen dunkelbraunen Höhlungen. Das spärliche Haupthaar ist weißlich. Vor dem im ganzen schwarzen Hintergrund hebt sich links und rechts Bewuchs, vor allem grün ab. Ganz oben ist die Inschrift von dunkel rosagrauen Wolken umfangen, die weißlich gerändert sind" (von der Osten 1983, 142).

Zu ‚Tod und Frau' schreibt der gleiche Fachmann: „Der Tod ist hinterrücks über die Frau hergefallen, umgreift sie gewissermaßen mit seinen Beinen, faßt sie am Kopf und neben der linken Brust und beißt sie mit den Zähnen in die linke Wange und Mundecke. Die Frau ist von bleicher Haut, im Licht weiß gehöht. Ihr Tuch, das sie zu halten sucht, ist im Licht ebenso weißlich, auch gelblich, im Schatten hell grauviolett. Ihr Gesicht hat einen roten Anflug, ihre Lippen sind rot. Aus ihrem Auge rinnt eine Träne, das untere Lid schließt sich. Ihre Gesichtszüge verraten starke Bewegung. Widerstrebend-willig hat sie sich dem Tod zugewandt. Das kastanienfarbige Haupthaar wirbelt, mit vielen weißen und gelblichen Lichthaaren gelockt, bis zur Hüfte herab. Das Tuch gibt die Schamhaare frei.

Der Tod, hell nußbraun von Farbe, ist beinahe nur im Mittelgesicht skelettiert. Sein Kopf ist in hellem Braun mit Weiß und dunklerem Braun modelliert. Langes spärliches Haupthaar ist erhalten. Seine sonst wenig sichtbare Gestalt wirkt glaubhaft eben dadurch, daß er das Weib mit seinen Gliedmaßen umgreift und packt. Seine Körperteile, besonders die linke Schulter und der linke Oberarm sind wie Haut und Knochen. Sein rechtes Schienbein und sein linker Oberschenkel haben Konturlinien. Die Knochen seines linken Knies sind deutlich zu sehen, daran hängt ein Hautfetzen. Der Ansatz des sonst außerhalb des Bildes zu denkenden linken Unterschenkels ist sichtbar. Durch alles dieses geschieht sein Ansturm wie im Sprung.

Der sich windende oliv- und braunfarbene Baumstamm rechts im Hintergrund, links mit rosalich weißen Lichtern und von grünlichem Moos und Flechten behangen, unterstützt durch seinen vorkragenden Ast gewissermaßen die Übermacht des Todes. Das Unterliegen der Frau erweist sich schon an ihrer hängenden rechten Schulter und an der Wellenbewegung auf ihrer rechten Seite. Nur der linke Teil des Oberkörpers zeigt noch Abwehr, ohne doch eine wirkliche Barriere zu bilden.

Sie steht auf einer hellrosa Steinplatte; daneben rechts und rückwärts vier kleine Platten in verschiedenen Braun und Ocker. Auf der letzten Platte scheint eine hellgelbe Steinscheibe zu liegen, in der eine (unerklärte) weiße Strichzeichnung. Der Ort ist der Friedhof. Links ist der Boden mit graubraunem und rosalichem Steingeröll bedeckt, links davon eine tiefdunkle Grube, die nach rückwärts zu von Gras begrenzt ist. Der Hintergrund ist schwarz“ (von der Osten 1983, 150).

Im Vergleich zu ‚Tod und Mädchen‘ hält von der Osten das zweite Bild für „reifer, mehrdeutig, schillernder, kühner“. Er fragt sich: „Ist die Abwehr des Weibes wirklich nur ohmächtig? Bleicher in der Farbe des Körpers ist sie im Gesicht doch rosiger. Welcher Art ist die Umarmung, in der die Träne rinnt, das Auge zu brechen scheint? Hält sie das Tuch oder öffnet sie es zögernd?“ Schließlich kommt er zur Ansicht: „Wenn nun Tod und Mädchen Baldungs Reifestand von 1517 sein sollte, so möchte man ihm für unser außerordentliches Werk gern noch zwei oder drei Jahre lassen und es lieber um 1520 datieren“ (von der Osten 1983, 151).

Wir scheinen inzwischen *alles* über unsere beiden Bilder zu wissen: Ausmaße, Alter, Formen, Farben, Inhalte. Und doch ist damit noch lange nicht alles gesagt. Man kann auf einem Bild auch Dinge vermissen. Damit meine ich nicht, daß sie der Maler „vergessen" hätte. Er kann sie auch bewußt weggelassen haben, weil er sie weglassen wollte, weil sie für ihn keine Rolle spielten. Von Manuels Totentanz-Darstellungen her waren wir es gewohnt, daß sich der Tod - genauso wie hier - jeweils ein bestimmtes Opfer aussuchte, sich eine Zeitlang auf eher karnevalistische Weise mit oder an ihm amüsierte und es schließlich zum Mitkommen aufforderte oder mit sich zerrte. In den Totentanz-Bildern erfolgte diese Aufforderung nicht nur durch Gesten und Handgreiflichkeiten, sondern darüber hinaus auch in Versform. Der Tod sprach die Opfer an und ließ sie ihm in gleicher Länge antworten.

Von solcher Rede und Gegenrede wäre bei Baldung nun jedoch nichts mehr zu hören und zu sehen. Der auf seinen Bildern gezeigte Tod würde eine Gegenrede auch gar nie dulden. Bisweilen behält *er* sich zwar vor, die Opfer anzusprechen, allerdings nicht um mit ihnen zu reden, sondern um seine Absicht klarzumachen. So entdecken wir auf dem linken Täfelchen ‚Tod und Mädchen' ganz oben seine Worte an das Mädchen: „HIE MVST DV YN". Da gibt es nichts zu bereden, nichts einzuwenden. Das Grab ist ausgehoben. Der Tod steht an dessen schwarzem Abgrund. Er hat das Opfer bereits an den Haaren gepackt. Im nächsten Augenblick wird er es in die offene Grube stoßen.

In ‚Tod und Frau' nimmt sich der ungebetene Gast zwar etwas mehr Zeit. Das Grab ist allerdings auch dort schon fertig. Bevor der Tod die Frau hineinbefördert, tut er sich an ihr jedoch - man kann es kaum anders sagen - noch gütlich. Er beißt sie in die Wange, wie wir in einen reifen Apfel beißen. Würde man nicht seine bloßgelegten Kieferknochen und die leeren Augenhöhlen sehen, könnte man tatsächlich meinen, eine sexuelle Vergewaltigung vor sich zu haben. Doch ob erotischer Kitzel oder nicht: Aufschub wird dadurch auch hier nicht gewährt. In Kürze wird er die Frau ebenfalls anherrschen: „HIE MVST DV YN". Die nächsten Opfer warten bereits auf ihn; sein Atemholen und sich Vergnügen hat schon zu lange gedauert.

Es ist ein brutales, durch und durch einseitiges Vorgehen. Das Ziel bleibt immer dasselbe: „HIE MVST DV YN" - ohne Widerrede, ohne Gnade, ohne Trost, ohne Zuversicht, schonungslos, unbarmherzig, hoffnungslos.

Hoffnungslosigkeit breitet sich bei Baldung allerdings in einem noch viel umfassenderen Sinne aus. Denn es fehlt hier etwas weiteres, was bei Niklaus Manuel noch vorhanden war. Im Gegensatz zu dessen Totentanz gibt es hier keinen weltanschaulichen Rahmen, in dem die beiden vom Tod bedrohten Frauen aufgehoben wären. Es gibt für sie kein Auffangnetz, keine Einrahmung, keinen Halt. Der einzige Weg, der offen steht, ist der ins Grab. Und Grab meint hier: Endstation. Bei Hans Baldung gibt es keine Aussicht auf Auferstehung, keine Heilsgewißheit, nichts Christliches. Es wäre denn, man wollte im Bild ‚Tod und Frau' ganz rechts auf halber Höhe jene „unerklärte weiße Strichzeichnung" auf einer „hellgelben Steinscheibe" (von der Osten 1983, 150) als eine Art Mini-Grabplatte mit Kreuzeszeichen deuten. Schaut man jedoch sehr genau hin, trifft diese Annahme nicht zu. Der Längsstrich ist in einigem Abstand noch mit einem zweiten, kürzeren Querstrich versehen, während der längere Querstrich zumindest von zwei weiteren Parallelstrichelchen gekreuzt wird. Die Form des *christlichen* Kreuzeszeichen jedenfalls ist auszuschließen (freundliche Bestätigung im Februar 1990 durch Dr. Paul H. Boerlin vom Kunstmuseum Basel). Von einem zuversichtlich hoffnungsvollen Stoßgebet à la Manuel: „Hilff, einiger Heyland, drumb ich dich bitt! Dann hie ist keines Blybens nit. So mir der Tod min Red wirt stellen, So bhüet üch Gott, mine lieben Gsellen!" ist hier nichts zu spüren. An wen sollte es sich auch richten? Bei Baldung hat niemand den Tod überwunden. Kein Christus am Kreuz hätte ihn je besiegt. Der Tod ist der Alleinherrscher. Er bildet die letzte Instanz - und macht dabei kurzen Prozeß.

Nun könnte man einwenden, es gehe Hans Baldung vielleicht gar nicht so sehr oder doch nicht in erster Linie um den Tod. Dessen Gestalt in seinen Bildern einzuführen sei möglicherweise nur eine besonders raffinierte Form, um das eigentliche Thema besser herausstreichen zu können. *Eigentliches* Thema? - Das wären eben wohlgeformte, schöne, junge, nackte Frauenkörper. Warum er denn sonst nicht, wie in den traditionellen Totentänzen damals üblich, *Männer* als Opfer eingesetzt habe, sondern so erpicht auf Frauengestalten gewesen wäre?

Hatten wir solche Töne nicht bereits im Zusammenhang mit seinem „anstößigen" Gemälde der beiden ‚Wetterhexen' im Frankfurter Städel vernommen, wo von einem „Bild mit eindeutigem Inhalt" die Rede war, der bloß den „Voyeurismus des Betrachters" hervorrufe? Ein kräftiger Schuß Erotik bis hin zur nur noch halbvertuschten Vergewaltigung könne zur besseren Herausstreichung seines „eigentlichen Themas" nicht schaden.

Etwas dezenter, wenn auch in gleichem Grundton äußert sich der zuständige Fachreferent der Basler Gemäldesammlung, wo die Täfelchen heute hängen: „Die Vergänglichkeit irdischer Herrlichkeit ließ sich am Beispiel der nackten weiblichen Schönheit, die von der ekelerregenden Gestalt des Todes ausgelöscht wird, besonders kraß bewußt machen und durch den erotischen Unterton noch weiter akzentuieren" (Boerlin 1978, 27).

Tatsächlich ist das Motiv des weiblichen Aktes ein Thema, das im ganzen Oeuvre Baldungs immer wiederkehrt. Darunter befinden sich auch jene Werke, die von der Osten im Zusammenhang mit Baldungs „in ‚sittlicher' Hinsicht so freimütigen Gemälden" im Auge hatte, darunter die aussagekräftig betitelten ‚Eva, die Schlange und der Tod als Adam' (um 1524/25, National Gallery of Canada Ottawa), ‚Venus und Cupido' (um 1524/25, Museum Kröller-Müller Otterlo), ‚Judith mit dem Haupt des Holofernes' (1525, Germanisches Nationalmuseum Nürnberg), und nochmals ‚Eva' (als Gegenstück zu ‚Adam', um 1525, Museum der Bildenden Künste Budapest).

Gewiß mag dieser motivische Aspekt auch bei der Entstehung von Baldungs ‚Tod und Mädchen' und ‚Tod und Frau' eine Rolle gespielt haben, nämlich die Konfrontation eines jugendlich blühenden beziehungsweise eines voll aufgeblühten schönen weiblichen Körpers mit der schreckeinjagenden Todesgestalt. Aber ebenso sicher scheint mir, daß dies nicht der alleinige Grund für das Zustandekommen der beiden Täfelchen sein konnte. Niemand malt fahrlässig oder bloß „wie zur Unterstreichung" eine drastische Todesgestalt an die Wand und sagt dann, man sollte seinen Blick auf etwas anderes konzentrieren. Jedermann (jeder *Mann*) prüfe sich selbst! Bleibt der Blick bei ‚Tod und Mädchen' beziehungsweise bei ‚Tod und Frau' zuerst auf dem Tod oder dem Mädchen, auf dem Tod oder der Frau haften?. Die Aufforderung ist Antwort zugleich. Weshalb sonst würden die Täfelchen ‚*Tod* und Mädchen' und ‚*Tod* und Frau' heißen, nicht jedoch ‚*Mädchen* und Tod', ‚*Frau* und Tod'? Mögen die beiden Frauengestalten bei Baldung auch noch so sehr im Vordergrund stehen, noch so sehr durch ihre hellen Farben auffallen, der Tod ist beide Male wichtiger. Er schreckt uns; er überfällt uns. Mit dem Mädchen und der Frau können wir allenfalls Mitleid haben. Welches Gefühl ist stärker? Schrecken, Furcht und Angst werden immer den Sieg davontragen über das Mitleid und unser Handeln gegebenenfalls bestimmen. „Rette sich, wer kann!„ - und mag der gleichermaßen bedrohte Mitmensch noch so sehr demselben Unheil ausgeliefert sein und daran zugrunde gehen.

Wenn aber der Tod bei Baldung ebenso wichtig, wenn nicht wichtiger ist als das Motiv der schönen Frauengestalt, dann dürfen wir auch davon ausgehen, daß dieser Tod in seinem Oeuvre genauso immer wiederkehren wird wie das Frauenmotiv. In der Tat hat er die Todesgestalt Zeit seines Lebens stets aufs neue abgehandelt, von frühester Jugend bis zum eigenen Ableben. Und genauso, wie er sich hinsichtlich des Frauenkörpers Freiheiten in der Darstellung herausnahm und das alte Totentanzmotiv erstmals mit kräftiger Erotik mischte, so tat er dies auch hinsichtlich des Todes. Er akzentuierte hier genauso gemäß seinen eigenen Vorstellungen. Erneut stellen wir fest, daß er selbst in dieser Beziehung ein bloß äußerlich Angepaßter war. Ähnlich wie er seine Frauenkörper weitgehend zu attraktiven Schönheiten hochstilisierte, steigerte er seine Todesabbildungen ins Entsetzliche. In Wahrheit stimmt weder das eine noch das andere. Weder ist - noch war es zu Baldungs Zeiten - jeder jugendliche oder herangereifte Frauenkörper von makelloser Schönheit, noch ist - oder war jemals - jeder Tod bloß entsetzlich. Tod kann auch Erlösung bedeuteten. Mehr noch! Unter glücklichen Umständen kann zu einem entspannten Verhältnis zwischen Tod und Mensch beziehungsweise Mensch und Tod kommen. Diese grundsätzliche andere Einstellung zum Tod gibt es unter Künstlern tatsächlich auch. Wir werden am Ende des vierten Kapitels bei Simberg noch darauf stoßen.

Bei Hans Baldung jedoch fand ich nirgendwo einen anderen als den scheußlichen, den entsetzlichen Tod. Die Worte fehlen mir, um alle Ungeheuerlichkeiten angemessen drastisch zu beschreiben. Man muß schon selbst bei ihm nachsehen. Auf unzähligen Bildern wird man fündig, selbst dort, wo man es eigentlich am wenigsten erwarten würde, nämlich seinen „religiösen“ Gemälden. Sie sind von *äußerlich* angepaßter Religiosität, sind in überwältigend perfekter Maltechnik ausgeführt. Doch nirgendwo ließen seine Totenschädel auf „religiösen“ Gemälden darauf schließen, daß hier der Tod je überwunden worden wäre. Sie widersprechen dem christlichen Sinn der Kreuzigung - am markantesten bei Kreuzigungsszenen selbst. Vertieft man sich in solche Bilder, wird es einem unerträglich, beides auf einmal anzusehen. Es sind zwei diametral entgegengesetzte Aussagen: hier die Überwindung des Todes durch Christus am Kreuz, da ein auswegloses Ende gewöhnlicher Menschen durch ihr Sterben und den Tod. Ich möchte hier bloß zwei besonders krasse Beispiele kurz anführen, einerseits die Kreuzigung Christi auf der Rückseite von Baldungs Hauptwerk, dem Hochaltar im Freiburger Münster aus den Jahren 1513-1516, andererseits - mir und meinen Studenten besonders nahegelegen und deshalb immer wieder als Demonstrationobjekt benutzt - die Kreuzigung Christi von 1512 in der Berliner Gemäldegalerie.

Beginnen wir mit der zeitlich früheren Berliner Einzeltafel. Sie mißt stattliche 153.5 Zentimeter in der Höhe und 106.5 in der Breite, sodaß einem auch noch so kleine Details nicht entgehen. Der kunsthistorische Fachmann schreibt hierzu: „Das Bild ist sehr klar disponiert: durch die drei dicht beieinander stehenden Kreuze in der Senkrechten. In der Waagrechten in drei Zonen: etwas höher als bis zur Hälfte der Tafel reicht das ‚Gedränge‘ der Kreuzigung; darüber ein knappes Viertel kühlblaue Berg- und Himmelsferne, schneeweiß durchsetzt; darüber, fast ein Drittel der Bildhöhe einnehmend, mehrere dunkelgraue und schwärzliche Wolkenzüge. Die Körper der Gekreuzigten erscheinen in der oberen Hälfte, Christi und des ‚guten' Schächers Füße hängen bis ins ‚Gedränge' hinab. Die dunkelgrünen Bäume des Mittelgrundes reichen in der Bildmitte bis in die Bergferne hinauf, der Baum ganz links sogar bis zur vollen Höhe der Bildtafel. Auch der rotbraune Schwamm erscheint vor der unteren grauen Wolke. Das Gedränge ist auf Grün, Gelb und Rot gestellt, dazu das wenige Blau im Gewande Marias, das sich mit der Farbe der Ferne verbindet: ihr weißes ärmelloses Oberkleid ist im Schatten bläulich, die Ärmel und das im Ärmelloch sichtbare Kleid kühlblau. Ihre Haut ist grauweiß, Gesicht und Lippen sind blaß, das obere Augenlid rötlich. Maria ist wie Christus übergroß. Zu ihren Füßen Knochen und ein teils mit Hautfetzen bedeckter, teils skelettierter Totenkopf mit langem Haar" (von der Osten 1983, 77; zu diesem Bild insgesamt: 77-79 sowie Tafeln 45-47).

Da haben wir es! „Knochen und ein teils mit Hautfetzen bedeckter, teils skelettierter Totenkopf mit langem Haar"! So wenig es hier selbst dem erfahrenen Kunsthistoriker gelingen will, die ganze Scheußlichkeit dieses Totenkopfes und der darum herum arrangierten Menschenknochen in wirklich angemessenen Worten wiederzugeben, so wenig stünde mir ein entsprechender Wortschatz für eine adäquate Beschreibung zur Verfügung. Man muß sich die abstehenden Haarsträhnen dieses Schädels, das augenlose Grinsen des abgeschlagenen Kopfes mit halb geöffnet röchelndem Mund und noch fast vollbezahnten Ober- und Unterkiefern so lange ansehen, bis sich einem der Magen im Leibe umdreht. Da hilft auch nicht, daß wir weiter oben davon hörten, Baldung hätte über „das spätmittelalterliche Bildgut der Christen in Deutschland" verfügt und „außer der Bibel die Tradition, soweit sie bildlich werden konnten", beherrscht (von der Osten 1983, 314).

Gewiß griff Baldung hier an sich auf den traditionellen Formenschatz der christlichen Ikonographie zurück. Seit Jahrhunderten schon treffen wir damals bei Kreuzigungen nicht selten auf einen Totenschädel, manchmal durch einige Knochen, gelegentlich auch durch ein ganzes Totengerippe ergänzt. Gemeint ist damit der Schädel Adams. Der Legende nach soll das Kreuz Christi genau über dem Grab Adams errichtet worden sein. Durch das vergossene Blut des Heilands, das in oder über den Schädel Adams fließt, wurde dessen Ursünde getilgt und damit die ganze Menschheit erlöst. Der erste Adam ward dadurch neu geboren. So wie der Tod zum Symbol der Sünde und ihrer Bestrafung geworden war, so symbolisierte die

Kreuzigung den Sieg darüber. Kruzifixus und Totenschädel wiesen auf diese Erlösung hin.

Zwar weiß ich das alles (jedes Lexikon der Symbolik oder zur christlichen Ikonographie gibt unter den Stichworten Adam, Schädel, Totenkopf notfalls hierüber Auskunft) und habe es im Gedächtnis abrufbereit, wenn ich vor Baldungs ‚Kreuzigung Christi' in der Berliner Gemäldegalerie stehe. Doch angesichts des knochengarnierten gräßlichen Schädels wäre mir dort noch nie der Gedanke an „Erlösung" gekommen. Im Gegenteil kann ich mir schwerlich ein deutlicheres Ausrufezeichen für das erbarmungslose Aus durch Sterben und Tod vorstellen. Manchmal scheint mir sogar, als habe dieser Tod - in völliger Umkehrung der christlichen Auffassung - selbst Christus besiegt.

Erstaunlicherweise formuliert auch ein von meinen Überlegungen bestimmt nicht beeinflußter Kunsthistoriker hier folgendermaßen: „Wie schon aus dem so verschieden gearteten Betrachten und Schauen der Leute des Gedränges hervorgeht: die Kreuzigung ist vollbracht. Christus ist tot, sein Fleisch ist weißlich grau, im Schatten grau. Auch der rechte Schächer in seiner schmerzlichen Windung um das Holz ist wohl erstarrt, gelblich gräulich von Farbe, seine Linke hängt grau abgestorben über seinem Kopf. Die Verzeichnung der ungleich großen Oberschenkel verstärkt den Ausdruck seiner Qualen. Nur der ‚gute' Schächer in rotbraunem Inkarnat lebt und blickt noch; ihm sind die Füße abgeschnürt und bleigrau erstorben" (von der Osten 1983, 78). Dieser Christus *ist* tot. Man denkt nicht daran, daß er je auferstehen könnte, so wenig wie der abgetrennte Kopf unten jemals eine Auferstehung erfahren und in ein ewiges Leben eingehen würde. In totaler Umkehrung der Bibelstelle „Tod, wo ist dein Sieg? Tod, wo ist dein Stachel?" (1. Brief des Paulus an die Korinther, Kapitel 15, Vers 55) sehen wir hier einen Tod *mit* Stachel, einen Tod als *Sieger*.

Kaum auf andere Gedanken dürfte kommen, wer sich in Freiburg die rückwärtige Kreuzigung des Hochaltares ansieht. Dort gibt es zwar unter dem Kreuz Christi einen „richtigen" Schädel Adams, „ordentlich" gemalt, sauber, kahl, blank, ohne Hautfetzen, ohne Haarlappen. Doch braucht man den Blick nur ein wenig nach links zu wenden, um erneut auf eine gräßliche Stelle im Gemälde zu stoßen. „Ganz links nagt ein brauner Hühnerhund an menschlichem Gebein, vor ihm liegt ein Menschen-Unterarmknochen mit brauner Hand" (von der Osten 1983, 104). Auch hier hat die Tafel ein Ausmaß, das dem Zuschauer nichts verhüllt. Ihre Höhe beträgt 288.5 Zentimeter, die Breite 237 (zum Freiburger Hochalter vgl. insgesamt: von der Osten 1983, 99-118 sowie Tafeln 64-87; auf Tafel 85 unten links eine Detailaufnahme von „Hund nagt Knochen"). Der Blick weicht lange nicht von dieser Stelle, kommt nicht mehr davon los. Zwar ist mir nicht unbekannt, daß Hunde Aas fressen. Aber seit wann dürften sie sich über den Kadaver eines Menschen hermachen? Völlig unbehelligt von den vielen herumstehenden Personen tut er sich daran gütlich. Mit der rechten vorderen Pfote hält der Baldungsche Hund einen abgerissenen Armteil fest, während er mit der Schnauze Stück um Stück des noch übrig gebliebenen Fleisches wegfrißt. Das einzige, worüber er sich bislang noch nicht hergemacht hat und was deshalb bis anhin ganz blieb, ist die erstarrte rechte Hand. An ihrem Gelenk ragen die beiden bereits abgenagten Unterarmknochen heraus. Sie enden am gerade noch zusammenhaltenden Ellenbogen. Ein kleines Stück danach ist der Oberarm weggebrochen.

Wessen Phantasie würde ausreichen, um angesichts dieser paar entsetzlichen Überreste noch an eine Auferstehung des Fleisches zu glauben? Unvorstellbar! Hier gibt es nichts mehr aufzuerstehen.

Wie schon bei der Berliner Kreuzigung lesen wir auch diesmal bezüglich der Zentralgestalt bei von der Osten: „Christi Körper ist von gräulich weißer Farbe, das Gesicht etwas wärmlicher. Doch ist er tot. Die Augen sind geschlossen" (von der Osten 1983, 103). Was immer man vom Hauptwerk Baldungs halten mag, ob man eher dem überschwänglichen Lob eines Jakob Burckhardt zuneigt: „Das Höchste, was deutsche Malerei hervorgebracht hat", oder mit von der Osten bescheidener urteilt: „Es gibt Größeres" (beide Zitate nach von der Osten 1983, 117-118), so kann ich vom Satz „Doch ist er tot" nicht loskommen. Vor dieser Tafel im Chor des Freiburger Münsters stehend, empfinde ich nicht einmal mehr einen Widerspruch. Für mich bildet der an Menschenknochen nagende Hund die Schlüsselszene. Schon dem Kunsthistoriker war aufgefallen: „Der Körper [Christi] trägt rötliche Wunden, doch keine Seitenwunde" (von der Osten 1983, 103). Hier fließt kein Blut des Gekreuzigten, weder in noch über den diesmal traditionsgerecht bereitliegenden Schädel Adams. Hier wird keine Ursünde getilgt, keine Menschheit erlöst und kein neuer Adam geboren.

Es ist mir bewußt, daß die eben beschriebene Sicht der Dinge meine eigene und *nur* meine ist. Dennoch wagte ich es, sie an dieser Stelle vorzutragen. Auch nicht kunsthistorisch oder theologisch geschulte Menschen haben Augen im Kopf. Nur wenige unter uns sind Spezialisten für deutsche Tafelmalerei des 16. Jahrhunderts. Aber die meisten von uns *sehen*. Sollten wir uns dabei nichts denken dürfen? Nur weil wir, gemessen an den Kenntnissen der jeweils hervorragendsten Fachleute auf dem betreffenden Gebiet, wahrscheinlich manches „falsch" sehen? Ich bin der umgekehrten Meinung. Niemand, der *sieht*, sieht „falsch". Jede noch so kleine Freude an einem Gemälde, jeder Funke eigenen Nachdenkens darüber scheint mir begrüßenswert, mögen sich Freude und Gedanken nun auf Formen, Farben, Inhalte, Details beziehen. Nur so läßt sich Interesse wecken und vertiefen, was bei einigen schließlich vielleicht soweit führt, daß auch sie die Spezialkenntnisse der wenigen für sich lebendig und fruchtbar machen können. Es schiene mir sonst schade um all das angehäufte tote Wissen.

In bezug auf Baldungs Freiburger Kreuzigung fällt es allerdings nicht leicht, zu eigenen Gedanken zu gelangen. Anders als zum Beispiel in der Berliner Gemäldegalerie hat man die Rückwand jenes Hochaltars nie „für sich". Vielmehr muß man bei Interesse an einer Chorbesichtigung teilnehmen und wird in deren Rahmen dann als Gruppenzugehöriger am Gemälde vorbeigeschleust. Der eingeplante Besichtigungsstop ist kurz. Zu mehr als einem staunenden „Ah" und „Oh" als würdigende Reaktion auf die zum x-ten Mal erfolgenden Spotlight-Hinweise des vermarktenden Führers reicht es kaum. Während der knapp einstündigen Chorführung müssen ja noch viele weitere Kunstwerke bestaunt, gezeigt, erklärt werden. Schon die Altarrückseite weist außer der Mitteltafel mit der erwähnten Kreuzigung Christi noch linke und rechte Standflügel-Rückwände mit vier Heiligen sowie eine Predella mit der Muttergottes auf. In der Universitäts-Kapelle müssen ferner unbedingt die Geburt Christi und die Anbetung der Heiligen Drei Könige von Hans Holbein dem Jüngeren gesehen werden, in der Villinger-Böcklin-Kapelle das silberne Triumphkreuz aus dem 12. Jahrhundert, in der Locherer-Kapelle der Schutzmantel-Altar Sixts von Staufen, in der Blumenegg-Kapelle das Glasgemälde mit einer weiteren Kreuzigung Christi nach einem Entwurf von Hans Baldung. Und damit habe ich auch bloß einige Höhepunkte aufgezählt.

Wohl dem, der nach beendeter Überfütterung durch brockenweise vorgeworfenen und konsumierten Augenschmaus seine Eindrücke noch ordnen und zu ein paar eigenen Gedanken, wenn nicht gar Folgerungen kommen kann. Besser dran ist jedoch, wer zum vornherein schon weiß, worauf er sein Augenmerk richten will, wer einen Rahmen hat, um darin zentrale Elemente einzuordnen. Dies ist, was ich oben mit der Skizzierung meiner Sichtweise des Schädels aufzuzeigen versuchte: nicht unvorbereitet drauflossehen, sondern gezielt mit den Augen suchen und das Bild abtasten, um das Gefundene dann in einen vorgegebenen Rahmen einzuordnen.

Damit dieser Rahmen noch etwas deutlicher wird, wollen wir den oben unterbrochenen Gedankengang über des Malers Einstellung zu Sterben und Tod erneut aufgreifen und vertiefen. Wir hörten bereits, daß er das Todesmotiv während seiner gesamten Schaffensphase immer wieder aufgriff und stets von neuem abhandelte. Schon das früheste Werk galt diesem Thema. Es trägt den Titel ‚Reiter, Frau und Tod' und entstand wahrscheinlich zwischen 1498 und 1503 - der 1484/85 geborene Baldung wäre also noch keine zwanzig Jahre alt gewesen. Heute befindet es sich im Louvre in Paris. Auf dem Gemälde erhebt sich aus dem offenen Grab eine Todesgestalt und versucht, die hinter dem Reiter sitzende junge Frau vom Pferd zu zerren. Von der Osten beschreibt das Bild wie folgt: „Der Ausgang scheint ungewiß. Das schwere braune Roß versucht, mit seinem scharlachroten Reiter und der weinrot gekleideten Frau davonzukommen. Es steigt und kommt nicht vom Fleck. Wenig skelettiert, hat sich hellbraun lederfarben, weiß aufgelichtet, der mumienartige Tod mit den Zähnen in ihr Rockende verbissen. Seine Schultern sind auffallend breit. Er stemmt sich mit dem sehr langen linken Bein in mächtiger Schräge von einem Baumstumpf ab und klammert sich mit beiden Armen an einem anderen Baumstumpf ganz links fest. Aus dem Leib quillt ihm graufarben Gedärm. Das nicht sichtbare andere Bein ist in einer Grabgrube zu denken, die im Mittelgrund dunkelbraun zu sehen ist. Viel Feinmalerei an Mähne, Hufen, Fesseln, Hinterbeinen, die sich von dem kaltweißen Tuch des Todes absetzen. Zwei kahle Knochen liegen, den Bereich des Todes vorschiebend, im reich begrünten Vordergrund" (von der Osten 1983, 39).

Obwohl sich mancherlei „Zeichen des Anfängerhaften" in diesem „frühesten uns überhaupt von Baldung bekannten Gemälde" feststellen lassen (von der Osten 1983, 40-41), haben wir das Todesmotiv doch schon voll ausgebildet vor uns, vor allem das, was uns später immer wieder an die Gewalt eines siegreichen Todes denken läßt, an das hoffnungslose Unterliegen der Menschen, an die Aussichtslosigkeit, ihn je zu überwinden, an die Fata morgana jeder Erlösung.

Im folgenden will mich damit begnügen, die Titel jener Gemälde anzuführen, die schon in der Überschrift auf die Wiederholung des Themas hinweisen. Um 1509-1510 entstanden ‚Die drei Lebensalter und der Tod' (Kunsthistorisches Museum Wien), um 1513 ‚Mädchen, vom Tode verfolgt' (Museo Nazionale del Bargello Florenz), 1517 und um 1520 die beiden in der Umzeichnung 5 wiedergegebenen ‚Tod und Mädchen' sowie ‚Tod und Frau' (Kunstmuseum Basel). Um 1524-1525 folgte ‚Eva, die Schlange und der Tod als Adam' (National Gallery of Canada Ottawa), um 1540-1543 ‚Die Lebensalter und der Tod' (Prado Madrid) und um 1544, also nur ein Jahr vor seinem Tod, ‚Die drei Sterbealter des Weibes und der Tod' (nur noch in einer Kopie im Musée des Beaux-Arts in Rennes erhalten).

Welches unter allen diesen Gemälde man auch immer anschaut, stets würde in unterschiedlicher Intensität zutreffen, was bezüglich ‚Eva, die Schlange und der Tod als Adam‘ gesagt worden ist und was dort besonders kraß ausfällt: „Der Tote in verschiedenen ziemlich rötlichen Braun erscheint meist hell. Er ist koloristisch am meisten variiert: verrottendes Fleisch. Vorgesetzt tritt der linke Fuß mit seinen zerrissenen braunen Muskeln, an der Ferse blutend, knapp hinter Evas linkes Bein. Vom linken Knie insbesondere hängen ihm Sehnen und Fleischfetzen herab ähnlich den Würzelchen des Baums neben ihm. Auch an seinen beiden Unterarmen und der rechten Ellbogenspitze treten weißlich die Knochen heraus, so auch am Schädel. Sein Kinnbart ist weißlich wie die Zähne, das strähnige Haupthaar ist von grauen und weißen Lichthaaren durchsetzt. Aus der linken Augenhöhle blickt rötlich ein Auge. Sein Ohr ist noch nicht vermodert. Seine vordere Gesichtspartie ist mittel warmbraun. Es ist der dunkelste Fleck seiner Haut, die sonst, soweit nicht zerfetzt, heller braun mit verschiedenen Rot erscheint. Auf Wange und Schädel ist die Haut lichtrot geöffnet, wie blutig geronnen, jedoch hell. Licht geht weißlich gestrichelt über Knochen, gelbbraune Haut und die kralligen Zehen des rechten Fußes“ (von der Osten 1983, 163; die Tafeln 122 und 123 bringen in ganzseitigen entsetzlichen Großaufnahmen die Beine des Todes wie beschrieben beziehungsweise seinen Kopf und Oberkörper).

Erst ganz zu Ende seines Lebens scheint eine Wandlung im Maler vorgegangen zu sein. Die Haltung dem Tod gegenüber ändert sich. Im Madrider Bild ‚Die Lebensalter und der Tod‘ von etwa 1540-1543 - Baldung ging somit auf die sechzig zu - zeigt er uns ein Kind, eine junge Frau und eine Greisin, die alle vom Tod angeführt werden. Doch plötzlich staunen wir. Nicht nur hält die Todesgestalt in ihrer Linken eine zweifach geknickte Lanze, was darauf hindeutet, daß es mit ihrer Allmacht zu Ende ist, sondern ganz oben rechts reißt erstmals auch der Himmel auf. Dort sind - obgleich winzig - Zeichen der Erlösung zu sehen: ein minimales Kreuz in einer hellen Kugel, und etwas tiefer, gegen das greise Haupt der alten Frau hin, ein Kruzifixus. In der Beschreibung lesen wir: „Der Tod ist nicht von der Dämonie und Ausweglosigkeit der Todesdarstellungen des zweiten Jahrzehnts. Zum ersten Mal gab Baldung den Tod (oder den Toten) nicht als eine Gestalt von vielleicht schrankenloser Gewalt, einer Macht scheinbar sui generis, sondern fügte sie in das christliche Weltbild ein. Die göttliche Gewalt ist gegenwärtig; der Tod vollzieht nur“ (von der Osten 1983, 239).

Und dann stehen wir vor dem letzten Gemälde, das uns Baldung hinterlassen hat: ‚Die drei Sterbealter des Weibes und der Tod‘ von

1544. Es ist „ein Bild in gedämpften Farben. Der Nachthimmel, trüb bläulich, wird links sichtbar - nach rechts hin dunkle Wolkenmassen und ein kahler Baumstamm mit grauer Rinde. Rechts erscheint ein offenbar in grauem Lehm ausgehobenes dunkles Grab. Dabei Knochen und ein Schädel. Hierhin geht fahlfarben der makabre Zug [der drei Frauen] in einem Stakkato der Bewegung. Vorn links blickt schmerzvoll zurück die aufrechte, vielleicht fünfzig- oder sechzigjährige Frau. Ihre Linke hat die ganz Nackte [mittlere Frau] ergriffen. Sie ist jünger, vielleicht dreißig- oder vierzigjährig. Sie wankt, von Krankheit gezeichnet, mit einknickenden Knien dahin, den Oberkörper ausgemergelt, zu früh für das bei ihr sitzende rosige Kind, das sie halten zu wollen scheint. Sie erhebt in letzter Kraft mit der Linken ein Kruzifix. Vor ihr streckt die Älteste mit gebundenem Kopftuch, das gebeugte rechte Bein und den Stab schon am Grabesrand, das linke Bein mit entschiedenem Schritt schon über die Leere des Grabes, das sie erblindet nicht sieht. Der Körper ist verfallen, das Fleisch welk, die Knochen spitz, die Adern treten hervor. Im faltigen Gesicht liegt ein Zug von Starrköpfigkeit. Mit gespreizten Fingern greift sie ins Leere vorweg. Der Tod, eine grausige Gestalt mit weit offenem Mund, uns aus leeren Augenhöhlen wie anblickend, umgreift mit seinen Knien ihren Körper von hinten. Er gibt ihr mit dem rechten einen Stoß, hält sie in der Achsel noch aufrecht, damit sie dahin gelange, wohin die Geste seines überlangen ausgestreckten linken Arms weist: ins Grab. In dessen Dunkel sieht man einen Kopf, wahrscheinlich mit den Zügen des toten Christus. Der in diesem Bild gezeigte Weg durch die Macht des Todes ist rühmlich und führt zu einem christlichen Ziel. Denn die unerbittlich entschiedene Gebärde des Todes, die wir von dem Mädchen mit dem Tode von 1517 in Basel her kennen, weist nicht in das leere Grab. Christus ist vorangegangen. Ein Totentanz unter zweifach christlichem Zeichen, jedoch von schrecklicher Bitterkeit" (von der Osten 1983, 253).

Im letzten wie im ersten uns überlieferten Gemälde Baldungs haben wir somit den Tod, auch Frau und Tod vor uns. Aber so wenig es sich bei ihr nun noch länger um die schöne Weiblichkeit handeln würde, so wenig gleicht dieser Tod noch länger dem allmächtigen Tod von einst. Dennoch vermag uns Hans Baldung nicht so recht von seiner Kehrtwendung zu überzeugen. Glaubte er wirklich selbst an die endlich angedeutete Erlösung, und zwar im Rahmen einer christlichen Heilsgewißheit? „Erlösung" - vielleicht, aber womöglich nur von den Gebrechen des Alters, die ihm damals nicht mehr fremd gewesen sein mochten. Doch „Heilsgewißheit"? Kreuz und Kruzifix sind minimal. Man sieht sie kaum. Glaubte er selbst daran, daß ihn ein Heiland im Grab erwarten würde? Wie hieß es doch in der

Beschreibung? „In dessen Dunkel sieht man einen Kopf, wahrscheinlich mit den Zügen des toten Christus“. Er ist also nur undeutlich zu sehen. Hier gibt es keine klaren Verhältnisse. Dunkelheit und Nacht herrschen vor. Die Aussichten sind düster. Was wunder, daß hier ein anderer Fachmann den Eindruck hat: „Dieser Zug der drei Frauen, die der höhnische Tod in schwarzer Nacht ins Grab reißt, mündet in schieres Grauen, das von dem Kruzifix in der Hand der mittleren Gestalt kaum gemildert wird“ (Boerlin 1978, 27).

War Baldung im damals ansehnlichen Alter von sechzig Jahren lebenssatt? War auch sein Körper welk? Sein Auge nicht mehr scharf? Meldeten sich zunehmend die Beschwerden der vielen Lebensjahre? Dies ist möglich. Es wurde in der Literatur deshalb vielleicht etwas vorschnell darauf hingewiesen, daß man sich hier an einen Tod erinnert fühlen könnte, wie ihn der Jahrzehnte vor Baldung in Straßburg predigende Johann Geiler von Kaysersberg (1445-1510) immer wieder verkündet hatte und an den man sich vielleicht in der Stadt noch erinnerte (von der Osten 1983, 239-240; Geiler war von 1478 bis 1510 als Domprediger ein überaus erfolgreicher Volksredner). Gewiß findet man in Geilers ‚Der Tod eine Erlösung‘ die Passage: „Der Tod schafft Frieden, indem er den zahllosen Fragen, in die der Mensch sich verwickelt, und der ganzen Menge von bösen Begierden und den vielen Leiden dieses Lebens ein Ende macht, und die Seele zum wahren Leben hinüber geleitet. Diesen Kampf endigt der Tod, und wir müssen ihn deshalb als Friedensstifter zu den wahren Gütern zählen“ (Geiler von Kaisersberg 1881, 201). Doch wer sagt uns, daß wir den Ausdruck „den vielen Leiden dieses Lebens ein Ende macht“ beim alternden Baldung nicht ganz körperbezogen auffassen sollten? Mir kommt es nicht so vor, als ob wir hier einen Mann vor uns hätten, der damals mit Sterben und Tod ausgesöhnt gewesen wäre, und ebenso wenig einen, der sich in der christlichen Heilsgewißheit aufgehoben gefühlt hätte.

Zurückbehalten habe ich aus den Werken Baldungs vielmehr die Brutalität und Hoffnungslosigkeit von Sterben und Tod. Bei ihm habe ich gesehen und gelernt, wie sie sich ausnehmen, wenn man ihnen unvoreingenommen ins Auge blickt. Seine schockierenden Darstellungen sind für mich hervorragende Beispiele dafür, wie ich es heute nicht mehr machen darf, wenn ich meinerseits mein Ziel erreichen will, nämlich möglichst viele Menschen schon während ihrer „besten Jahre“ zum Nachdenken über Sterben und Tod anzuregen. Baldungs Zeitgenossen waren das von ihm gezeigte Sterben und waren seinen überfallartigen Tod vielhundertfach gewohnt; wir sind es nicht mehr. Wir können uns dem Sterben und dem Tod auf Jahre hinaus entziehen, können erstmals erfolgreich so tun, als gäbe es ihn gar nicht mehr. Die heutigen Zeitgenossen - unvorbereitet wie sie sind - muß man sehr viel behutsamer an die alte Thematik heranführen. Simberg wird es uns im vierten Kapitel lehren. Er hält nichts von Schocktherapie. An dieser Stelle aber bin ich Baldung für das Aufzeigen so vieler dämonischer Negativbeispiele dankbar. Wer erst das ganze Buch zu Ende gelesen hat, mag dann zu ihm zurückkehren. Die Kapitelüberschrift könnte dann heißen: „Baldung: ein Tod zum Nachdenken für Fortgeschrittene".

Beim dritten Maler, der sein Werk in der ersten Hälfte des 16. Jahrhunderts schuf und der hier abschließend zur Sprache kommen soll, könnte man noch sehr viel weiter ausholen als bei Niklaus Manuel und bei Hans Baldung Grien. Obwohl Hans Holbein nicht einmal fünfzig Jahre alt wurde, ist er ein Riese unter den Künstlern aller Zeiten. Entsprechend umfangreich ist das Schrifttum über ihn. Doch alles weiß man auch von ihm noch nicht. So müssen wir uns, wie bei Hans Baldung, mit einem errechneten Geburtsjahr zufriedengeben. Das Resultat ist erneut ein Schrägstrich-Datum, nämlich 1497/98. Daß er in Augsburg zur Welt kam, ist dagegen sicher. Obwohl wir meist nur von *dem* Holbein reden, stammt er - anders als Baldung - aus einer Künstlerfamilie, die es dort zu Ansehen und Wohlstand gebracht hatte. Bekannter noch als sein Onkel Sigmund war Holbeins Vater, der ebenfalls Hans hieß und zur Unterscheidung vom Jüngeren der Ältere genannt wird (geboren vermutlich um 1465, gestorben spätestens Anfang 1524). Vielleicht hätte auch der Bruder Ambrosius, ebenfalls Maler, Berühmtheit erlangt, wenn er nicht schon 1519 oder 1520 in Basel verstorben wäre, kaum älter als Mitte zwanzig.

Vater Hans hatte 1511 eine Silberstiftzeichnung mit den Porträts seiner beiden vielversprechenden Söhne angefertigt. Sie ist noch heute im Kupferstichkabinett der Staatlichen Museen bei uns in Berlin zu sehen (Mappe ZD29, KdZ 2507). Über dem Kopf von „Prosy" oder „Brosy" - die Stelle ist verwischt und auch mit der Lupe nicht einwandfrei zu lesen, weist aber auf die Kurzform für Ambrosius hin - steht 17, über dem von „Hanns" 14. Zwischen den beiden ist der Familienname „Holbain" angebracht (für eine Wiedergabe vgl. Rowlands 1985, 15). Aus diesen Angaben läßt sich schließen, daß Ambrosius um 1494/95, Hans der Jüngere um 1497/98 geboren worden sein mußten. Gestorben ist der jüngere Hans 1543 in London - an der Pest! Im Gegensatz zum seßhafteren Baldung war er ausgesprochen reiselustig und weltmännisch. 1515 finden wir ihn in Basel, 1517 in Luzern, 1519 wieder in Basel. Damals wurde er dort als Meister in die Malerzunft aufgenommen; 1520 erhielt er auch das Bürgerrecht. 1523 war er am Bodensee tätig, 1524 in Frankreich, dann bis 1526 wieder in Basel. Anschließend weilte er in Antwerpen und ging von dort nach England. 1528 kehrte er nach Basel zurück, 1530 war er in Freiburg, anschließend erneut in Basel. 1532 finden wir ihn wieder in London, wo er dann bis zum Ende seines Lebens blieb. Ab 1537 stand er als Hofmaler in königlichen Diensten.

Den Heimvorteil von Berlin nutzend, ließ ich mir in unserem Kupferstichkabinett nicht nur die erwähnte Silberstiftzeichnung des älteren Holbein vorlegen, sondern gleichzeitig auch - und immer wieder aufs neue - eine Reihe weiterer Arbeiten aus mehreren Händen der Holbeinfamilie. Hier sei jedoch einzig, weil in unserem Zusammenhang von unmittelbarem Interesse, kurz auf jene Holzschnitt-Folge eingegangen, die gemeinhin unter der Bezeichnung ‚Holbeins Bilder des Todes' oder kurzerhand als ‚Holbeins Totentanz' bekannt ist. Mit ihrer Ausarbeitung war der jüngere Hans Holbein wahrscheinlich 1524-1526, vielleicht auch schon seit 1519 beschäftigt. Was heute nur noch viermal komplett erhalten ist - neben Berlin in Basel, Paris und London -, sind die Probedrucke von insgesamt vierzig Holzschnitten aus dem Jahre 1526. Der Basler Formschneider Hans Lützelburger hatte sie nach den Originalzeichnungen Holbeins angefertigt. Ein ursprünglich vorhandenes einundvierzigstes Bild, überschrieben mit ‚Der Sternensecher', befindet sich nicht mehr darunter.

Als diese Drucke ab 1538 in Buchform erschienen und alsbald großen Erfolg hatten, wurden sie mehrfach durch weitere Stücke ergänzt. Während die Erstausgabe nur jene erwähnten 41 Schnitte enthält, zeigt eine Auflage von 1547 bereits 51. Dann wurden es 53, ab 1562 sogar 58. Das mit diesen Holzschnitten nach Holbein illustrierte Büchlein trägt den Titel ‚Icones Mortis, Dvodecim Imaginibus praeter priores, totidemque inscriptionibus, preater epigrammata e Gallicis a Georgio AEmylio in Latinum versa, cumulatea'. Mir lag, ebenfalls im Berliner Kupferstichkabinett, eine Ausgabe von 1547 vor. Sie ist bei Johannes Frellonius in Lyon erschienen und enthält 51 Holzschnitte (für die Beschreibung einer Basler Auflage von 1554 mit Erläuterungen zu allen dort vorhandenen 53 Holzschnitten vgl. Schuster 1989b).

Wonach wir suchen, finden wir allerdings auch schon in den allerersten Probedrucken von 1526. Ein knappes Jahrzehnt nach Niklaus Manuel liegt uns hier somit erneut ein Totentanz vor. Diesmal sind die Bilder winzig. Waren Manuels Gemälde ursprünglich 230 Zentimeter hoch und weisen sie selbst in den Kopien von Albrecht Kauw noch immer eine Höhe von 36.5 Zentimetern auf, so sind die Holzschnitte nach Holbein ganze 65 Millimeter hoch und 48 breit. (Die beiden bei Schuster 1989b, 475-476 wiedergegebenen

Holzschnitte ‚Der Artzet' und ‚Der Künig' sind auf 16.9 mal 12.8 Zentimeter vergrößert und vermitteln dadurch einen falschen Eindruck; zu Holbeins Totentanz vgl. auch Hammerstein 1980, 91-95, 218-219 sowie die Abbildungen 197-214.) Anders als Manuels großflächige Demonstrationsbilder, die kollektiv wahrgenommen werden wollten, wirken Holbeins miniförmige Bildchen gerade nicht durch ihre Wucht. Sie saugen uns sozusagen in sich hinein. Sie zwingen jeden aus nächster Nähe individuell Betrachtenden zum sorgfältigen, langen Hinsehen. Pädagogisch treffen sie damit genau die Absicht des vorliegenden Bändchens. Jeder muß sich einzeln mit Sterben und Tod befassen und sich lange und geduldig damit auseinandersetzen. Die Bildchen nach Holbein sind hierzu höchst geeignet.

Der damaligen Totentanz-Tradition folgend, greift sich Holbeins personifizierte Todesgestalt in jeder Abbildung einen Vertreter dieses oder jenes Standes oder Berufes heraus und zerrt ihn mit sich. Der ‚Keyser' folgt auf den ‚Bapst', der ‚Cardinal' auf den ‚Künig', die ‚Küniginn' auf die ‚Keyserinn', der ‚Hertzog' auf den ‚Bischoff'. Es kommen nacheinander an die Reihe der Abt, die Äbtissin, der Edelmann, der Domherr, der Richter, der Fürsprech, der Ratsherr, der Predikant, der Pfarrherr, der Mönch, die Nonne, das alte Weib, der Arzt, der reiche Mann, der Kaufmann, der Schiffer, der Ritter, der Graf, der alte Mann, die Gräfin, die Edelfrau, die Herzogin, zuletzt der Krämer, der Ackermann, das kleine Kind. Niemand wird vergessen, weder arm noch reich, weder vornehm noch bescheiden, weder Mann noch Frau, weder jung noch alt. Alle Menschen stehen dem Tod zur Disposition, jederzeit, überall.

Doch ebenso wichtig ist für uns, daß Holbein einen weiteren Aspekt ebenso wenig „vergessen" hat. Wie bei Niklaus Manuel ist auch sein Geschehen eingerahmt. Die vom Tod Heimgesuchten verschwinden nicht einfach im Grab - aus, fertig. Es gibt zwar auch in seinem Reigen ein Bildchen mit der Überschrift ‚Gebeyn aller Menschen', das an Manuels Beinhaus und den dortigen Spruch der Toten über unser aller irdisches Schicksal erinnert: „Hie ligend also unsere Gebeyn, Zuo uns har tantzend grosz und kleyn! Die ir jetz sind, die warend wir, Die wir jetz sind, die werdent ir!" Auf Holbeins Minibildchen türmen sich die Gebeine „aller Menschen". Grotesk mit Leben erfüllte Leichen und ebenso lebendige Skelette schlagen wild auf Pauken und stoßen in Trompeten und Posaunen. Sie künden das Jüngste Gericht an. Tatsächlich mündet die ganze Holbeinsche Szenenabfolge in einem Bildchen mit der Überschrift ‚Dasz Jüngst Gericht'. Dort scheinen wir die ganze Menschheit vor uns zu haben, jedenfalls soweit, wie sie nach dem letzten Urteil zur Schar der Seligen zählt. Unter der unüberschaubaren Zahl Auferstandener wäre jedenfalls kein einziger Verdammter auszumachen, kein Teufel, keine Hölle, lauter Erlöste. Es ist ein Happy End wie auf dem elften Bild der ‚Ars moriendi'. Tod wie Hölle sind besiegt. Auf dem Bildchen können wir selbst dem Lieben Gott ins Auge schauen.

Dieser Liebe Gott war übrigens auch schon auf dem ersten Holzschnitt zu sehen. In der darin gezeigten ‚Schöpffung aller Ding' sieht man, wie er gerade Eva aus dem Körper des schlafenden Adams schafft. Auf dem zweiten Bildchen sind zwar Adam und Eva noch ‚im Paradyß', aber wir treffen sie beim Genuß der verbotenen Frucht. Ihr Sündenfall leitet über zur dritten Szene, der ‚Ußtribung Ade Eve'. Als Strafe tritt nun erstmals der Tod in Form eines Gerippes in Erscheinung. Von da an ist er der ständige Begleiter. Die Menschen werden ihn nicht wieder los bis ganz zuletzt am Jüngsten Tag.

Genauso wie bei Niklaus Manuel spiegeln somit Holbeins Rahmenbilder am Anfang und am Ende die christliche Eingebundenheit: vom Paradies über Sündenfall, Tod und Erlösung zurück ins Paradies. Hier gibt es keine verlorenen Menschen. Allen steht Erlösung in Aussicht. Es ist kein Raum für Ausweglosigkeit, hoffnungslose Traurigkeit, perspektivloses in den Tag Hineinleben. Daß solch tröstliche Zuversicht vor dem Hintergrund damaliger Lebensungewißheit zur Erreichung psychischer Stabilität auf Erden bitter nötig war, wissen wir aus dem vorangegangenen Kapitel. Niklaus Manuel und Anna Bump waren dort unsere Beispiele. Doch auch im Leben Holbeins ist es einzusehen. Man braucht bloß die Zusammenstellung zur Kenntnis zu nehmen, die Schmoll am Ende seiner Studie ‚Zum Todesbewußtsein in Holbeins Bildnissen' vornahm: „Man bedenke auch, daß von den bisher sicher identifizierten Porträtmodellen Holbeins mindestens 26 noch zu Lebzeiten des Malers, der selbst nur knapp 45 Jahre alt wurde, gestorben sind, davon mindestens 6 höchste Würdenträger unter dem Beil im Tower; daß andere zur gleichen Zeit in Ungnade und Kerkerhaft gerieten - immer mit der Aussicht auf den Henkertod; und schließlich, daß sich diese Vorgänge in dem kurzen Zeitraum der letzten 8 Lebensjahre des Künstlers ereigneten. Nehmen wir auch die Frühzeit Holbeins hinzu, so ergibt sich tatsächlich eine Galerie der Todgeweihten innerhalb seines Bildniswerks, die singulär sein dürfte: 1522 fällt der Junker von Hertenstein, 1526 erliegt Xilotectus der Pest, 1527 stirbt Froben, um 1530 der einstige Mäzen und Bürgermeister Meyer und der Vater des Thomas Morus, 1532 Erzbischof Warham und Sir Guildford, um 1535 Sir Tuke, 1535 Lord Abergavenny, 1536 Erasmus, 1537 Königin Jane Seymour und Sir Henry Wyatt, 1539 Thomas Boleyn, 1535 werden Kardinal Fisher und Thomas Morus hingerichtet, 1536 Königin Anna Boleyn, 1539 Sir Carew, 1540 Lordkanzler Cromwell, 1542 Königin Catherine

Howard; zwischen 1540 und dem Tode Holbeins sterben ferner: Lord Dacre, Großadmiral Fitzwilliam, Bischof Georges de Selve, Sir Thomas Wyatt, Thomas Goldsalve und wohl Lady Mary Brandon. Eine Liste, die nicht vollständig ist, deren Inhalt Holbein sicherlich im weitesten Umfange erfuhr. Für uns Rückschauende ist auch nicht ganz bedeutungslos, daß eine weitere Anzahl von Porträts Holbeins Persönlichkeiten darstellen, die sehr bald nach des Malers frühem Tode, zwischen 1544 und 1547, starben: Herzog Anton der Gute von Lothringen, Leibarzt Butts und seine Gattin, Sir Strange, Georges Carew (der vor Portsmouth mit seinem Schiff unterging), Sir Thomas Elyot, der Dichter Henry Howard (durch das Beil) und endlich Heinrich VIII. selbst. Vermerken wir noch, daß Holbein mindestens 4 Bildnisse längst Verstorbener gemalt hat, so verstärken sich auch von dieser äußerlichen, statistischen Seite her die Hinweise auf das, was hier unter dem Begriff des Epitaph-Charakters seiner Bildnisse gemeint wird, über deren Einzelwerken immer wieder der Vanitas-Spruch stehen könnte, der sich auf seinem Porträt des Kölner Stahlhofkaufmanns Derich Berck findet: ‚besad dz end' - Bedenket das Ende!" (Schmoll 1952, 366, Anmerkung 42; eine Wiedergabe des erwähnten, 1536 entstandenen Porträts von Derich Berck - heute im Metropolitan Museum New York - in: Rowlands 1985, Tafel 94; der Abgebildete war damals laut Inschrift gerade erst 30 Jahre alt).

Vor diesem Hintergrund möchte ich dem Leser nun ein einziges Werk Holbeins vorlegen und anschließend eine einzige Frage damit verbinden. Bei der Abbildung 6 handelt es sich um eine Umzeichnung des ‚Doppelporträts von Jean de Dinteville und Georges de Selve', auch ‚Die Gesandten' oder ‚The Ambassadors' genannt. Es entstand 1533 in London und befindet sich heute in der dortigen National Gallery. Die Ausmaße sind beeindruckend: 206 Zentimeter in der Höhe und 209 in der Breite. In der Abbildung 6a sehen wir einen vergrößerten Ausschnitt aus dem Mittelteil.

Man weiß sehr viel über dieses Gemälde. Seit fast hundert Jahren gibt es ein eigenes, nicht weniger als 258 Seiten umfassendes sorgfältig recherchiertes Buch allein zu diesem Werk (Hervey 1900; einige wichtige Ergänzungen durch Levey 1959, wenige Nachträge in Rowlands 1985, 85-87, 139-140, hier wichtig die Farbtafeln 20-22 sowie die Schwarzweiß-Wiedergaben 81-83). So weiß man nicht nur, wer die beiden vornehmen jungen Männer sind, nämlich die im Titel schon erwähnten französischen Gesandten Jean de Dinteville (1504-1555; vom Betrachter aus gesehen links), Seigneur de Polisy, Bailly de Troyes, fünf Mal in diplomatischer Mission am englischen Hof, unter anderem von Mitte Februar bis Mitte November 1533, und Georges de Selve (1508/09-1541, rechts), 1526 zum Bischof von

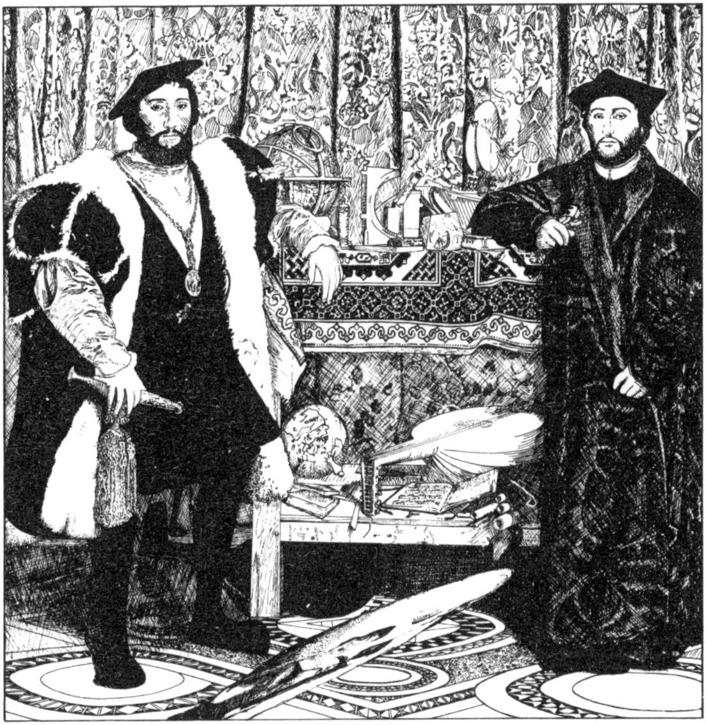

Abb. 6: Hans Holbein der Jüngere (Augsburg 1497/98 - London 1543): Doppelporträt von Jean de Dinteville (links) und Georges de Selve (rechts) [‚The Ambassadors'], 1533. Eichenholz, 206 x 209 cm.

Quelle: London: National Gallery. - Umzeichnung.

Lavaur ernannt, aber erst 1534 konsekriert, wiederholt Botschafter am kaiserlichen Hof, in Venedig sowie beim Heiligen Stuhl. Im Frühjahr 1533 weilte er in London zu Besuch bei Dinteville. Man weiß auch, daß die beiden freundschaftlich miteinander verbunden waren und vielseitige wissenschaftliche und musische Interessen pflegten. Man weiß ferner eine Menge über die zahlreichen Objekte zwischen den beiden ‚Ambassadors': über die astronomischen Instrumente, den Himmels- und Erdglobus auf der oberen beziehungsweise mittleren Ablage, die Laute, die Bücher. Man hat herausgefunden, daß Holbein das Fußbodenmosaik nach jenem berühmten Mosaik im Chor von Westminster malte, das römische Steinleger dort 1268 für Abt Richard de Ware (1258-1283) angebracht hatten und das in ganz England einzigartig ist (Rowlands 1985, 86). Holbein arbeitete bis in alle Einzelheiten dermaßen exakt, daß es sogar gelungen ist, die auf dem Erdglobus eingetragenen Orte zu identifizieren, darunter auch Polisy, den Herkunftsort von Dinteville. „Der Erdglobus, eine Ausführung mit Haltegriff, ist mit großer Detailtreue wiedergegeben", lobte neulich der Katalog einer Berliner Ausstellung über ‚Die Welt in Händen. Globus und Karte als Modell von Erde und Raum' (Zögner 1989, 50). „Als Vorlage könnte Holbein ein Globus aus dem Besitz des königlichen Astronomen Nicholas Kratzer gedient haben. Dem Globusbild entsprechen nur noch in einem Exemplar überlieferte Holzschnittsegmente ohne Verfasserangabe. Sie können vielleicht der Globenproduktion von Johannes Schöner, dem bedeutenden Globenmacher nach Martin Behaim in Nürnberg, zugeordnet werden. Wie auf dieser Vorlage hat Holbein deutlich erkennbar jene Demarkationslinie eingezeichnet, mit der 1494 in dem Vertrag von Tordesillas durch Papst Alexander VI. die Erde in eine spanische und eine portugiesische Hälfte eingeteilt wurde" (a.a.O., 50).

Ebenso hat man herausgefunden, daß es sich bei dem mittels eines Winkelinstruments halbgeöffneten arithmetischen Werk vor dem Erdglobus um ein Exemplar des 1527 in Ingolstadt gedruckten Bu-

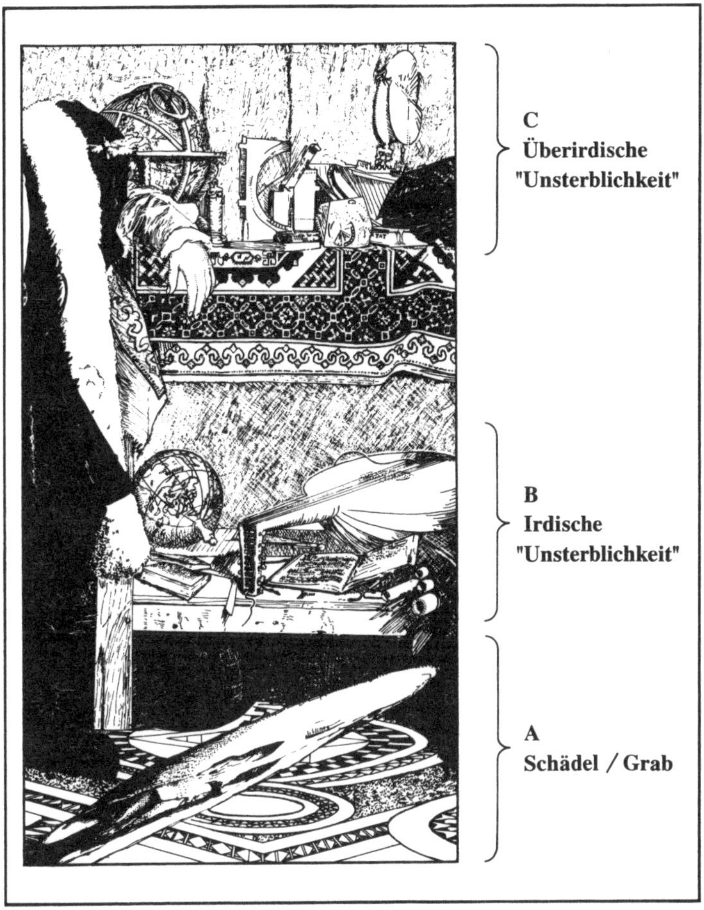

Abb. 6a: Ausschnitt aus Hans Holbeins Doppelporträt von Jean de Dinteville und Georges de Selve (wie Abb. 6); Mittelteil zwischen den beiden Ambassadoren.

Quelle: London: National Gallery. - Umzeichnung.

ches von Peter Apian ‚Eyn Newe unnd wohlgegründte underweysung aller Kauffmannss Rechnung' handelt, und beim aufgeschlagenen Hymnenbuch auf der anderen Seite des Lautenhalses um ein Exemplar von Johann Walthers ‚Geystlichem Gesangbüchlein', dessen erste Auflage 1524 in Wittenberg erschienen war. Die rechte Seite beginnt mit Luthers Übersetzung der Zehn Gebote, die linke mit dessen deutschen Version des ‚Veni Creator Spiritus'. Sie lautet - und ist auf Holbeins Gemälde bei genauem Hinsehen auch so zu lesen -:

„KOm Heiliger Geyst Herregott
erfüll mit Deiner gnaden [gut]
Deiner gleubge Hertz mut un sin
dein brüstig lib entzüd in ihn.
O Herr durch Deines lichtes glast
zu dem glaube versamlet hast
das volck aller Welt zunge
[das sey] dir Herzu lob gesungen gesungen".

(Hervey 1900, 219-221; Levey 1959, 49).

Doch noch so viele Details bis in alle Einzelheiten zu kennen und noch so viel über sie zu wissen heißt nicht, auch schon Zusammenhänge zu verstehen. Ich will hier den Leser denn auch nicht weiter ins Wissensdickicht entführen und vor allem nicht so tun, als ob ich klüger wäre als die Spezialisten. Wieso hat Holbein, so fragen sich die Fachleute, alle diese Details hier ausgebreitet? Was hat das ganze zu bedeuten? Selbst die Spezialisten sind diesbezüglich inzwischen bescheiden geworden. So meinte, oder besser: fragte sich Levey 1959: „The problem remains whether all this extraordinary detail can possibly have been put into the picture without significance and what is the probable meaning of its presence" (Levey 1959, 51). Seine eigene Antwort darauf fiel ambivalent aus: „Miss Hervey's theory that these objects had each a symbolic meaning for the sitters, seems very likely. At the same time their significance could well be collective, intended to convey learning in general. The immense detail of the scientific objects, for example, would seem to indicate interest in them for their own sake, as well as, or instead of, metaphysical symbolism" (Levey 1959, 48, 52).

Fast desillusioniert gestand man sich in Frankreich mittlerweile die eigene Unwissenheit ein: „Les objets dans le tableau de Londres n'ont pas de signification en eux-mêmes, mais s'inscrivent dans le symbolisme fort complexe et, avouons-le, non véritablement explicité à ce jour (malgré une littérature abondante, mais souvent médiocre) qui sous-tend la double effigie de ces ambassadeurs-humanistes" (Foucart-Walter 1985, 46).

Wir jedoch gingen von einer anderen Fragestellung aus. Bislang hörten wir in diesem Kapitel davon, daß Holbeins Totentanz von Bildern der christlichen Glaubensgewißheit eingerahmt war. Wir stellten fest, daß im Bild der Gesandten christliche Texte vorkommen. Und niemand wird ferner übersehen haben, daß hier an prominenter Stelle ein kräftiges Memento mori plaziert ist: der merkwürdig perspektivisch wiedergegebene Schädel auf dem Fußboden zwischen den Gesandten. Beide eben genannten Aspekte werden im Bild sogar mehrfach angesprochen. Bezüglich der Todesmotivik steckt im Barett des eigentlichen Auftraggebers und damit auch der Hauptfigur des Gemäldes, des Gesandten de Dinteville, eine silberne Totenkopfagraffe (auf der starken Verkleinerung in Abbildung 6 zwar nicht sichtbar, dagegen gut zu sehen auf der ganzseitigen Schwarzweiß-Wiedergabe von Dintevilles Kopf samt Barett in Rowlands 1985, Tafel 83). Auch kann man möglicherweise die gesprungene Saite auf der hingelegten Laute als weiteres Memento-mori-Symbol auffassen (so z.B. Rowlands 1985, 87; zur ‚Laute als höfisches Kunstmusikinstrument' vgl. ferner Haase 1983/1988).

Und wie steht es mit weiteren Hinweisen auf das christliche Element, die Heilsgewißheit? Man muß auf dem Bild schon sehr genau hinsehen, bis man in der äußersten Ecke oben links, halbverborgen durch den grünen Damastvorhang, den Ansatz eines Kruzifixus entdeckt. Schon Hervey war darauf gestoßen - und konnte sich damals keinen richtigen Reim darauf machen: „The Silver Crucifix: This is perhaps the most puzzling object of the whole elaborate mise-en-scène. Pushed away in the upper corner of the picture, as inconspicuously as possible, half-hidden half-revealed by the green drapery of the background, the very fact of its muysterious introduction in such varied surroundings announces some definite object to be attained by its presence" (Hervey 1900, 232). Die Autorin geht zwar in alternativ dazu gestellten Fragen einige Möglichkeiten durch, vermochte sich jedoch keine definitive Antwort zu geben. Sicherer gab sich da neulich Rowlands: „The question of salvation and delivery from death, whose presence poses a continuing threat, is symbolized by the crucifix, which a raised curtain on the left-hand edge reveals" (Rowlands 1985, 87).

Wie dem auch sei, so fühlen wir uns hier an unsere eigenen Ausführungen über das Spätwerk von Hans Baldung erinnert. Auch dort tauchte plötzlich, kaum wahrnehmbar, ein Kruzifix in Kleinstformat inmitten totgeweihter Personen auf. Nicht nur wir hatten uns angesichts der merkwürdigen Proportionen in jenem Gemälde ‚Drei Sterbealter des Weibes und der Tod' (1544 entstanden, ein Jahr vor Baldungs Tod) gefragt, ob es Baldung wohl ernst gewesen sei mit der am Ende seines Lebens angedeuteten Erlösung und mit der christlichen Heilsgewißheit. Auch Kunsthistoriker zeigten sich damals wenig überzeugt: „Dieser Zug der drei Frauen, die der höhnische Tod in schwarzer Nacht ins Grab reißt, mündet in schieres Grauen, das von dem Kruzifix in der Hand der mittleren Gestalt kaum gemildert wird" (Boerlin 1978, 27). Während jedoch Baldung uns Zeit seines Lebens zuvor nicht auf den Gedanken kommen ließ, er würde auf eine christliche Erlösung hoffen, an eine Auferstehung von den Toten und an ein ewiges Leben glauben, so verhielt sich dies bei Holbein anders. Seine ‚Bilder des Todes' zeigten exakt diesen Rahmen, und zwischen seinen Gesandten *ist* ein christlicher Text plaziert. So hat wohl auch das Kreuz bei ihm doch größeres Gewicht, selbst wenn es halb verborgen bleibt und schwer zu sehen ist.

Dennoch laufen meine Überlegungen hier letztlich auf einen anderen Punkt hinaus. Ihn möchte ich dem Leser nun mit auf den Weg geben - zum eigenen Nachdenken. Um es ihm leichter zu machen, habe ich speziell die Abbildung 6a angefertigt. Sie gibt die Bildpartie zwischen den beiden Gesandten im Detail wieder. Bei der gleichzeitig vorgenommenen Gliederung in die Ebenen A, B und C ließ ich mich von einer Anregung in der bereits zitierten Studie von Schmoll leiten: „Auf dem oberen Bord ist gleichsam die himmlische Sphäre dargestellt: Himmelsglobus, die astronomische Uhr, Quadranten. Darunter steht sozusagen die irdische Sphäre: Erdglobus, Bücher, Musikinstrumente. Zu unterst liegt sodann die Sphäre des Todes und Grabes: über dem Muster des Mosaikfußbodens des Chores von Westminster erscheint die sonderbare Zerrspiegelansicht eines Totenkopfes" (Schmoll 1952, 362).

Wenn wir es recht betrachten, haben wir hier gleichsam verschiedene Alternativen vor uns. Im ‚Ambassadoren'-Gemälde fanden wir, wie in Holbeins Werk überhaupt, verschiedentlich Hinweise auf eine christliche Heilsgewißheit, mochten sie bisweilen auch noch so wenig ausgeprägt sein. Das Kreuz ist in der Perspektive winzig und halbverdeckt - doch ist es da. Das Hymnenbuch liegt offen, ist aber nur mit Mühe zu lesen - doch ist es da. Die oberste Ebene in 6a greift nun diesen Aspekt auf und erinnert uns mit Himmelsglobus und anderen astronomischen Instrumenten an die *Möglichkeit* einer überirdischen „Unsterblichkeit".

Doch schon die wissenschaftlichen Konnotationen dieser zuoberst gezeigten Dinge verweisen auf die zweite Ebene, diejenige der irdischen „Unsterblichkeit". Durch hervorragende *wissenschaftliche* Leistungen oder kulturelle Glanztaten kann jemand, dem der Glaube an eine jenseitige Unsterblichkeit abhanden gekommen ist oder schon immer fehlte, versuchen, zumindest irdische „Unsterblichkeit" zu erlangen. Doch ist auch hier die Saite des Musikinstrumentes gesprungen. Auf solche irdische „Unsterblichkeit" ist - wird angedeutet - wenig Verlaß. Sie dauert schwerlich „ewig". Auch die anderen Saiten können und werden über kurz oder lang eine nach der anderen ihren Dienst versagen. Irdische Leistungen und Glanztaten sind bald vergessen; sie werden durch noch spektakulärere Hervorbringungen nachfolgender Generationen rasch verdrängt. Bücher einst berühmter Autoren und fleißig zitierter Gelehrter verstauben in Bibliotheken und gehen schließlich zugrunde. So wie es still in der Musik wurde, nachdem das Instrument den Dienst aufkündigte, so wird es still um die Wissenschafter, die Schriftsteller, die Verfasser jedweder Literatur werden.

Es bleibt das ehrliche Eingeständnis, das wir schließlich auf der Ebene C durch Schädel und Grab ausgedrückt finden. Auch wenn wir unser Ende ein Leben lang nur als Zerrbild auf uns zukommen sehen: es ist das einzige, was uns gewiß ist - so wie es in der Mahnung der Toten an die Lebenden schon bei Niklaus Manuel im letzten Kapitel zu lesen war:

„Hie ligend also unsere Gebeyn,
Zuo uns har tantzend grosz und kleyn!
Die ir jetz sind, die warend wir,
Die wir jetz sind, die werdent ir!"

Bei Holbein ist das die letzte Ebene; es folgt nichts mehr. Von hier aus ist auch das Kreuz am obersten linken Bildrand kaum noch zu sehen, ein verblassendes Zeichen der Hoffnung. Besser ist, sich auf diese Gegebenheiten einzustellen und den Totenschädel in die *richtige* Perspektive zu rücken. Man tut dies automatisch, wenn man seinen Platz auf dieser realen Bodenebene einnimmt.

Für meine eigene Person habe ich dies längst getan. Ob der Leser mir nachfolgen will, muß er selbst entscheiden, jeder für sich. Bei mir jedenfalls steht sowohl die überirdische wie die irdische „Unsterblichkeit" in Anführungszeichen. Ich traue ihnen nicht. Sie bilden für mich kein Rahmenprogramm, so wie es die Rahmenbilder christlich geprägter Totentanzzyklen mit Aussicht auf Erlösung im Rahmen einer christlichen Heilsgewißheit tun. Das einzige, was in der

Umzeichnung 6a *nicht* in Anführungszeichen steht, ist die unterste Ebene, sind Schädel und Grab. Ob ich nicht im letzten Moment, wie Hans Baldung, auf andere Gedanken komme, weiß ich nicht.

Ein Historiker schaut Bilder an. Er schaut sie anders an als Kunsthistoriker. Mir geht es nicht in erster Linie um ikonographische Exaktheit, um genaue Identifizierung der dargestellten Gegenstände. Mich regte dieses Bild ungeheuer an, aber nicht durch seine Formen und Farben, nicht durch die geballten Kenntnisse, die hier auf geniale Weise dargestellt sind, sondern durch das klare Aufzeigen der drei Alternativen. Jeder Leser möge sich nun selbst prüfen, wie er es mit den verschiedenen Ebenen hält. Findet er Halt in B oder / und C: umso besser für ihn. Wir anderen aber sollten uns auf A einstellen.

4. Ferdinand Hodler (1853-1918), Edvard Munch (1863-1944), Hugo Simberg (1873-1917):

Prägende Erlebnisse am Ende einer Epoche

Manchem Leser mag es so vorkommen, als ob zwischen den ersten drei Malern und den zweiten, nun zur Sprache kommenden dreien ein gewaltiger Zeitraum läge. In der Tat trennen nicht weniger als vier Jahrhunderte Hodler, Munch und Simberg von Manuel, Baldung und Holbein.

Doch je nachdem, worauf wir in der Geschichte unser Augenmerk richten, sind an sich gleich lange Zeiträume - in Jahren gemessen - einmal „länger" und einmal „kürzer". Da wir gewohnt sind, in erster Linie auf Ereignisse zu achten - im Zusammenhang mit den Alltagsnachrichten nicht anders als im Geschichtsunterricht -, kommen uns bei deren Aneinanderreihung oft schon Wochen und Monate, geschweige denn Jahre, Jahrzehnte oder gar Jahrhunderte „lang", *„sehr* lang" vor. In der Ereignisgeschichte geht es Schlag auf Schlag. Neuigkeiten von heute verdrängen Nachrichten von gestern. Je spektakulärer Ereignisse sind, umso größeren Neuigkeits- und Nachrichtenwert haben sie, und umso mehr Quellen hinterlassen sie dem Historiker. Ruhigere Entwicklungen werden vergleichsweise kaum zur Kenntnis genommen, schon gar nicht, wenn sie über Jahrzehnte oder Jahrhunderte still zu stehen scheinen.

Dies verhielt sich in der Geschichte nicht anders. Ein einziger Pestausbruch in diesem oder jenem Jahr mit Tausenden von Toten erregte größeres Aufsehen und hinterließ mehr schriftliche Zeugnisse als eine noch so hohe Sterblichkeit, die über viele Jahre und Jahrzehnte, ja über Jahrhunderte *konstant hoch* blieb und an die man sich deshalb gewöhnt hatte. Betrachtet man sehr lange Zeiträume im Überblick, verstarben etwa zwei Drittel unserer Vorfahren stets an endemischen Krankheiten, das heißt an solchen, die örtlich oder regional heimisch geworden waren und die Jahr für Jahr ihre zahlreichen Opfer forderten. Allein die Säuglingssterblichkeit betrug in der Regel um die fünfundzwanzig Prozent: eines von vier Neugeborenen verstarb somit im Verlauf des ersten Lebensjahres. Davon sprach jedoch kaum jemand. Auf das Konto von explosionsartigen Seuchenausbrüchen ging dagegen „nur" etwa ein Drittel sämtlicher

Sterbefälle. *Darüber* wurde dann allerdings viel gesprochen und geschrieben, und diese eruptiven Ereignisse waren es ja auch, die unseren Vorfahren so recht eigentlich das Fürchten beibrachten.

Noch so großes Aufsehen erregende Ereignisse werden indessen, sind sie erst einmal vorüber, rasch wieder vergessen. Es sei denn, sie wiederholen sich in kürzeren Abständen, graben sich dadurch im kollektivem Gedächtnis ein und traumatisieren, wie zum Beispiel die vielen Kriege in manchen strategisch wichtigen Gegenden Mitteleuropas während der letzten Jahrhunderte ganze Bevölkerungen. Im allgemeinen prägt auf Dauer jedoch stärker und formt das kollektive Nichtbewußte intensiver, wovon die Menschen ständig umgeben sind oder in der Geschichte umgeben waren und was ununterbrochen auf sie einwirkte.

Betrachten wir in diesem größeren Zusammenhang nun insbesondere das Sterbegeschehen, dann hatte sich zwischen Manuel, Baldung und Holbein einerseits und Hodler, Munch und Simberg andererseits kaum etwas geändert - obwohl vier Jahrhunderte dazwischen lagen. Hier schien die Geschichte in der Tat quasi stillgestanden zu haben. Gewiß war das Spektrum der vorherrschendsten Krankheiten und Todesursachen im Verlaufe dieses Zeitraums ein anderes geworden. So hatte sich im 18. Jahrhundert die Pest aus Europa zurückgezogen. Im 19. folgten, nach Einführung der Pockenschutzimpfung, die Blattern. Doch umgehend nahmen andere Krankheiten ihre Stellen ein, im 19. vor allem die Cholera, anschließend die Tuberkulose. Die *jahrhundertealte Unsicherheit* menschlichen Lebens war geblieben. Hieran hatte sich zwischen dem 16. Jahrhundert eines Manuel, Baldung und Holbein, und dem 19./20. eines Hodler, Munch und Simberg sozusagen nichts, zwischen den drei letztgenannten und uns dagegen immens viel getan. Man kann sogar ohne Übertreibung behaupten: in diesen wenigen letzten Jahrzehnten hat sich wahrhaft Unerhörtes ereignet. Nie zuvor und nirgendwo sonst auf der Welt war und ist das menschliche Leben so sicher, wie dies zur Zeit bei uns der Fall ist.

Einen Hodler, Munch und Simberg habe ich hier somit gewählt, weil sie uns - ganz am Ende jener Jahrhunderte überdauernden Epoche permanenter Lebensbedrohung - nochmals deutlich machen können, wozu jene einstige lebenslängliche Auseinandersetzung mit Sterben und Tod führte oder führen konnte und wozu wir nach dem Rückzug von Sterben und Tod heute nicht mehr in der Lage sind. Wir haben jene Grundlage ganz einfach nicht länger.

Um es hier ebenfalls noch einmal deutlich zu sagen: es geht mir auch in diesem Kapitel also nicht um einen Forschungsbeitrag zu Leben und Werk von Hodler, Munch oder Simberg, sondern um eine

Einordnung ausgewählter Arbeiten dieser drei Maler in übergeordnete Zusammenhänge (so wie es der Anlage nach in Abbildung 7 deutlich zum Ausdruck kommt).

Da uns die Lebensdaten von Hodler, Munch und Simberg erheblich näher liegen als diejenigen von Manuel, Baldung und Holbein, und zumindest Hodler und Munch internationale Berühmtheit erlangten, meinen wir manchmal etwas vorschnell, sie deshalb auch bis in alle Einzelheiten, wenigstens in allen wichtigen Aspekten zu kennen. Doch sind selbst Fachleute in dieser Hinsicht mittlerweile vorsichtig, wenn nicht gar skeptisch geworden. Gab sich zum Beispiel noch vor einem guten Dutzend Jahren Felix A. Baumann in seinem Katalogvorwort zur Hodler-Ausstellung „Ein Maler vor Liebe und Tod“ selbstsicher: „Selbstverständlich ist Hodlers Wirken weitgehend erforscht, wie er auch einem breiten Publikum durchaus kein Unbekannter ist“ (Baumann 1976, 5), so äußert sich Oskar Bätschmann neuerdings wesentlich zurückhaltender: „In diesem Beitrag diskutiere ich drei Aspekte von Hodlers Malerei: die über vierzig Jahre seines Schaffens sich erstreckende Beziehung auf Holbeins *Toten Christus*, dann seine Beschäftigung mit dem künstlerischen Problem der bewegten Figurenreihe und schließlich das Motiv der ‚Blicke ins Unendliche‘. Ich habe versucht, drei Phänomene aufzugreifen, aus denen sich für Hodler eine Art von internationalem Relief ergibt. Für die Situierung Hodlers im internationalen Kunstgeschehen zwischen 1880 und 1920 sind damit einige weitere Punkte ausgemacht. Man weiß, daß diese Aufgabe deshalb schwierig ist, weil wir trotz den ergebnisreichen Forschungen der letzten zweieinhalb Jahrzehnte noch immer zu wenig über Hodler wissen, insbesondere über seine Verbindungen und Interessen. Doch liegen die Schwierigkeiten nicht allein darin. Das Relief der Malerei in diesem Zeitraum ist selbst in Umgestaltung. Der Mythos der Avantgarde wird seit einiger Zeit einer kritischen Revision unterzogen, die stramme Fortschrittslinie der Innovationen verliert mit der historischen Kritik ihre zauberstabsähnliche Wirkung. Wertungen sind teilweise wieder offen“ (Bätschmann 1989, 9; zum angesprochenen und auch bei uns im folgenden noch wiederholt erwähnten Gemälde Hans Holbeins des Jüngeren ‚Der tote Christus im Grabe‘ von 1521 vgl. Klemm 1980 und Rowlands 1985, beide mit einer Bildwiedergabe).

Auch bei Munch ist Vorsicht am Platze. Angesichts der Flut von Literatur und der enormen Vermarktung seines Oeuvres neigt man gern zum oberflächlichen Urteil seiner „Allgemeinbekanntheit“. Etwas voreilig - wie mir scheint - glaubte man sich bereits mokieren zu dürfen: „‚Der Maler von Liebe, Leid und Tod‘, Zeitgenosse und skandinavischer Landsmann Ibsens und Strindbergs, Prophet von

Freud, Wedekind, Schnitzler - den kennt man nachgerade; den haben die Biographen, die Psychologen und Motivforscher unter den Kunsthistorikern in Beschlag genommen; der ist, mit Millionen von Reproduktionen, in die ,Imagerie populaire' des modernen Psychomarkts eingegangen" (Maurer 1987, 37). Hierzu stellt Arne Eggum, seines Zeichens Chefkonservator am Munch-Museum Oslo, nüchtern fest: „Nach Munchs Tod verbrannte seine Schwester Inger systematisch Tagebücher, Briefe und Notizen, um jeden Hinweis auf die unangenehmen Zustände in dem Haus zu verbergen, die, nach ihrer altjüngferlichen Moralauffassung, die Ehre Munchs und seiner Familie beflecken würden. Es ist deshalb nicht mehr möglich, die Zustände in Munchs Haus im Detail zu rekonstruieren" (Eggum 1980, 373, Anm. 16). Ganz abgesehen von dieser mißlichen Quellensituation warnt er generell: „Es wurde auch darauf hingewiesen, in wie hohem Maß Munchs Kunst zu ästhetischen Spekulationen einlud, da sie die Grenzen der Funktion der Kunst erweiterte" (Eggum 1980, 372).

Um hier dem Leser *unseren* Zusammenhang anschaulicher und damit einsichtiger zu machen, habe ich die Abbildung 7 angefertigt. Wir sehen dort einerseits die Entwicklung des Sterbegeschehens im Zeitraum von 1751 bis 1960 (beziehungsweise 1986) und andererseits, darin eingebettet, die Lebenslauflinien unserer drei Maler. Zwar beziehen sich die angegebenen Mortalitätsdaten auf Schweden, doch treffen sie im großen und ganzen auch auf andere europäische Länder zu, so die Schweiz (Heimat Hodlers), Norwegen (Munchs) und Finnlands (Simberg). Nirgendwo reichen exakte Sterbedaten sonst gleichermaßen weit in die Vergangenheit zurück wie in Schweden. Dort hatte das erste Statistische Zentralbüro der Welt seine Arbeit im Jahre 1749 aufgenommen.

Um nun einerseits die bis in die Zeiten Hodlers (1853-1918), Munchs (1863-1944) und Simbergs (1873-1917) ungebrochen andauernde Lebensunsicherheit für erwachsene Menschen zu dokumentieren und andererseits den anschließend abrupt erfolgten Wandel aufzuzeigen, habe ich die Sterblichkeit von Männern (oben) und Frauen (unten) bei deren Eintritt ins Erwachsenenalter gewählt. Die Höhe der Stapel bezeichnet jeweils die durchschnittliche Anzahl jährlicher Sterbefälle pro tausend Männer und Frauen in einem Alter von 20 bis 24 Jahren, und zwar durchgehend für die Jahrzehnte von 1751-1760 bis 1951-1960.

Wie dieser Abbildung ohne weiteres zu entnehmen ist, schwankten die Werte während des Zeitraums von 1751/60 bis 1911/20 auf einem durchweg hohen Niveau in relativ engen Grenzen, bei den Männern zwischen minimal 6.5 (1901-1910) und maximal 10.9 pro

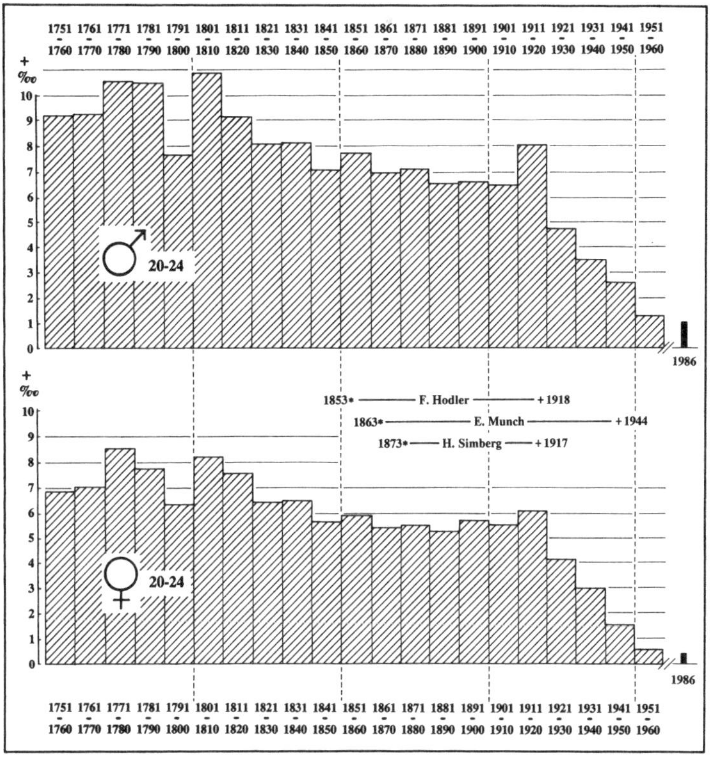

Abb. 7: Sterblichkeit 20-24jähriger Männer (oben) und Frauen (unten) in Schweden von 1751-60 bis 1951-60 sowie in der Bundesrepublik Deutschland 1986. Angaben je 1000 Lebender in diesen Altersgruppen. Darin eingebettet die Lebenslinien von Ferdinand Hodler (1853-1918), Edvard Munch (1863-1944) und Hugo Simberg (1873-1917).

Quellen: Statistiska Centralbyrån [Svensk] (Hrsg.): Historisk statistik för Sverige. Del 1. Befolkning. Andra upplagan 1720-1967. Stockholm: Statistiska Centralbyrån 1969, 112-113; Statistisches Jahrbuch 1989 für die Bundesrepublik Deutschland, 68.

Tausend (1801-1810), bei den Frauen zwischen 5.3 (1881-1890) und 8.6 (1771-1780). Anschließend sanken sie binnen kurzer Zeit auf ein nie zuvor dagewesenes niedriges Niveau. Bei den Männern waren es 1951-1960 jährlich gerade noch 1.2, bei den Frauen sogar nur noch 0.6 je Tausend (für die exakten Angaben vgl. Historisk statistik för Sverige 1969, 112-113; vgl. ferner die Diagramme in: Hofsten-Lundström 1976, 50-51, für Norwegen ab 1846 auch Borgan 1983, besonders eindrucksvoll 18-25; für die Einbettung in den größeren europäischen Zusammenhang vgl. ferner Perrenoud 1989, 13-29 und Vallin 1989, 31-54). In der Bundesrepublik Deutschland gingen die Zahlen mittlerweile (1986) auf 1.0 bei den Männern und 0.4 pro Tausend bei den Frauen zurück. Diese Angaben sind in der Abbildung 7 ganz rechts außen als abgesetzte schmale Stapel eingetragen (vgl. Statistisches Jahrbuch 1989 für die Bundesrepublik Deutschland, 68). Sowohl Hodler wie Simberg waren tot, als der definitive Rückgang einsetzte, und Munch stand 1920 auch schon im 57. Lebensjahr. Kindheit, Jugend, Erwachsenenalter lagen somit bei sämtlichen dreien noch *innerhalb* der alten Periode. Das Jahrhunderte überdauernde Sterbegeschehen hatte sie noch genauso geprägt wie alle früheren Generationen auch; ihre Leben waren nicht weniger unsicher als diejenigen ihrer Vorfahren.

Hinzu kam in sämtlichen drei Fällen, daß ihnen dieser simple Sachverhalt - sollten sie ihn je „vergessen“ haben - durch *die* Seuche des 19. und beginnenden 20. Jahrhunderts, die Tuberkulose, immer wieder auf brutalste Art und Weise in Erinnerung gerufen wurde. Während Simberg im Alter von nur 44 Jahren selbst an ihr starb, waren es bei Hodler und Munch reihenweise Familienangehörige, die der Krankheit erlagen. Schauen wir zuerst bei den Hodlers nach:

1852: 4. Dezember in Bern: Heirat von Johann Hodler, geboren 1829, Tischler, mit Margareta Neukomm, geboren 1828, Köchin, Färberei- und Landarbeiterin.
1853: 14. März: Geburt von Ferdinand Hodler.
1854: 1. Mai: Geburt von Ferdinands Bruder Johann Adolf.
1855: 12. August: Geburt von Ferdinands Schwester Marie-Elise.
1857: Der Vater Johann Hodler erkrankt an Schwindsucht (Tuberkulose), die ihn zusehends von seiner Arbeit abhält.
1858: 24. Mai: Ferdinands zweiter Bruder Friedrich Gustav wird geboren.
1859: 26. August: Ferdinands dritter Bruder August kommt zur Welt. Er stirbt am 19. Dezember, kaum vier Monate alt, an Tuberkulose.
1860: 7. Oktober: Das sechste Kind der Familie Hodler-Neukomm,

Theophile August, wird geboren. 24. Dezember: Am Weihnachtstage stirbt Johann Hodler in seinem 32. Lebensjahr an Tuberkulose.
1861: 9. April: Ferdinands Bruder Friedrich Gustav stirbt in seinem dritten Lebensjahr an Tuberkulose.
1867: Am 27. März bricht Ferdinands schwindsüchtige Mutter bei der Arbeit zusammen und stirbt. Auf einem gewöhnlichen Karren wird der rohe Sarg auf den Friedhof gefahren.
1871: 17. Dezember: Ferdinands Bruder Johann Adolf Hodler stirbt in seinem 17. Lebensjahr an der Schwindsucht. Von Beruf war er Schreiner gewesen.
1875: Sommer: Reise Ferdinand Hodlers nach Basel. Er besucht die Kunstsammlung und ist insbesondere von den Arbeiten des jüngeren Hans Holbein beeindruckt, am nachhaltigsten von dessen 1521 entstandenen Gemälde ‚Der tote Christus im Grabe'.
1876: Auf das Holbein-Erlebnis zurückzuführen sind zwei gemalte Bilder, die in Hodlers Oeuvre das Todesmotiv einleiten: ‚Der tote Landarbeiter' und ‚Die tote Bäuerin'.
1879: Am 2. Dezember stirbt der letzte noch überlebende Bruder August. Todesursache: Tuberkulose.
1885: In Paris stirbt Hodlers Schwester Marie-Elise, das letzte überlebende der fünf Geschwister, an Tuberkulose (Zusammenstellung nach Brüschweiler 1983, 43-170).

Komprimiert man diese familienbezogenen Angaben noch weiter und preßt sie in ein dürres biographisches Stenogramm, ergibt sich folgendes, für uns kaum noch vorstellbare Bild. - Der Vollständigkeit halber füge ich Ferdinands eigenen Sohn Hector hinzu. Auch er starb an Tuberkulose, zwar erst zwei Jahre nach dem Tod seines Vaters, doch hatte sich die Krankheit bereits 1911 bemerkbar gemacht.

Johann Hodler, Vater: 1829-1860, +31jährig, an Tuberkulose
Margareta Neukomm, Mutter: 1828-1867, +39jährig, an Tuberkulose
Ferdinand: 1853-1918 [+in Genf, 65jährig, an einem Lungenödem]
[Sohn Hector, 1887-1920, +33jährig, an Tuberkulose]
Johann Adolf: 1854-1871, +17jährig, an Tuberkulose
Marie-Elise: 1855-1885, +30jährig, an Tuberkulose
Friedrich Gustav: 1858-1861, +3jährig, an Tuberkulose
August: 1859-1859 (August-Dezember), +vierteljährig, an Tuberkulose
Theophile August: 1860-1879, +19jährig, an Tuberkulose

Ferdinand Hodler war somit 7jährig, als er durch den Tod des Vaters Halb- und 14, als er durch den Tod der Mutter Vollwaise wurde. Schon mit 6 hatte er seinen ersten, mit 8 den zweiten, mit 18 den dritten und mit 26 den vierten Bruder verloren, mit 32 Jahren schließlich auch noch seine Schwester und damit das letzte Familienmitglied. Wie hätte in einem solchen Menschen je das Gefühl von Lebenssicherheit aufkommen können, welches uns heute bis hoch ins Erwachsenenalter ganz selbstverständlich geworden ist? Mit sechs Jahren vermag auch ein Kind schon zu begreifen, was „tot sein" meint. Man vertiefe sich später bloß einmal in die untere Hälfte von Abbildung 9. Wenn wir dem schon erwähnten Munch-Spezialisten Arne Eggum glauben dürfen, haben wir es beim dort wiedergegebenen Kind mit Munchs 1862 geborenen Schwester Sophie zu tun. *Sie* war sechs Jahre alt, als ihre Mutter, hinter ihr auf dem Totenbett liegend, 1868 starb, auch sie an Tuberkulose.

Eggum schreibt: „Das Mädchen weist Ähnlichkeiten mit der Schwester Sophie auf. Es liegt nahe anzunehmen, daß die Erinnerung an den Abschied von der Mutter gespiegelt wird. Das Gesicht des Mädchens hat ein verquältes, leidendes Gepräge und drückt nackte und unverhohlene Angst und Verzweiflung aus. Es ist in dem Augenblick abgebildet, in dem es wirklich versteht, daß die Mutter unzugänglich ist" (Eggum 1980, 360). Wieso sollte ein sechsjähriger Knabe nicht auch den Tod seines Brüderchens begreifen können? Jedenfalls lesen wir in den Ausführungen „Zur Entwicklung des kindlichen Todesbegriffes" beim Medizin-Psychologen Hans Peter Rosemeier, daß ein „drei- bis vierjähriges [Kind] schon gut in der Lage ist, Trauer über ein verstorbenes Tier im Hause zu empfinden, und beginnt, auch die Trennung beim Verlust naher Personen als ein Fehlen zu empfinden"; nur „für Kinder unter fünf Jahren [ist] der Tod noch reversibel" (Rosemeier 1984, 299-300; vgl. auch Breidenbach 1987).

Wie soeben schon angedeutet, blieben auch die Munchs nicht von der Tuberkulose verschont. Seit 1864, Edvards zweitem Lebensjahr, wohnten sie in Christiania, wie Oslo bis 1925 hieß. Dort starb nicht nur seine Mutter 1868 im Alter von dreißig Jahren an der Krankheit, sondern 1877 auch seine Schwester Sophie - mit ganzen fünfzehn. Sie war nur ein Jahr älter als der Maler und stets seine Lieblingsschwester gewesen. Die Erinnerungen an diese frühen Todesfälle in der eigenen Familie begleiteten Munch ein Leben lang. Sie bildeten eine der wesentlichsten Voraussetzungen für die große Zahl von Kranken- und Sterbezimmerbildern im seinem Oeuvre.

Schon sein erstes Werk war diesem Thema gewidmet. Es handelt sich um die Urfassung des ‚Kranken Kindes' aus dem Jahre 1885/86.

Sie steht am Beginn seiner Laufbahn. Er war damals 23jährig. Später bezog er sich häufig auf dieses Bild und meinte wiederholt, daß alles, was er später geschaffen habe, seine Wurzeln im ‚Kranken Kind' hätte. Die Tafel befindet sich heute in der Norwegischen Nationalgalerie in Oslo. Zehn Jahre später, 1896, malte er eine zweite Fassung. Sie ist heute im Kunstmuseum im schwedischen Göteborg zu sehen (vgl. zu dieser Version Schütz 1987, Bildbeschreibung mit ganzseitiger Farbwiedergabe). Eine dritte und eine vierte Fassung entstanden 1907. Sie sind in der Thielschen Galerie in Stockholm beziehungsweise in der Tate Gallery in London ausgestellt. Die fünfte Fassung stammt aus dem Jahre 1921/22, eine sechste schließlich von 1926/27. Beide werden im Munch-Museum in Oslo aufbewahrt. (Die letztgenannte Version diente mir als Vorlage für die Umzeichnung in Abbildung 9.)

Alle Fassungen sehen einander ähnlich und sind auch ähnlich groß, rund 120 Zentimeter im Quadrat. Doch gleich sind sie nicht. Die „Arbeit an der Erinnerung" (so der Buchtitel bei Schneede 1984) zeigte im Verlauf der Jahrzehnte Wirkung. Hierin liegt auch begründet, weshalb sich Munch so vehement gegen Unterstellungen zur Wehr setzte, er hätte aus „Verkaufsgründen" bloß immer wieder „Kopien" des ‚Kranken Kindes' angefertigt. (Das Gemälde ebenso wie die im Zusammenhang damit entstandenen Graphiken gehör[t]en zu seinen populärsten Werken.) „Man lärmt, wenn ich das Bild mehrmals male. Aber ein Bild, ein Motiv, mit dem ich ein ganzes Jahr gekämpft habe, ist nicht mit einem einzigen Gemälde erledigt. Ich habe nie eine echte Kopie meiner Bilder gemacht" (Schneede 1984, 61-62; Schneede geht den Unterschieden zwischen den einzelnen Fassungen im Detail nach, ebenso Magnaguagno 1987, besonders 63-67). Man hat zudem mit Recht darauf hingewiesen, daß „Erinnerungsbilder keine endgültigen Bilder" sein können, daß bei Munch hierbei oft ganz „verschiedene Aspekte der gleichen Sache um das Interesse konkurrieren" und er bisweilen „seine früheren Bilder als Inspirationsquellen benutzte und nicht mehr im gleichen Maß aus der Erinnerung schöpfte" (Eggum 1980, 367; vgl. auch Krieger 1978, 15). Wir werden weiter unten hierauf zurückkommen.

Erinnern wir uns an dieser Stelle daran, daß Edvard vierzehn war, als seine Schwester starb, und fünf, als die Mutter der Tuberkulose erlag. Auch er selbst fühlte sich dem Tod oft näher als dem Leben. Er war von schwächlicher Konstitution und in seiner Jugend oft krank. „Als ich geboren wurde, beeilte man sich, mich notzutaufen, weil man glaubte, ich würde sterben. Ich überstand damals die Krankheit, aber die Angst verfolgte mich durch meine ganze Kinder- und Jugendzeit" (so Munchs eigene Worte in Briefen und Aufzeichnungen, vgl. Schneede 1984, 30-31). Das Trauma saß so tief, daß er sich in den sechs Fassungen des ‚Kranken Kindes' bisweilen selbst - anstelle des Mädchens - im Lehnstuhl wähnte: „Im ‚Kranken Kind' konnte von keinem anderen Einfluß die Rede sein, als von dem der Erinnerung an mein Elternhaus. Diese Bilder waren meine Kindheit und mein Elternhaus. ... es war nicht ich allein, der dort saß, es waren alle meine Lieben" (Schneede 1984, 22). „In dem kranken Kind bahnte ich mir neue Wege - es war ein Durchbruch in meiner Kunst. - Das meiste dessen, was ich später gemacht habe, wurde in diesem Bild geboren" (Eggum 1980, 198).

Die Munchs, Hodlers, Simbergs waren zu ihrer Zeit beileibe keine Ausnahmen. Wiederum wissen wir aufgrund der einzigartigen Quellenlage am besten über Schweden Bescheid. Seitdem das Statistische Zentralbüro dort 1749 seine Arbeit aufnahm, liegen jährliche Angaben über Verstorbene vor, und zwar aufgelistet nach Alter, Geschlecht und Todesursache. Eine der vorgedruckten Rubriken gilt hierbei den Sterbefällen an Tuberkulose. Vor wenigen Jahren wurde dieses umfangreiche Material aufgearbeitet und die Ergebnisse unter dem Titel „Tuberkulose. Vorkommen und Ursachen einer Krankheit. Schweden 1750-1980" publiziert (Puranen 1984; Titel und Abhandlung original schwedisch [„Tuberkulos. En sjukdoms förekomst och dess orsaker. Sverige 1750-1980"], doch mit umfangreicher englischer Zusammenfassung; die gesamte Arbeit umfaßt 569 Seiten). Immer wieder zieht Puranen darin allerdings auch Parallelen zur Geschichte dieser Seuche in anderen europäischen Ländern, so in der Schweiz (für uns in bezug auf Hodler wichtig), Norwegen (bezüglich Munchs) und Finnland (im Hinblick auf Simberg; vgl. die Tabellen und Diagramme bei Puranen 1984, vor allem 119, 121, 123).

Nach Puranen schwankte die Tuberkulose-Sterblichkeit zwischen 1880 und dem Ausbruch des Ersten Weltkrieges in der Schweiz zwischen 2.0 und 2.7 je tausend Einwohner, in Norwegen zwischen 2.4 und 3.1, während in Finnland die höchsten Werte bei 2.8 lagen. Wie schon mit Bezug auf die allgemeine Sterblichkeit (und natürlich im Zusammenhang damit, beziehungsweise umgekehrt; vgl. noch-

Quelle: Basel: Öffentliche Kunstsammlung, Kunstmuseum. - Umzeichnung.

Quelle: Brüschweiler 1976, 169. - Umzeichnung.

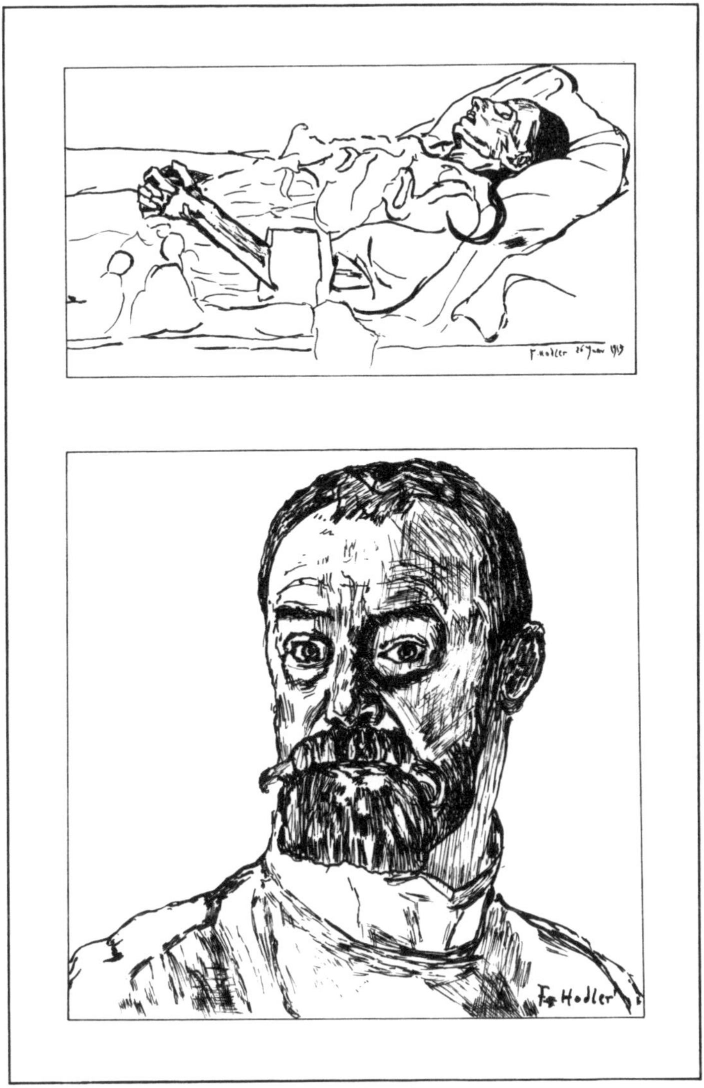

Abb. 8: Ferdinand Hodler (Bern 1853 - Genf 1918):
Oben: Die tote Valentine Godé-Darel, 26. Januar 1915. Bleistift, Öl auf Papier, 39,5 x 64 cm.
Unten: Selbstbildnis, 1915. Öl auf Leinwand, 40 x 38 cm. Basel: Sammlung Ernst Müller. Dieses Selbstbildnis ist möglicherweise noch vor Hodlers Sommeraufenthalt in Néris bei Vichy entstanden.

mals die Abbildung 7) erfolgte der Durchbruch nach unten auch hier erst in den 1920er Jahren. Hodler war jedoch bereits 1918 gestorben, Simberg noch ein Jahr früher! Was Norwegen - und damit Munch - betrifft, so sank dort die Tuberkulosesterblichkeit für Männer erstmals im Jahrfünft 1921-1925 unter die Zwei-Promille-Schwelle (1.98). Schließlich lag sie im Todesjahrfünft des Malers noch bei 0.8 pro tausend Einwohner (Statistisk Sentralbyrå 1978, 64, vgl. bezüglich der Mortalitätsentwicklung in Norwegen 1846-1980 ferner generell Borgan 1983).

Kommen wir vor diesem ganzen Sterblichkeitshintergrund nun zuerst näher auf Hodler und die Umzeichnungen von zwei seiner Werke in Abbildung 8 zu sprechen. Oben hatte ich in das chronologische Stenogramm, abgesehen von den Lebensdaten der Familienangehörigen, einzig die knappen Hinweise auf sein Studium 1875 von Holbeins Basler ‚Christus im Grabe' und die zwei im Jahre darauf entstandenen Bilder ‚Der tote Landarbeiter' und ‚Die tote Bäuerin' aufgenommen. Kunsthistoriker sehen im damaligen Basler Museumsbesuch gern *das* Schlüssel-Erlebnis des jungen Hodler. Bei Bätschmann trägt das ganze erste Kapitel sogar die Überschrift: „Holbein: ein Erlebnis" (Bätschmann 1989, 9-15). Darin lesen wir: „1875 sah Hodler in Basel zum ersten Mal den *Toten Christus*. Daß für Hodler das Bild Holbeins wichtig war, belegen nicht nur die beiden Versuche vom folgenden Jahr, sondern auch seine späteren, wiederholten Äußerungen. Doch scheint es, daß sich Schock und Verzweiflung erst vierzig Jahre später einstellten, als er zeichnend und malend das Sterben seiner Geliebten Valentine Godé-Darel registrierte und in ihrem Tod die volle Grausamkeit von Holbeins Christus fand". Dies - wenn auch mit gebührender Vorsicht („... Doch scheint es ...") festzustellen - ist das eine. Das andere ist, daß sich Bätschmann dann selbst fragt: „Warum aber hat Hodler malend Schritt für Schritt den Verfall und den Todeskampf seiner Geliebten verfolgt?". Eine klare Antwort darauf findet dieser Kunsthistoriker jedoch nicht: „Vielleicht gibt es in seinen schriftlichen Äußerungen ein Bekenntnis, wir wissen es noch nicht" (Bätschmann 1989, beide Zitate 13).

Nun versteht sich gewiß von selbst, daß keine zwei Menschen gleich auf ein Kunstwerk reagieren, und ebenso, daß Sterben und Tod eines geliebten Wesens wohl selten vollständig übereinstimmende Reaktionen hervorrufen würden, selbst bei Nächststehenden nicht. Als einem Nicht-Fachmann steht es mir nicht zu, in bezug auf Hodler und die Frage Bätschmanns mitreden zu wollen. Jedenfalls wären auch mir keine Offenbarungs-Äußerungen Hodlers bekannt. Darum aber geht es in unserem Zusammenhang auch gar nicht. Ich möchte hier vielmehr zu bedenken geben, ob jemand, der während Kindheit, Jugend, jungen Erwachsenenjahren dermaßen häufig mit Sterben und Tod in allernächster Nähe konfrontiert wurde wie Hodler, dann wirklich ein paar Jahre oder auch Jahrzehnte später im reifen Erwachsenenalter noch schockiert sein kann, wenn sich Sterben und Tod erneut bei nahestehenden Menschen einstellen? Wer sollte denn besser hierauf vorbereitet und darauf gefaßt sein?

Mir scheint, daß Brüschweiler schon vor einem Vierteljahrhundert in die richtige Richtung wies, als er schrieb: „La mort a brutalement marqué l'enfance, la jeunesse, toute la vie de Ferdinand Hodler. Il avait sept ans lorsqu'il perdit son père, quatorze ans à la mort de sa mère; entre sa sixième et sa trente-sixième année, il devait voir s'en aller successivement ses frères, sa soeur et l'un de ses demi-frères, tous emportés par la phtisie, maladie qui fit des ravages dans le milieu misérable dont Hodler était issu. Cette familiarité qui lui fut imposée dès sa tendre enfance avec la fatalité de la mort explique un phénomène de prime abord déconcertant: sa capacité d'affronter la mort comme un événement aussi naturel et inévitable que la vie elle-même, et de la représenter avec le même courage, la même force qu'il mit à illustrer le combat, le combat pour la vie. Hodler peint la mort comme le terme tragique, mais inéluctable de la lutte pour l'existence. On retrouve l'équivalent de ce positivisme héroïque jusque dans ses paysages, dans les représentations complémentaires de la montagne - expression du dynamisme vital de Hodler - et de certains rivages dont l'immuable horizontalité évoque le repos absolut de la mort“ (Brüschweiler 1966, 163-164; zum zuletzt angesprochenen wichtigen Punkt vgl. zudem die Beiträge von Guido Magnaguagno „Landschaften“ und von Dieter Honisch „Das Spätwerk“, beide in: [Ausstellungskatalog] Ferdinand Hodler 1983, 309-320 und 447-458. - Da Brüschweiler den eben zitierten Text zehn Jahre später in seiner Katalog-Einführung zu „Ein Maler vor Liebe und Tod“ fast wortwörtlich auf deutsch wiederholte, gebe ich die Passage im folgenden auch noch in dieser Sprache wieder: „Wie angedeutet, hat der Tod die Kindheit, die Jugend, ja das ganze Leben Ferdinand Holders auf brutale Weise gestempelt. Er war siebenjährig, als er seinen Vater verlor, vierzehnjährig als er seine auf einem Acker zusammengebrochene Mutter auf einem Schubkarren tot nach Hause schleppen mußte. Zwischen seinem sechsten und seinem einunddreißigsten Lebensjahr sind seine vier Brüder, seine Schwester und ein Halbbruder alle der Schwindsucht zum Opfer gefallen: es war dies die Krankheit des Armenmilieus, dem Hodler entstammte. ‚In der Familie war es ein allgemeines Sterben‘, hat Hodler einmal Hans Mühlestein anvertraut. ‚Mir war schließlich, als wäre immer ein Toter im

Haus und als müßte es so sein.' Die ihm von allem Anfang an auferlegte Vertrautheit mit dem Geschick des Todes erklärt eine *a priori* verwirrende Begebenheit: Hodlers Fähigkeit, dem Tod als einem ebenso natürlichen und unausweichlichen Geschehnis wie dem Leben selbst gegenüberzutreten und ihn mit der gleichen Tapferkeit und der gleichen Kraft zu veranschaulichen, die er zur Darstellung des Kampfes - des Kampfes ums Leben - aufbrachte. Hodler hat den Tod wie das zwar tragische aber unvermeidliche Ende des menschlichen Lebenskampfes aufgefaßt und dargestellt. Er hat den Tod gewissermaßen beschworen, indem er ihm malend begegnete" (Brüschweiler 1976, 25-26).

Auf das bei beiden Autoren - Bätschmann wie Brüschweiler - angesprochene Zeichnen und Malen des Sterbens von Valentine Godé-Darel nehmen nun der obere wie untere Teil der Abbildung 8 Bezug. Zwar war Ferdinand Hodler zwei Mal verheiratet gewesen, von 1889 bis zur Scheidung 1891 mit der Uhrmachertochter Bertha Stucki (geboren 1868), seit 1898 mit der Genfer Lehrerin Berthe Jacques (1868-1957). Dies hinderte ihn jedoch nicht daran, verschiedene außereheliche Beziehungen zu unterhalten, so vor allem zu seinen Modellen. Am prägendsten und dauerhaftesten waren diejenigen mit der Genfer Näherin Augustine Dupin (1852-1909, vor allem in den Jahren 1884-1889/1890), ab 1908 mit der um zwanzig Jahre jüngeren Pariser Professorentochter Valentine Godé-Darel (1873-1915). Aus der Verbindung mit Augustine war 1887 ein Sohn hervorgegangen, der bereits erwähnte Hector; aus derjenigen mit Valentine 1913 eine Tochter namens Paulette. Sie wurde 1920 von Hodlers Witwe Berthe adopiert. Die rechtmäßigen Ehen waren dagegen die eine wie die andere kinderlos geblieben.

Beide Mütter starben somit Jahre vor dem Vater ihrer Kinder: Augustine 1909, Valentine 1915. Nachdem ihm diese Frauen unzählige Male Modell gestanden, gesessen, gelegen hatten, hielt Hodler bei beiden auch Sterben und Tod in Zeichnungen und Gemälden fest. Da sowohl zu den vier Ölbildern, die im Zusammenhang mit Augustines Ableben 1909 entstanden, wie auch zu den zehn Krankenbildnissen Valentines aus den Jahren 1913-1914 und den anschließenden zwölf Ölgemälden und über vierzig Zeichnungen zum Sterben und Tod dieser Frau je eine eigene Publikation vorliegt, brauchen wir hier nicht in allen Einzelheiten darauf einzugehen (Brüschweiler 1966 und 1976).

Hodler hatte die Mutter Hectors seit zwanzig Jahren nicht mehr gemalt, als er 1909 erfuhr, daß sie im Sterben läge. Während dieser langen Zeit waren jedoch die Kontakte weder zur großen Jugendliebe, noch zum gemeinsamen Sohn Hector je abgebrochen. Das letzte

Mal, daß Hodler vor 1909 das Bildnis eines Toten aus seinem engsten Bekanntenkreis mit Pinsel und Stift festgehalten hatte, war 1901 gewesen. ‚Louis Duchosal auf dem Sterbebett' trägt das Datum vom 1. März jenes Jahres. Der Genfer Dichter und Jugendfreund war am 28. Februar 1901 verstorben. Von jenem Bild können wir den Bogen zurückschlagen zum Jahre 1885, als in Paris Ferdinands Schwester Marie-Elise, sein letztes Geschwister, der Tuberkulose erlegen war. Damit hatte zwar die lange Reihe von Sterbefällen im Familienkreis ein Ende gefunden, doch bedeutete dies nicht, daß Hodler deswegen auch vom Motiv des Sterbens und des Todes losgekommen wäre. Im Gegenteil beschäftigte es ihn auch anschließend permanent dermaßen, daß er in seinem Hauptwerk von 1889/1890, der ‚Nacht' (Kunstmuseum Bern), „seine eigene Todesangst in einer monumentalen Komposition bildhaft gestaltete, indem er sich in dessen Zentrum als eine gegen das schwarzumhüllte Gespenst des Todes krampfhaft sich sträubende Selbstbildnis-Figur hineinprojizierte" (Brüschweiler 1976, 26; eine doppelseitige Farbreproduktion des 116 x 299 cm großen Gemäldes in: [Ausstellungskatalog] Ferdinand Hodler 1983, 4-5).

Der Maler hatte somit Sterben und Tod von ihm Nächststehenden nicht nur immer wieder selbst erlebt, sondern seit dem ‚Toten Landarbeiter' und ‚Der toten Bäuerin' von 1876 auch immer wieder abgehandelt, bevor er nun im November 1909 die vier Bilder der sterbenden und toten Augustine malte. Drei davon entstanden in den Tagen unmittelbar vor ihrem Ableben am 16. November, das vierte am Tag danach (vgl. hierzu die gesamte Dokumentation Brüschweiler 1966).

Im Vergleich zu dem, was später unter der Bezeichnung „Zyklus Godé-Darel" in die Kunstgeschichte eingehen sollte, erscheinen alle bisher erwähnten Arbeiten Hodlers zum Thema Sterben und Tod jedoch wie bloße sporadische Vorstudien, dies auch schon rein zahlenmäßig. Von den insgesamt mehr als fünfzig Ölbildern, hundertdreißig Zeichnungen sowie etwa zweihundert Skizzen, die in den Jahren 1908 bis 1915 aus der Begegnung des Malers mit Valentine Godé-Darel hervorgingen, sind fast die Hälfte der Bilder und ein Drittel aller Zeichnungen dem Thema der kranken, sterbenden und toten Valentine gewidmet. Seit 1912 war der Gesundheitszustand der Geliebten schwer angegriffen. Seit Anfang 1914 wußte sie, daß keine Aussicht auf Genesung mehr bestand. Sie litt an Krebs.

Nach dem Urteil einiger Kunsthistoriker würden allein die zehn Krankenbildnisse von Valentine aus den Jahren 1913/1914 genügen, um „Hodlers Beitrag zum Motiv der Krankendarstellung in der Malerei des 19. und 20. Jahrhunderts einzigartig" erscheinen zu lassen. „Daß er aber den Mut aufbrachte, ihren Leidensweg fünf Wochen lang sozusagen tagebuchartig in über vierzig Zeichnungen und zwölf Ölbildern festzuhalten, läßt sich nur aus seiner eigenen, bis in die frühe Kindheit zurückführenden Erfahrung des Todes erklären. Die Kenntnis dieser Erfahrung erlaubt es erst, die fundamentale Bedeutung des Themas Tod in Hodlers Werk zu erfassen, seine Haltung dem Tod gegenüber und den ihm gewährten plastischen Ausdruck zu verstehen" (Brüschweiler 1976, 25; mit den „fünf Wochen" ist die Zeit ab dem 17. Dezember 1914, als für die Sterbenskranke keinerlei Hoffnung mehr bestand, bis zum Todestag am 25. Januar 1915 gemeint). Krebskranke und -tote gibt es auch heute noch viele, wesentlich mehr sogar noch als zu Hodlers Zeiten. Doch uns fehlt jene lebenslange Erfahrung, die Hodler eigen war.

Schon Brüschweiler wollte bei seinen tiefschürfenden Hodler-Studien angesichts der sich türmenden Formulierungsprobleme fast resignieren, denn „keine Beschreibung kann den expressiven Eigenschaften solcher Bilder wirklich gerecht werden; wie das Ereignis des Sterbens selbst liegen sie jenseits der mit Worten zu fassenden Erfahrungssphäre des Menschen. Es kann nur versucht werden, die ethische Haltung, welche dieser zugleich aufwühlenden und unerbittlichen Malerei zugrunde liegt, einigermaßen zu klären. Hodlers Kämpfernatur klammert sich hartnäckig an die letzten Lebenszeichen, die Valentines Gestalt noch anhaften, doch seine Erfahrung zwingt ihn, das Sterben als eine unvermeidliche, allen Menschen gemeinsame Tatsache zu akzeptieren. Über die persönliche Tragödie hinaus zeitigt der Tod Valentines die Gemeinschaftlichkeit des menschlichen Schicksals. Deshalb sind die Bilder der in Agonie liegenden Valentine weit über die Darstellung eines bestimmten Menschen hinausgewachsen zur Darstellung des Sterbens der Kreatur schlechthin" (Brüschweiler 1976, 29).

Es liegt mir fern, im folgenden den aufgrund „gewissenhafter und langjähriger Forschertätigkeit zur Zeit besten Hodler Kenner [Brüschweiler]" (Baumann 1976, 5) übertreffen zu wollen. So zitiere ich denn ab hier eine Reihe von Passagen aus der Feder Kompetenterer über diese „weltliche Passion, die in der Kunstgeschichte nicht ihresgleichen hat" (Brüschweiler 1976, 27, 32). Während es sich bei den einen um Wendungen von Brüschweiler selbst handelt, so in anderen Fällen um die Formulierungen von Hans Mühlestein und Georg Schmidt, das heißt jenen „beiden Autoren, die zu den ersten gehören, welche die Werkreihe der sterbenden Valentine gebührend gewürdigt haben" (Brüschweiler 1976, 29; er bezieht sich hierbei auf: Hans Mühlestein und Georg Schmidt: Ferdinand Hodler (1853-1819) - Sein Leben und sein Werk. Erlenbach/Zürich 1942).

Wir setzen zu einem schon fortgeschrittenen Zeitpunkt im Sterbeprozeß von Ferdinands Geliebten Mitte Januar 1915 ein. In vielen Zeichnungen hatte er damals bereits „das menschliche Sich-Fügen [Valentines - seit dem 17. Dezember des vorangegangenen Jahres] ins Geschick des Todes in den Bereich der Schönheit erhoben" (Brüschweiler 1976, 27-28). Hier fährt Brüschweiler fort: „Was Hodler vom 17. Januar an vor Augen hatte, war nicht mehr das zwar furchtbare, aber irgendwie noch fernliegende Gespenst des Todes, das uns bei den Krankenbildern des vorhergehenden Jahres so beeindruckt hatte; es war plötzlich die Begegnung mit dem grausamen, dem greifbar gegenwärtigen Gesicht der Agonie. Immer schärfer stechen die Backenknochen hervor, immer tiefer graben sich die Schläfen- und Augenhöhlen in den Kopf hinein, die Nasenspitze verdürrt mehr und mehr, während fast grotesk ein Haarbüschel aus der sonst glatten Frisur herausstößt" (Brüschweiler 1976, 28; Beschreibung der Bleistiftzeichnung 'Die sterbende Valentine Godé-Darel' vom 17. Januar 1915, abgebildet als Kat.-Nr. 152).

Das Ölgemälde „Die sterbende Valentine Godé-Darel, Halbfigur im Linksprofil vom 24. Januar 1915" haben sodann Mühlestein/Schmidt wie folgt beschrieben und gewürdigt: „Nun ist der Körper schon beinah ganz in die Horizontale des Todes zurückgelegt. Am linken unteren Bildrand stößt eine breite Horizontale bis fast in die Mitte des Bildes und des Körpers vor. Dem im leichenweißen Kissen liegenden Haupt ist eine kleine Frist noch gewährt, eh es auf dem tieferen Totenkissen dann ebenfalls in die Horizontale gelegt wird. Zwischen dem mächtigen, doppelten Kurvenschwung des Kopfkissens aber wird dieses Haupt noch einmal im ganzen Adel seiner Form sichtbar, sobald man das Grauen überwunden hat, dem Sterben so nackt ins Antlitz zu sehen. Der nun vollständig fallengelassene Kiefer spannt die ledrige, grün-olivbraune Haut über den mächtigen Nasenrücken und öffnet darunter den Mund wie einen Abgrund. Man hört förmlich das Röcheln des Sterbens durch Nase und Mund. Zwischen den tief eingefallenen Wangen- und Schläfenhöhlen tritt der Backenknochen wie der Henkel eines Tongefäßes hervor. Hodler kann sich kaum genug tun, mit Linien, Lichtern und Schatten den Extrakt der Form zu fassen, ehe auch sie zerfallen wird. Die letzten Farben des Lebens im Antlitz und das kreidige Weiß des Bettzeuges werden herausgetrieben durch das nüchterne Grau der kahlen Spitalwand hinten" (Hans Mühlestein und Georg Schmidt 1942, zitiert in Brüschweiler 1976, 29-30; es betrifft die Kat.-Nr. 171).

Nach fünftägiger Bewußtlosigkeit starb Valentine am Montag, dem 25. Januar 1915, gegen Abend in ihrem zweiundvierzigsten

Lebensjahr. Zwei Tage später wurde sie auf dem Friedhof Saint Martin von Vevey am Genfer See, dem Sterbeort, beigesetzt. Während Hodler am Todestag selbst kein Bild von Valentine geschaffen zu haben scheint, begann er tags darauf mit einer Serie von insgesamt sieben Studien und Gemälden des aufgebahrten Leichnams. Darunter befindet sich auch jene Bleistift/Öl-Arbeit, die mir für die Umzeichnung in Abbildung 8 diente (Kat.-Nr. 173). Allerdings sind in unserem Zusammenhang jene drei Genfersee-Landschaften ebenso augenöffnend und wichtig, die Hodler am 25. Januar unmittelbar nach dem Ableben Valentines vom Sterbezimmer aus hastig auf Papier brachte (Kat.-Nr. 174, 177 und 180). „Diese Visionen der untergehenden Sonne wurden somit zum Gleichnis von Valentines Abschied vom Leben; sie gehören zu Hodlers schönsten und ergreifendsten Landschaften. Die flach sich hinziehenden Hügel im Vordergrund scheinen den Anblick des leblos daliegenden Körpers wieder aufzunehmen. Diese Landschaften sind gleichsam Sinnbilder der Auflösung des Menschen nach dem Tode“ (Brüschweiler 1976, 30).

Die Beschreibung dieser drei Zwischenglieder vom Sterbetag ist notwendig, um den Kommentar zu den sieben Totenbildern voll zu verstehen: „Hodler hat drei monumentale Fassungen der Toten gemalt und vier dazugehörende Studien ausgeführt - davon zwei teilweise bereits in Öl übergegangene Pinselzeichnungen. Vergleicht man die Bilder der Sterbenden und insbesondere diejenigen vom 24. Januar mit den beiden wohl zuerst entstandenen halbfigurigen Ölskizzen vom 26. Januar [mit Kopflage rechts als Umzeichnung in Abbildung 8], so spürt man förmlich den plötzlichen Übergang vom Leben zum Tod. Wie in einem erloschenen Krater ist das Auge tief in der Augenhöhle versunken, und wie eine Sichel liegt eine schwarze Haarsträhne auf dem weißen Kissen. Die Hände wurden über dem Leib zum Gebet gefaltet und der Oberkörper in leicht diagonaler Lage aufs Kissen zurückgelegt. Wie ein Schlußstrich aber geht unten eine horizontale Linie schon hier quer durch das ganze Bild. Am 24. Januar hatte die Gestalt der Sterbenden noch - durch den letzten Rest der Kräfte, die sie stützten - den bewegten Umriß eines Gebirges. Zwei Tage später ist der Körper in endgültiger Horizontalität erstarrt. ‚La montagne s'abaisse, s'arrondit par les siècles jusqu'à ce qu'elle soit plane comme la surface de l'eau‘, hat Hodler eines Tages von der Natur gesagt. Vor dem Leichnam Valentines erkannte er diese Tendenz der Naturgebilde wieder, sich dem Erdboden gleich zu ebnen, bis sie flach werden wie das Wasser“ (Brüschweiler 1976, 31).

Doch warum habe ich im Anschluß an dieses Bild nun auch noch das Selbstporträt Hodlers in die gleiche Abbildung 8 hineinmontiert?

So sehr ich „den zur Zeit besten Hodler Kenner“ bisher respektvoll und deshalb auch ausführlich habe zu Wort kommen lassen und dies gleich noch einmal tun werde, so möchte ich - auch im Hinblick auf die noch anstehenden Abbildungen in diesem Buch, insbesondere die beiden Umzeichnungen von Munch in Nummer 9 - an einigen Stellen doch andere Akzente setzen. Wenn Brüschweiler im Anschluß an die zehn Bilder der kranken Valentine schreibt: „Kunstgeschichtlich betrachtet, steht Hodlers Beitrag zum Motiv der Krankendarstellung in der Malerei des 19. und 20. Jahrhunderts wohl einzigartig da. Man kann ihn in Hinsicht auf die malerische Ausdruckskraft höchstens etwa mit Géricault's Darstellungen aus dem Pariser Irrenhaus der *Salpêtrière* oder mit gewissen Krankenbildern Edvard Munchs (zum Beispiel *Das kranke Kind*) vergleichen“ (Brüschweiler 1976, 25), so möchte ich dem zwar nicht kunstgeschichtlich, sehr wohl jedoch psychologisch oder - wenn man so will - menschlich entgegenhalten, daß Munch *Gemeinschaften* im Blickfeld hatte und seelischen Austausch festhielt. Hodlers Valentine dagegen ist *allein* krank, sie stirbt in ihren Bildern *allein* und ist *allein* tot. Hodler steht daneben, beobachtet, zeichnet, malt, hält fest, ist - ganz wörtlich genommen - nicht im gleichen Rahmen mitverankert. Ich muß die beiden Bilder erst zusammenmontieren und dann selbst einen gemeinsamen Rahmen darumherum ziehen.

Indem ich auf diese getrennten Positionen von „Maler“ und „Modell“ hinweise, sage ich nicht, daß in Hodler beim Skizzieren, Zeichnen, Malen nichts vorgangen wäre, daß er *nur* registriert hätte. Doch „zu den existentiellen und emotionalen Beweggründen tritt ein rein kreativer Antrieb, der Hodler nicht minder zur Schöpfung der Werkreihe der Sterbenden und Toten angeregt haben mag“ (Brüschweiler 1976, 26). Noch deutlicher wird in dieser Hinsicht Bätschmann, wenn er schreibt: „Hodler soll sich darüber im klaren gewesen sein, daß kein Maler zuvor eine derartige Dokumentation des Sterbens und des Todes zu verfertigen gewagt hatte“ (Bätschmann 1989, 10). Der Gießener Kunsthistoriker geht in seinem Verdacht sogar noch einen Schritt weiter und fragt unverblümt: „Hat Hodler durch seine trauervolle Begleitung der Geliebten etwas für seine Kunst gewonnen? Seine überlieferte Äußerung, solche Bilder habe ‚noch niemand gemacht‘, rechtfertigt diese Frage“ (Bätschmann 1989, 14). Bezugnehmend auf die oben erwähnten drei Landschaften vom Sterbezimmer aus gibt er auch gleich die Antwort: „Dreimal hat er sich von der Toten abgewendet und den Himmel über dem Genfersee mit den Wolken in gelbem und rotem Licht gemalt. Diese Landschaften mit den waagrechten Wolkenschichten über dem tiefliegenden Horizont sind formale Gleichnisse zu der toten Frau, die im Rücken des Malers lag. Sie sind aber auch Gegenstücke, Bemächtigungen der Farbe, die hier nach dem Zerbrechen der Linien erstmals wieder als primäres Ausdrucksmittel ergriffen wird. Mit diesen Landschaften gewann Hodler seine Ergänzung vom Zeichner zum Maler; sie bereiteten die Landschaften des letzten Lebensjahres vor, in denen Farbe und Licht ihre Verbindung demonstrieren und die Komposition hervorbringen" (Bätschmann 1989, 15).

Während vieler Jahre zuvor, von etwa 1890 bis 1915, war das Interesse Hodlers sehr viel stärker auf das Lineare, auf die Gliederung, den Aufbau, die Durchführung seiner Werke gerichtet gewesen als auf die Farbe. Hodler hatte somit sehr wohl etwas „für seine Kunst gewonnen"! Er gewann dabei sogar *sehr viel*: „Gewiß hat er während der drei Jahre, die ihm noch zu leben vergönnt waren, unermüdlich weitergearbeitet und Bedeutendes geschaffen. Das Erlebnis mit Valentine scheint sogar zu einer Entfesselung des rein Malerischen und einem Aufleuchten der Farbigkeit in seinem Spätwerk beigetragen zu haben" (Brüschweiler 1976, 33).

Und dennoch! Gleichzeitig ist auch folgendes Wort aus dem Mund des Malers belegt. Er sprach es aus am 14. März 1914, also seinem 61. Geburtstag: „So kommt der Tod auf uns zu, jede Sekunde unseres Lebens ist das eine schöne ruhige Bewegung und eine Gegenbewegung. Wenn du ihn aufnimmst in dein Wissen, in deinen Willen: das schafft die großen Werke" (zitiert nach Brüschweiler 1976, 33). *Dies* ist, was ich mit der Umzeichnung seines Selbstbildnisses von 1915 in Abbildung 8 einfangen wollte.

Hodler hat sich Zeit seines Lebens, wenn manchmal auch in großen Abständen, immer wieder selbst dargestellt. Es sind nicht weniger als siebenundvierzig gemalte und zweiundvierzig gezeichnete Eigenporträts bekannt. Zitieren wir abschließend noch einmal Brüschweiler, und zwar im Hinblick auf die Umzeichnung 8 unten: „1915 war zugleich das Jahr, in dem sich die ersten Anzeichen von Hodlers eigener Krankheit - chronische Atembeschwerden - meldeten. Im Sommer begab er sich zur Kur nach Néris-les-Bains, einer französischen Badestation unweit von Vichy. Um jene Zeit entstand ein Selbstbildnis, das die Wende in Hodlers Gesundheitszustand sowie das Todeserlebnis des vergangenen Winters unmittelbar widerspiegelt. In seitenverkehrter Anlage stimmt es mit dem Bildnis des Vater gewordenen Hodlers von 1914 überein, doch der Ausdruck ist nicht mehr derjenige der mit Rosen beteuerten Lebensbejahung; es ist ein dem Maler selbst zutiefst problematisch gewordener Blick am Beschauer vorbei ins Leere. Somit wurde der Godé-Darel-Zyklus gewissermaßen zur Vorwegnahme von Hodlers Begegnung mit seinem eigenen Tod" (Brüschweiler 1976, 32-33).

Wenn Kunsthistoriker „Holbein: ein Erlebnis“ gern an den Anfang von Hodlers künstlerischer Entwicklung stellen, insbesondere „die über vierzig Jahre seines Schaffens sich erstreckende Beziehung auf Holbeins *Toten Christus*“ (Bätschmann 1989, 9), so möchte ich meinerseits Holbein nun auch gern an den Abschluß von Hodlers Schaffen gestellt sehen. Wir hatten das vorangegangene dritte Kapitel damit beendet, daß wir eine Reihe von Überlegungen zu den drei Sterbe/Tod-Alternativen in Holbeins ‚Ambassadoren‘-Gemälde anstellten (vgl. hier nochmals die Abbildung 6a). Zur Sprache kamen dort nacheinander: für Gläubige die überirdische „Unsterblichkeit“, für Künstler, Wissenschaftler, Berühmtheiten aller Art ein bißchen irdische „Unsterblichkeit“ aufgrund herausragender Leistungen, und schließlich für diejenigen, die weder der ersten noch der zweiten „Unsterblichkeit“ trauten und die sich allein auf den Boden der größten Wahrscheinlichkeit stellten: Schädel und Grab.

Im Verlaufe seines Lebens war der aus bescheidensten Verhältnissen stammende Ferdinand Hodler gewiß ein berühmter, reicher Mann geworden. Zu seinen Lebzeiten wiederfuhren ihm, gemessen an Schweizer Verhältnissen, außergewöhnliche Ehrungen. „Vom 14. Juni bis 5. August 1917 [Hodler war damals also 64jährig] zeigt das Zürcher Kunsthaus eine Kollektivausstellung von Hodler mit 606 Werken, die bis anhin umfassendste Übersicht über sein gesamtes Schaffen. Die Ausstellung weist einen außerordentlichen Besucher- und Presseerfolg auf. Erstmals darf Hodler die einstimmige Anerkennung in seiner Heimat erfahren. Im November kann er seinem Sohn melden, er habe für 400 000 Franken Bilder verkauft“ (Brüschweiler 1983, 167). Kurz darauf malte er eines seiner letzten Eigenporträts, das „Selbstbildnis mit grünem Kittel“ (1917, Sammlung Max Schmidheiny, Farbwiedergabe in Baumgartner 1989, 113; ebenso in: [Ausstellungskatalog] Ferdinand Hodler 1983, Kat.-Nr. 210, S. 441).

Hören wir uns dazu die Urteile von zwei Fachleuten an: „Das *Selbstbildnis mit grünem Kittel* ist mit aller Wahrscheinlichkeit infolge der ruhmreichen Zürcher Ausstellung entstanden. Vielfältige Eindrücke ruft dieses Porträt hervor. Nicht Selbstzufriedenheit, aber immerhin eine gewisse Genugtuung kommt in der stolz aufgerichteten Haltung zum Ausdruck. Skeptisch ist indessen der Kopf abgewendet, und der erstaunte Gesichtsausdruck erfährt hier eine sonderbare Distanzierung: es ist, als müsse Hodler seinen Stolz durch die Infragestellung seiner selbst aufwiegen, als nähme er Abstand von sich selbst wie auch von dieser Welt. Aus dem imposanten Format dieser Halbfigur ist unmißverständlich die Absicht des Dargestellten, sich ein Denkmal zu setzen, zu erkennen“ (Brüschweiler

1983, 167). Hierauf Bezug nehmend, fügt Baumgartner den für uns entscheidenden Satz hinzu: „Falls es wirklich Hodlers Absicht gewesen sein sollte, sich mit diesem Bildnis nach dem Triumph, den die Ausstellung im Zürcher Kunsthaus für ihn bedeutete, ein Denkmal zu setzen, dann spräche aus diesem Denkmal auch das Wissen um die Vergänglichkeit jeglichen Ruhms" (Baumgartner 1989, 112). Ein „bißchen" irdische „Unsterblichkeit"! Hodler war sich dessen durchaus bewußt. Auch für ihn, den Ruhmreichen und Wohlhabenden, blieb nichts weiter als die dritte Ebene.

Kommen wir nun auch nochmals auf Edvard Munch und die Umzeichnung seiner beiden Arbeiten in Abbildung 9 zurück. Über deren Einbindung in den übergeordneten Sterblichkeitszusammenhang hatten wir bereits zu Beginn des Kapitels gesprochen. Dessen eingedenk, ergeben sich nun fast zwangsläufig weitere Ähnlichkeiten zwischen der Kunst des Schweizers und des Norwegers. Bei Bätschmann war mit Bezug auf Hodler zu lesen: „[Seine] Beschäftigung mit der sterbenden und der toten Geliebten und seine Rezeption von Holbeins *Christus* reihen sich ein in die außerordentlich verbreitete Rückbeziehung auf dieses Bild und in die vielfältige Hinwendung der zeitgenössischen Maler zum Thema des Kranken und des Toten. ... Statt des heroischen Totenbettes wurde nach der Mitte des Jahrhunderts bis um 1920 Holbeins *Toter Christus* zum Orientierungsbild zunächst vor allem für die zahlreichen Pietà-Darstellungen der erneuerten religiösen oder profanreligiösen Malerei, aber auch für die Gemälde von verstorbenen Geliebten, umgekommenen Arbeitern und ermordeten Politikern" (Bätschmann 1989, 11, 13). Eggum schreibt bezüglich des Totenbettmotivs bei Munch ganz ähnlich: „In der Kunst des 19. Jahrhunderts wurden allmählich Todes- und Krankenbilder populäre Motive; sie wurden die Andachtsbilder ihrer Zeit. Im Kielwasser der großen spiritistischen Wogen aus der Mitte des Jahrhunderts wurde auch die Gottesverehrung mehr privatisiert und besonders in den protestantischen Gegenden [d.h. auch in Norwegen] mehr an die Familie geknüpft. Im

Abb. 9: Edvard Munch (Löten/Hedmark 1863 - Ekely 1944):
Oben: Das kranke Kind, 1926/27. Letzte von sechs Versionen. Öl auf Leinwand, 118 x 117 cm.
Unten: Die tote Mutter und das Kind, 1901. Radierung.

Quelle: Munch-Museum Oslo.

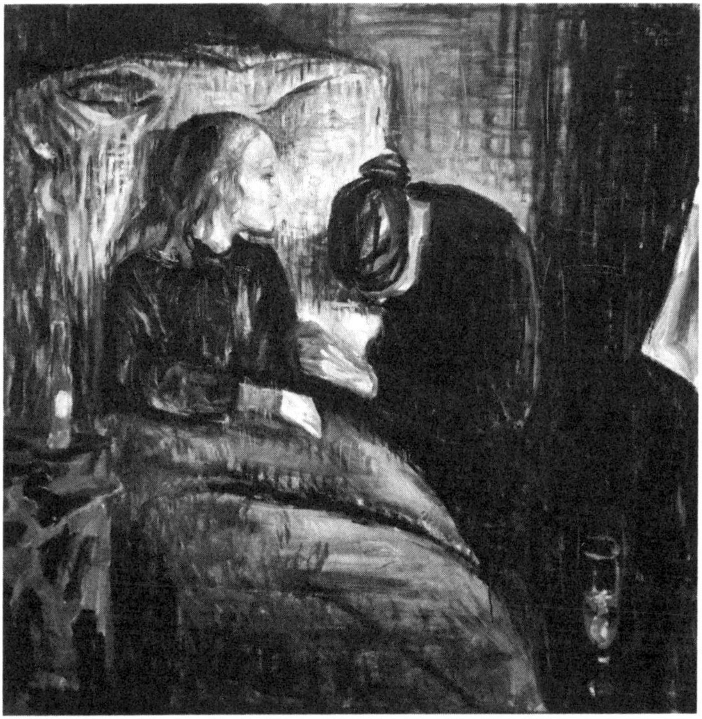

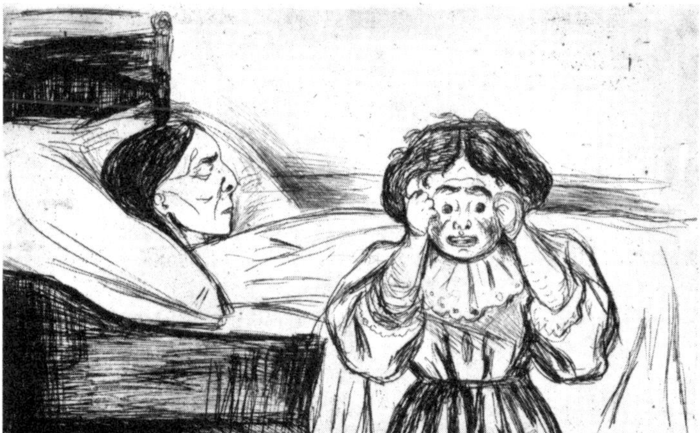

bürgerlichen 19. Jahrhundert war die Familie die tragende Struktur der Gesellschaft. Die Obrigkeit, Kirche und Verteidigung existierten der Familie wegen, nicht umgekehrt. Die großen Ereignisse der Familien abzubilden, wurde zu einer der Aufgaben der Kunst. Gerade der Tod war ein solches Ereignis. Darstellungen des Todes in der Kunst sollten das Publikum andächtig stimmen" (Eggum 1980, 209).

Munch selbst meinte dazu: „Was das kranke Kind betrifft, lebte man ja in der Zeit, die ich die ‚Kissenzeit' nenne. Viele Maler stellten kranke Kinder vor dem Hintergrund eines Kissens dar". Dann fuhr er allerdings nuancierend und präzisierend fort: „Aber mein krankes Kind entstand ja nicht aus dem Motiv. Nein, im kranken Kind konnte von keinem anderen Einfluß die Rede sein als von demjenigen, der von selbst aus meinem Heim hervorstürzte. Wer die Verhältnisse in meinem Heim wirklich kennt, wird verstehen, daß von einem äußeren Einfluß nicht die Rede sein kann, es sei denn in der Bedeutung einer Geburtshilfe. Das war in der Kissenzeit. Ich behaupte jedoch, daß es unter diesen Malern kaum einen gab, der sein Motiv derart bis zum letzten Schmerzensschrei durchlebt hat, wie ich dies in dem kranken Kind tat. Denn nicht nur ich saß dort, sondern alle meine Lieben. Im selben Stuhl, in dem ich die Kranke malte, saßen ich und alle meine Lieben, angefangen von meiner Mutter, Winter auf Winter, und warteten auf die Sonne - bis der Tod sie holte" (Eggum 1980, 342; zur „Kissenzeit" auch Schneede 1984, 19-24).

Genauso wie Hodler sich darüber im klaren gewesen war, „daß kein Maler zuvor eine derartige Dokumentation des Sterbens und des Todes zu verfertigen gewagt hatte" und „kein anderer Maler so weit gegangen ist, eine derart schmerzvolle Reportage zu erstellen" (Bätschmann 1989, 11, 13), betont auch Munch, daß es sich für ihn „darum handelte, sein Motiv bis zum letzten Schmerzensschrei selbst erlebt zu haben. Primär identifizierte Munch sich mit dem kranken Kind, aber er betonte auch, daß alle seine Geschwister und seine Mutter das Gleiche durchgemacht hatten" (Eggum 1980, 342). Die beiden Modelle, die der junge Munch in diesem Bild festgehalten hatte, übten also bloße Vertreterfunktionen aus. Beim „kranken Kind" handelte es sich eigentlich um das Porträt von Betzy Nielsen. Er hatte das elfjährige Mädchen anläßlich eines Patientenbesuchs seines Vaters, der Arzt war, angetroffen. In der zusammengesunkenen „Mutter" sehen wir dagegen Edvards Tante Karen Bjölstad, die nach dem Tod der „richtigen" Mutter an Schwesterstelle den Munchschen Haushalt führte.

So populär dieses Gemälde im Verlaufe der letzten hundert Jahre auch geworden ist (vgl. Umzeichnung Abbildung 9 oben), so war es dies am Anfang keineswegs. Die Premiere verlief überaus unglücklich. Als das Bild im Rahmen der Herbstausstellung 1886 nämlich erstmals gezeigt wurde, gab es in der norwegischen Hauptstadt große Entrüstung unter den Besuchern. Zwei Zeitungsausschnitte mögen dies belegen. Sarkastisch journalistisch tönt der erste: „‚So eine Schmiererei!' - sagt der eine. ‚Nein, das geht nun wirklich zu weit!' - sagt ein anderer. Nummer drei in indigniertem Ton, als sei er der Sprecher der Gedanken und tiefsten Gefühle der gesamten, wahrlich kunstverständigen Menschheit: ‚Das ist ein Skandal, wie kann so etwas die Erlaubnis haben, hier zu hängen!' Nummer vier ist milde ironisch: ‚Du! - was sagst du zu dem Arm da? Der gehört wohl einem Orang-Utan oder einem Polypen? - und, du! ... das kann doch bestimmt nicht eine Hand darstellen, das da? - Das ist ja Fischbrei in Hummersoße!'"

Gemäßigter, teilweise fast widerwillig anerkennend gibt sich der andere: „Bei Munch findet man Genialität. Aber es besteht auch die Gefahr, daß er vor die Hunde geht. Um Munchs willen hätte ich es daher begrüßt, wenn man sein krankes Kind abgewiesen hätte. Nicht etwa, weil es weniger deutlich Ausdruck seiner Begabung ist als seine früheren Arbeiten, sondern weil es zeigt, daß er es mit seiner Selbstentwicklung leicht nimmt. Wie diese Studie heute ist, ist sie nur ein verworfener, halbweg abgeschabter Entwurf. Er ist während der Arbeit selbst müde geworden. Sie ist eine Frühgeburt" (beide Zitate nach Eggum 1980, 336).

Noch in den 1930er Jahren erinnerte sich Munch an jene unwirschen Reaktionen anläßlich der Erstausstellung: „Kein Gemälde hat jemals so viel Ärgernis in Norwegen erweckt. Als ich am Eröffnungstage den Saal betrat, in dem das Bild hing, drängten sich die Leute davor. Man hörte Geschrei und Gelächter. Als ich wieder auf die Straße kam, standen die jungen naturalistischen Maler dort zusammen mit ihrem Führer Wentzel. Er war der gefeierte Künstler jener Zeit. - Humbugmaler! schrie er mir ins Gesicht" (Eggum 1980, 335).

Wir brauchen an dieser Stelle nicht die ganze Weiterentwicklung des Themas ‚Krankes Kind' bei Munch zu verfolgen und auf alle Unterschiede zwischen den sechs gemalten und den noch weitaus zahlreicheren graphischen Versionen einzugehen. So wie ich bezüglich Holbeins ‚Ambassadors'-Gemälde auf eine eigene Bildmonographie verweisen konnte (Hervey 1900), so gibt es auch zum ‚Kranken Kind' eine nur diesem einen Motiv gewidmete Abhandlung (Schneede 1984). Daraus werde ich im folgenden die kunsthistorische Bildbeschreibung übernehmen, denn sie führt in ihrer Tiefgründigkeit direkt ins Zentrum unserer eigenen Überlegungen.

Bei einer bloß flüchtigen Betrachtung des ‚Kranken Kindes'

gelangt man nicht selten zur gleichen Auffassung, die schon Rezensenten anläßlich der Herbstausstellung 1886 äußerten: „Munchs Bild stellt ein junges, anscheinend hoffnungslos krankes Mädchen dar, vielleicht in den letzten Augenblicken. Sie sitzt in einem Sessel unter einer Decke. Die Mutter kniet neben ihr, mit der einen Hand der Tochter in ihren beiden Händen, den Kopf gebeugt, so daß wir von ihrem Gesicht nichts sehen. Das junge Mädchen blickt auf sie herab, als ob sie versuchen wollte, ihr einige Worte des Trostes zuzuflüstern, jedoch nicht die Worte findet" (zitiert nach Eggum 1980, 343). Man glaubt zunächst, in diesem Bild eine Mutter-Kind-Beziehung dargestellt zu finden: ein junges, todkrankes Mädchen mit ausgezehrtem Gesicht und eine vergrämt verzweifelte Mutter, die sich über ihr Kind beugt.

Doch schon Eggums Kommentar hierzu weist in die Richtung, die anschließend Schneede, wie wir weiter unten feststellen werden, noch sehr viel entschiedener einschlägt. Zumindest lehrt uns Eggum, erst einmal genauer hinzusehen: „Wenn auch diese Beschreibung ‚richtig' sein kann, ist es nicht unmittelbar einfach zu sehen, daß die Mutter die eine Hand der Tochter in ihren beiden Händen hält. Wir können die Stellung vielleicht derart erklären, daß die Hände der Mutter auf der Stuhllehne liegen und die linke Hand des Kindes sie berührt, jedoch durch eine starke Verkürzung hinter den zusammengepreßten Händen der Mutter verborgen ist" (Eggum 1980, 344).

Gerade diese symbolträchtige Berührung oder Nicht-Berührung der Hände im Zentrum des Bildes hat sich im Verlaufe der verschiedenen Versionen - die erste 1885/86, die letzte 1926/27 - am grundlegendsten gewandelt. Sie wurde zunehmend deutlicher, bis sich die Hände schließlich begegneten. Munchs dreißigjährige „Arbeit an der Erinnerung" zeitigte Früchte. Am Ende scheint die ursprüngliche Ausweglosigkeit zumindest einer gewissen Hoffnung gewichen zu sein.

Kennzeichnenderweise steht nun bei Schneede die Bildbeschreibung des ‚Kranken Kindes' unter dem Titel „Körpersprache". Im folgenden bezieht er sich auf die erste Fassung von 1885/86, die Munch allerdings in den 1890er Jahren nochmals überarbeitet hatte. Die wesentlichen Punkte treffen indes auch auf die späteren Versionen zu, also auch auf die letzte von 1926/27, die meiner Umzeichnung in der Abbildung 9 zugrunde liegt. Auf den Wandel beim Begegnungsmotiv habe ich bereits hingewiesen. Schneede schreibt: „Eingezwängt zwischen eine Kommodenecke (mit Medizinfläschchen), Fenstervorhang und Tischchen (mit halbgefülltem Glas), ragt schräg ins Bild herein ein Sessel, in dem ein rothaariges, nach rechts abgewandtes Mädchen sitzt, gestützt von einem übergroßen Kissen, den Unterkörper verhüllt von einer Decke. Die rechte Hand liegt kraftlos auf dieser Decke, die linke scheint der Hand der Frau zu begegnen, die neben dem Sessel tief gebeugt sitzt oder hockt. Die untere Hälfte des Bildes wird beherrscht von Gegenständen - Kommode, Flasche, Decke, Tischchen, Glas -, die obere Hälfte von den beiden Köpfen vor dem weißlichen Kissen.

Gegenüber dem ersten Zustand des Bildes [d.h. vor dessen Überarbeitung in den 1890er Jahren] ist die Raumsituation eher geklärt. In der relativ flachen Bildzone mit der stark abfallenden Decke und dem wie hochgeklappt wirkenden Tischchen liegt das dominante Geschehen in der schmalen Schicht der beiden Oberkörper. Die Gegenstände in den Ecken links und rechts unten bezeichnen die vordere, die Sessellehne bezeichnet die hintere Grenze dieses Bildraumes. Links fehlt solche Begrenzung, rechts wird sie durch den Vorhang und ein helles, ein Fenster andeutendes Dreieck markiert. Gänzlich unklar ist die Schichtung im rechten Drittel: Der Arm der Mutterfigur befindet sich vor dem Vorhang, ihr Körper scheint sich in einem Bereich unmittelbar dahinter aufzulösen.

Das durch die Gegenstände errichtete Bildgefüge ist fest und stabil. Demgegenüber haben die Figuren einen unsicheren Stand; ihr Sitzen und Hocken ist ungenau definiert: Instabilität der Figuren in einem stabilen Rahmen.

Die Aufhellungen des Kissens, des Mädchengesichtes und der rechten Kopfseite der Mutterfigur bedeuten Licht. Das viel dunklere Fensterdreieck jedoch signalisiert keinerlei Lichteinfall von außen. Dieses Licht ist also kein natürlich begründetes, sondern ein inneres, bildimmanentes.

Dieses bildeigene Licht verleiht dem Mädchenkopf einen opaken Charakter, der zweierlei meint: die fahle Durchsichtigkeit Kranker und den fremden Schein, der nicht mehr hiesig ist, Verfall und Transzendenz in eins.

Der Kopf des Mädchens. Abgedreht zur Seitenansicht, was den Oberkörper ein wenig mitschwenkt, bekundet er Abwesenheit und Rückzug - in sich selbst? auf eine Hoffnung? Der Kopf zeigt nicht Schmerz und nicht Erlösung. Das Mädchen blickt niemanden und nichts an. Physiognomisch ist das Gesicht gerade noch erkennbar beschrieben, aber es trägt keine Züge, die eine psychologische Situation andeuten. Das Kind ist körperlich vorhanden und doch in einem unkörperlich-schwebenden Zustand. Auch das Gesicht der Mutter ist verborgen. Deutlicher sprechen die Gegenstände, das Kissen, die Decke, die Medizin, das (symbolisch) halbvolle Glas, und vor allem: die Gesten.

Unter den Gegenständen ist einer kaum sichtbar und doch mitteilsam, das Fenster. ‚Ich, welcher krank in die Welt hineinkam - in kranker Umgebung - welchem die Jugend ein Krankenzimmer und das Leben ein strahlend sonnenbeleuchtees Fenster war...‘, schreibt Munch einmal und charakterisiert das Fenster dabei als Lebensmetapher. Das Fenster im ‚Kranken Kind‘ aber verweigert die Aussicht auf das Draußen und damit die Hoffnung auf Leben.

Unmittelbar im Zentrum des Bildes, also im Schnittpunkt der Diagonalen, findet die Schlüssel-Geste statt: die körperliche Berührung der Älteren und der Jüngeren. Es ist die Stelle, an der sich Mutter und Tochter, Trost und Leid, Hoffnung und Schmerz zu begegnen hätten; in der zärtlichen Neigung wären Schwäche und Stärke aufzuheben. Doch im Sinne der Lesbarkeit ist dies die undeutlichste Stelle des Bildes, so verwischt, daß Zweifel bleiben (sollen), ob die Berührung sich vollzieht (und dann: ob sie herzlich ist oder zögernd) oder ob sie vergeblich von der mütterlichen Hand gesucht wird. Sollen wir darin ein dramaturgisches Verfahren sehen, das einerseits jeder sentimentalen Auflösung begegnen will und das andererseits spürbar machen möchte, daß das Bild noch etwas anderes meint, als es motivisch darstellt?

Jedenfalls ist die Hände-Geste der Achs- und Drehpunkt. Das Drehmoment erfaßt den rechten Arm des Kindes, die Oberkörper und die Köpfe beider. Wie mit leichter Zentrifugalkraft sind die Köpfe voneinander weggetrieben. Und bleiben doch von dieser Kraft gehalten, abgewandt vom Betrachter, um die Hände-Geste kreisend. Was diese Geste andeutet, vollzieht sich in den Gesichtern: kein Kontakt der Blicke, zwei getrennte Formulierungen von Abwesenheit. Die Figuren sind mit sich allein, sind auf der einen Seite mit dem Leiden, auf der anderen Seite mit dem Trost isoliert; die Perspektiven - Tod, Leben - trennen sie bis ins Innerste. Bei aller Wärme der Empfindung, die die Hände-Geste andeuten könnte, ist eine Kälteschicht um die Figuren. Die Kommunikation findet (wenn überhaupt) zwischen den beiden Figuren im Innern des Bildes statt. Der Betrachter bleibt vorerst draußen“ (Schneede 1984, 24-29, partiell zusammengefaßt).

So ist es also möglicherweise doch nicht so weit her mit dem von uns unterstellten „verweinten Antlitz einer vor Gram gebeugten Mutter“? Vielleicht würde ihr Gesicht, könnten wir es sehen, eher „wie versteinert“ wirken? Möglicherweise interpretieren wir „gegenseitiges menschliches Beistehen in schweren Erkrankungen und lebensgefährlichen Krisen, seelischen Austausch, Wärme und Anteilnahme“ nur im nachhinein in dieses Gemälde Munchs hinein? „Im ‚Kranken Kind‘ geht es gleichermaßen um die Verarbeitung des Todes der Schwester Sophie wie um die eigene Todesangst. Die

Ereignisse liegen zurück, aber im Innern sind sie Gegenwart" (Schneede 1984, 32). - Wie dem auch immer sei: ich bitte den Leser an dieser Stelle, selbst darüber nachzudenken, daß wir nach dem Rückgang von Tuberkulose und all der anderen, früher hauptsächlich im Säuglings-, Kindes- und Jugendlichenalter zuschlagenden Infektionskrankheiten nicht einmal mehr die Chance dazu bekommen, auf dieser Basis gegenseitige Anteilnahme ab frühester Kindheit und Jugend zu erproben, zu entwickeln, ein Leben lang zu vertiefen und zu festigen. Ich sage nicht, daß ich jene Krankheits- und Leidenssituationen zurückhaben möchte; ich sage nur, daß wir durch deren Verschwinden nicht nur gewonnen, sondern auch Verluste erfahren haben.

Das von Schneede am Ende des langen Zitats angedeutete „Jeder stirbt letztlich doch für sich allein" scheint nun Eggum auch im Hinblick auf ‚Die tote Mutter und das Kind' - in der Abbildung 9 unten - ausdrücken zu wollen, denn er schreibt: „Die tote Mutter dient lediglich als Kontrast. Das Kind hätte allein dargestellt sein können, der Inhalt wäre der gleiche gewesen. Die Mutter wird bildlich eine Erläuterung des Objektes der Angst. Wenn wir die psychologisch-biographische Argumentationslinie verfolgen, können wir sagen, daß Munch mit der Radierung ‚Die tote Mutter und das Kind' ein Bild einer Ursache seiner Angst geschaffen hat, eindeutig erläutert mit der Reaktion eines Kindes auf eine tote Mutter" (Eggum 1980, 361).

Blenden wir kurz in die Biographie Munchs zurück. Laura Cathrine Bjölstad (1838-1868) hatte im Herbst 1861 den einundzwanzig Jahre älteren Militärarzt Christian Munch (1817-1889) geheiratet. Sowohl sie wie ihre Schwester Karen Bjölstad (+1930), die ihr im Haushalt half, waren kränklich. Bevor Laura Cathrine 1868 im Alter von dreißig Jahren an Tuberkulose starb, hatte sie in siebenjähriger Ehe fünf Kinder zur Welt gebracht. Beim Tod der Mutter war Inger (1868-1952) elf Monate alt, Laura (1867-1928) knapp zwei Jahre, Peter Andreas (1865-1895) drei, Edvard (1863-1944) fünf und Sophie (1862-1877) sechs Jahre. Munchs Erinnerung hieran hatte sich dermaßen tief bei ihm eingeprägt, daß es ihn noch dreißig Jahre später drängte, das Motiv in mehreren Versionen aufzuarbeiten. Längst weilte die Schwester Sophie damals nicht mehr unter den Lebenden. Sie war 1877 fünfzehnjährig an Tuberkulose gestorben.

Es kann sein, daß eine erste Version der ‚Toten Mutter und das Kind' bereits 1896 entstand, ist doch auf der Rückseite einer Zeichnung aus jenem Jahre eine Bleistiftstudie mit den gleichen Figuren in gleicher Haltung wie auf unserer Abbildung zu sehen (in Eggum 1980, 366, als Textabbildung Nr. 34). Für die erste *gemalte* Fassung

- heute im Munch-Museum Oslo befindlich - wird meist das Jahr 1898 oder 1899 genannt (Eggum 1980, 363, Abbildung 31). Sie zeigt, abgesehen von dem verzweifelten Mädchen im Vorder- und der toten Mutter im Mittelgrund fünf weitere Familienmitglieder im Hintergrund. Ein Bindeglied zwischen der eben erwähnten Version und der in Umzeichnung wiedergegebenen von 1901 stammt von 1899 oder 1900. Es handelt sich um das Gemälde ‚Der Tod und das Kind' (heute in der Kunsthalle Bremen). Hierbei wurde das Motiv radikal vereinfacht. Es beschränkt sich nun auf Mutter und Kind. Außerdem treten die Züge der Schwester Sophie deutlicher hervor. Ihr Gesicht hat bereits porträthaften Charakter (Eggum 1980, 360, sowie Abbildung 32, 364).

In der Radierung von 1901, die meiner Umzeichnung zugrunde liegt, sind Motiv und Aufbau beibehalten, doch zeichnet sich nun neu ein starker Kontrast zwischen der nüchtern bedeckten Leiche der Mutter und dem sonntäglich herausgeputzten Kinde ab (Wiedergabe bei Eggum 1980, 365, Textabbildung Nr. 33). Hier schließt sich jene Charakterisierung an, aus der ich eingangs ausschnittweise zitierte und die ich an dieser Stelle in extenso anführen möchte: „Das Gesicht des Mädchens hat ein verquältes, leidendes Gepräge und drückt nackte und unverhohlene Angst und Verzweiflung aus. Es ist in dem Augenblick abgebildet, in dem es wirklich versteht, daß die Mutter unzugänglich ist. Das Gesicht ist von diesen starken Gefühlen vollkommen deformiert, während das Gesicht der Mutter harte, kantige Linien hat und spitz und unzugänglich ist. Der Kontrast zwischen der Leblosigkeit der Toten und dem gewaltigen Innenleben des Kindes wird hier viel expressiver hervorgehoben als in den gemalten Versionen [von Oslo und Bremen]. In der Radierung wird eine Dissonanz zwischen Leben und Tod, zwischen Profil und en face und zwischen vertikal und horizontal ausgedrückt" (Eggum 1980, 360). Zusätzlich wird man hier an die Beobachtung Maurers erinnert, die er anläßlich der Munch-Ausstellung von Essen und Zürich im Jahre 1987 machte: „Es fällt auf, wie oft Munch in seinen Werken eine Hauptfigur frontal auftreten läßt, isoliert und meist ganz vorne, am Bildrand. Die Situation geht auf ein Jugenderlebnis zurück. In dem Bild ‚Tote Mutter und Kind' wendet sich das Kind, erschreckt und fassungslos, vom Ereignis des Todes ab, nach vorn, bildauswärts. Da steht es, allein im Übermaß seiner Gefühle - die Signalfigur, in welcher sich die ganze Last der Bildbotschaft sammelt, zur Vermittlung an den Betrachter" (Maurer 1987, 37).

Heutige Botschaften lauten anders, sehr anders. Der große Kontrast dokumentiert sich augenfällig schon durch Buchtitel wie: „Wenn die alten Eltern sterben. Das endgültige Ende der Kindheit"

(Dobrick 1989). Unter den darin angeführten Fallbeispielen heißt es dann etwa, beinahe entrüstet: „Beate war noch sehr jung, erst 17 Jahre, als ihr Vater starb“ (a.a.O., 28; vgl. das ganze Kapitel „Alte und sterbende Eltern“, 17-47). In der Tat sind die meisten von uns heute wesentlich älter als siebzehn, wenn „unsere alten Eltern sterben“. Vierzig, fünfzig, sechzig ist die Regel; und bei den Eltern sind es dann siebzig, achtzig, neunzig. Doch mache man sich wegen dieser - im Vergleich zu Munchs Radierung - enormen Aufwärtsverschiebung von Sterbe- und Waiseneintrittsalter nichts vor. Das ganze Dilemma aus der nicht einmal hundertjährigen Entwicklung wird deutlich, wenn wir uns vor Augen halten, daß uns der Tod von Vater und Mutter heute zwar als sehr viel ältere, aber keineswegs als gereiftere, sondern nur als viel unvorbereitetere, sterbe- und todesunerfahrene Menschen antrifft. Bei Dobrick lesen wir bezüglich ihrer Fallbeispiele denn auch folgerichtig: „Für alle Söhne und Töchter, mit denen ich sprechen konnte, war der Tod ihres Vaters und ihrer Mutter mit unerwarteten und sehr starken Gefühlen verbunden, auch wenn das Erleben im einzelnen sehr unterschiedlich verlief“ (Dobrick 1989, 8).

Munchs Schwester Sophie war sechs, als ihre Mutter starb. Wir sind zum gleichen Zeitpunkt vielleicht fünfzig. Mit sechs darf man seine Aufgewühltheit, das „Übermaß seiner Gefühle“ noch zeigen, „zur Vermittlung an den Betrachter“ (Maurer 1987, 37). Mit fünfzig aber dürfen wir das gleiche heute im Hinblick auf unsere dann eintretenden „unerwarteten und sehr starken Gefühle“ (Dobrick 1989, 8) nicht mehr. Wir müssen selbst mit ihnen fertig werden und haben es doch nie zuvor gelernt. Diesbezüglich sind wir somit auch mit fünfzig noch gefühlsmäßige Analphabeten, während seinerzeit Sophie mit sechs und Edvard mit fünf schon mehr als nur buchstabieren gelernt hatten.

Während ich zu Beginn dieses Kapitels den Leser vor der falschen Annahme glaubte warnen zu müssen, daß wir angesichts des enormen Bekanntheitsgrades, der Literatur- und Reproduktionsflut sowie den sich jagenden Ausstellungen über Hodler und Munch längst „alles“ über diese beiden Künstler und ihr Werk wüßten, dürfte diese Sorge im Hinblick auf Hugo Simberg unbegründet sein. Ein ganz Unbekannter ist er allerdings auch hierzulande nicht mehr. Im „ZEIT-Museum der hundert Bilder“ stellte Christoph Meckel im Dezember 1987 eines der wichtigsten Werke Simbergs, den ‚Verwundeten Engel‘ von 1903, einem größeren deutschen Lesepublikum vor (ZEITmagazin Nr. 51 vom 11.12.1987, 8; wiederabgedruckt in: ZEIT-Museum der 100 Bilder. Bedeutende Autoren und Künstler stellen ihr liebstes Kunstwerk vor; hrsg. v. Fritz J. Raddatz. Frankfurt am Main: Insel 1989, 317-321, mit farbiger Bildwiedergabe). Meckel gab sich darin so überschwänglich, daß er dadurch vermutlich das Interesse und den Appetit mancher Leser nach „mehr Simberg" anstachelte: „[Der ‚Verwundete Engel'] ist das Werk eines Dreißigjährigen, vermutlich das Hauptwerk des Malers, ohne Zweifel ein Meisterwerk, das alles hinter sich läßt, was an Bildern derzeit in Finnland zu sehen ist" (Meckel 1989, 317).

Außerdem ist Simberg auch in der exzellenten Graphik-Spezialsammlung „Mensch und Tod" der Universität Düsseldorf mit einer, wenn auch kleinen, so doch für ihn sehr typischen Radierung vertreten. Sie trägt den Titel ‚Spielkameraden' (11.8 x 8.5 cm, Kat.-Nr. 1024) und wird von Eva Schuster im ausführlichen Katalog wie folgt beschrieben, zutreffend und liebenswürdig: „Im graphischen Schaffen Simbergs ist der Tod eine immer wiederkehrende Präsenz, keine bedrohliche oder erschreckende, sondern eine eher märchenhafte und freundlich gesinnte Erscheinung, ebenso naturgemäß wie das Leben selbst. Seine Gestalt - ein Gerippe mit der kniefreien Hose und der Jacke des einfachen Bauern - wurde von Anfang an, etwa um 1895 als Typus fest umrissen und unverändert in den zahlreichen Todesbildern (auch in den bekanntesten wie ‚Der Garten des Todes', ‚Der Tod und der Bauer', ‚Der Tod hört zu') repräsentiert. Eine zweite, noch öfter vorkommende und ebenso freundlich wirkende Figur ist Simbergs kleiner Teufel, der, als nacktes Kind mit langem Schwanz und manchmal auch mit zwei kleinen Hörnern personifiziert, ähnlich den guten Geistern des Hauses, des Stalls oder der Bäume meistens den Menschen zu Hilfe kommt.

Dieses herzliche Verhältnis zum Menschen offenbart sich auch in der Radierung ‚Spielkameraden', in der das Todesgerippe hinter einem kleinen Kind geht, das spielerisch eine tote Ratte wie einen Hund an der Leine hinter sich herzieht. Neben dem Tod geht im gleichen Schritt das kleine Teufelchen und plaudert mit ihm, im Versuch, ihn wenigstens noch eine Zeit aufzuhalten und von der

Quelle: Kunstmuseum Ateneum Helsinki. - Umzeichnung.

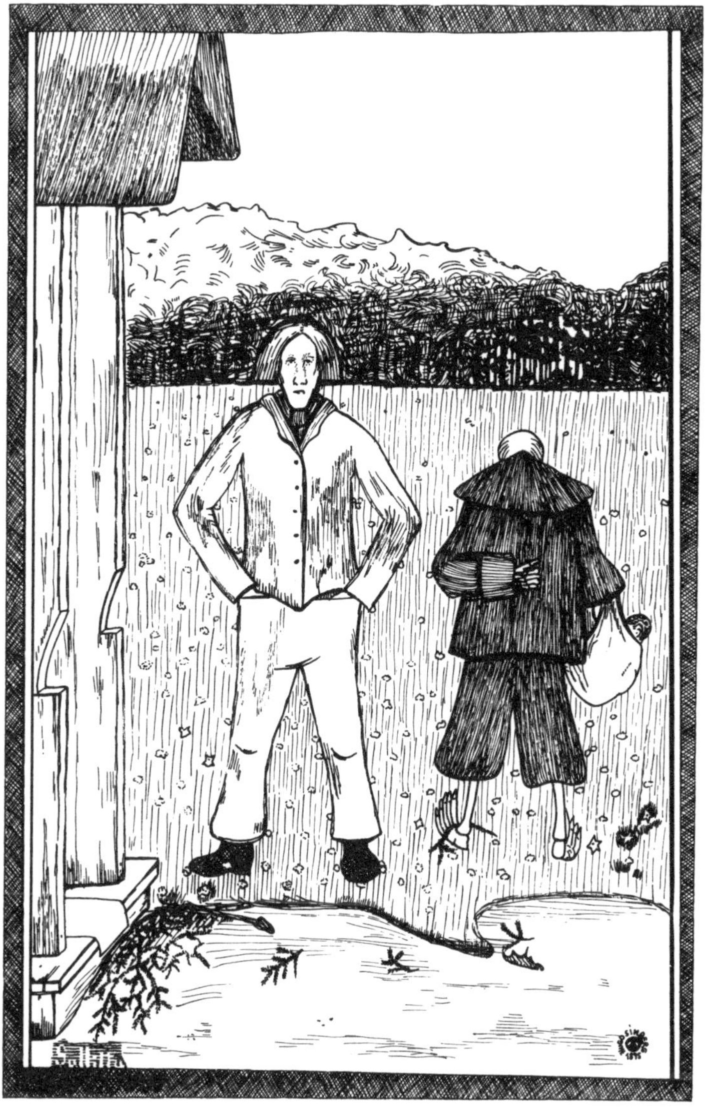

Abb. 10: Hugo Simberg (Hamina / Fredrikshamn 1873 - Ähtäri 1917): Der Bauer und der Tod, 1895. Aquarell (Wasserfarben, Tusche, Gouache), 30 x 20 cm.

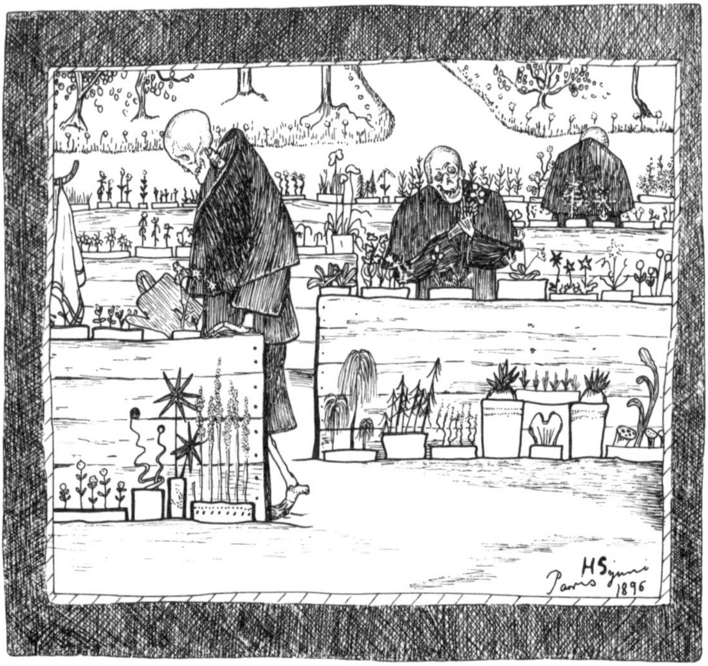

Abb. 11: Hugo Simberg (Hamina / Fredrikshamn 1873 - Ähtäri 1917): Der Garten des Todes, 1896. Wasserfarben und Gouache, 16 x 17 cm.

Quelle: Kunstmuseum Ateneum Helsinki. - Umzeichnung.

Quelle: Kunstmuseum Ateneum Helsinki. - Umzeichnung.

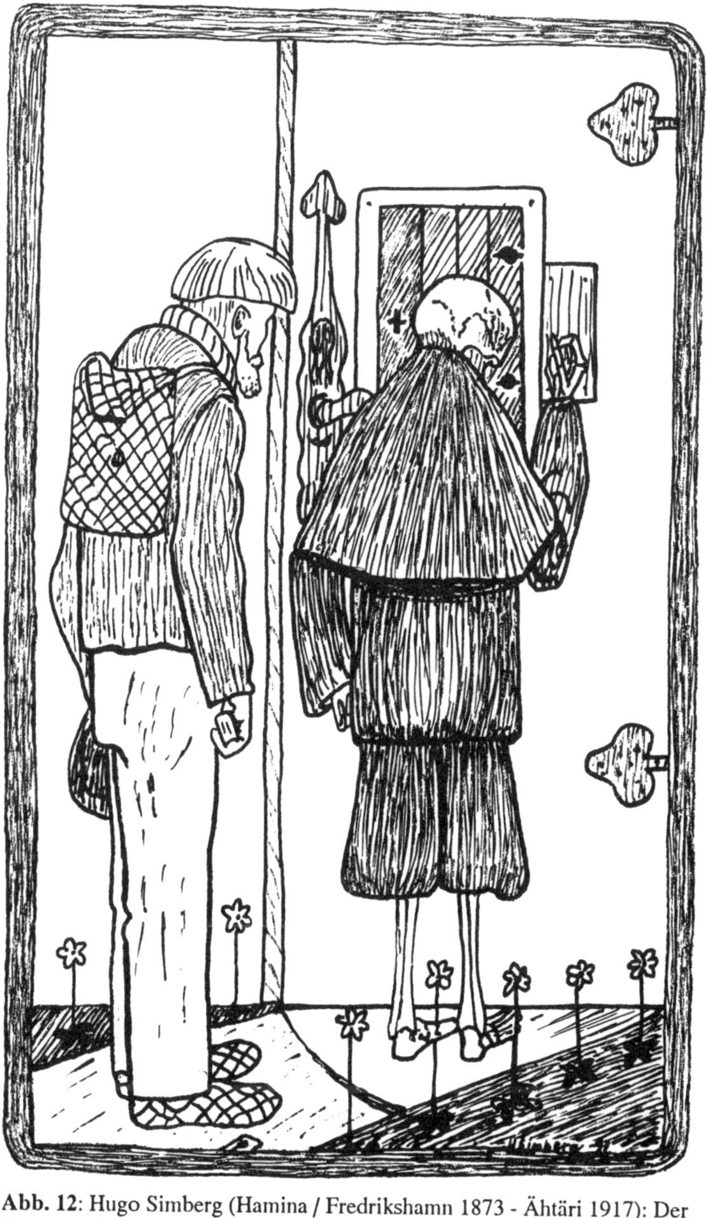

Abb. 12: Hugo Simberg (Hamina / Fredrikshamn 1873 - Ähtäri 1917): Der Bauer und der Tod an der Pforte des Himmels, 1897. Wasserfarben, 13 x 8 cm.

Durchführung seiner Pflicht abzulenken. Im Hintergrund die Wand und ein Fenster eines kleinen Blockhauses" (Schuster 1989, 350-351; die Radierung ist im Katalog allerdings nicht wiedergegeben. - Ein unsigniertes Exemplar der ‚Spielkameraden' von 1897, 11.8 x 8.7 cm, befindet sich im Kunstmuseum Ateneum in Helsinki. Es sei hier ausdrücklich auf den durchgehend zweisprachigen [finnisch-schwedischen] Katalog der graphischen Arbeiten Simbergs verwiesen, in dem insgesamt 392 Nummern dokumentiert und reproduziert sind: Malme 1989; das erwähnte Blatt der ‚Spielkameraden' als Nr. 12, S. 12; vgl. auch eine Auswahl von Simbergs Todesmotiv-Gemälden in Levanto 1985; vgl. ferner Gervasoni 1988, Saarikivi 1948, Saarikivi 1951, Simberg 1947, Simberg 1958, Stewen 1989).

Wenn ich mich im folgenden bezüglich Simbergs und der drei dabei wiedergegebenen Umzeichnungen (Abbildungen 10-12) aufs äußerste zurückhalte, so glaube ich, damit in *seinem* Sinne vorzugehen. Der Finne weigerte sich ein Leben lang, seine eigenen Arbeiten zu interpretieren. Jeder sollte in ihnen sehen, was er sehen wollte. „Hugo Simberg would never explain his works. When asked to do so he simply said that each person could see whatever he wished in them. He hoped that they would touch people's inmost feelings, that they would ‚make people cry in their heart of hearts'. When Simberg first exhibited ‚The Wounded Angel' (1903 [= ‚Der verwundete Engel', vgl. wiederum Meckel 1989]) he put a stroke in place of a title in the catalogue. Even the slightest hint as to the work's content would have seemed too openly suggestive" (Levanto 1987, englische Version 125).

Bei der „Vorstellung seines liebsten Kunstwerkes" reagierte Meckel also offensichtlich intuitiv richtig, als er sich und dem Leser einfach eine Reihe von assoziativen Eindrücken vorlegte und dann hinzufügte: „Man kann mit Gedanken spielen, sie sind keine Deutung. Es ist der zerstörte Engel des Jahrhunderts, kranke und kaputte Lichtgestalt, Engel nach dem Sturz, gepeinigte Unschuld, Gestalt ohne Herkunft, Botschaft oder Bestimmung, ohne Gottesnähe, die festigt und sinnvoll macht. Mir scheint: In Gestalt des Engels wird weggetragen, was gebeutelt, zerstört und zerstörbar ist, und das ist seit Entstehung des Bildes immer mehr" (Meckel 1989, 320).

In diesem Sinne lege auch ich dem Leser nun die Umzeichnungen dreier Aquarelle Simbergs vor und entlasse ihn damit ins *eigene* Nachdenken. In der Abbildung 10, ‚Der Bauer und der Tod' von 1895, sehen wir, wie der kniehosengewandete kahlschädlige Tod gebeugten Hauptes und schlürfenden Schrittes von dannen geht. Es war seine Pflicht - traurig genug für ihn -, beim Bauern ein Neugeborenes abzuholen. Er trägt es in einem zusammengeknoteten Bündelchen in seiner Rechten mit sich. Der Bauer hadert nicht. Er hat die Pflicht des Todes anerkannt, zumal jener bei deren Erfüllung gemurmelt haben könnte: „Tut mir leid; ich mußte. Mir ist keine andere Wahl gegeben".

Im Jahre darauf entstand das zweite Aquarell, noch kleiner als das erste, nur 16 mal 17 Zentimeter (Nachzeichnung in Abbildung 11). Es hängt heute, wie das erste auch, im Kunstmuseum Ateneum in Helsinki. Fachleute beteuerten mir dort, daß ‚Der Garten des Todes' gemeinsam mit ‚Dem verwundeten Engel' Simbergs Lieblingsmotive gewesen seien. Jedenfalls hat er diese beiden, als er den Großauftrag zur Ausschmückung der Domkirche von Tampere/Tammerfors erhielt, in die dortige Dekoration mitaufgenommen und in größerem Maßstab wiederholt. Wie pfleglich geht doch hier der Tod mit seinen Menschenpflänzchen um! „‚In the Garden of Death' Death nurses his flowers, people's souls on their way to their final destination" (Levanto 1987, englische Version 124).

Daß er es sich schließlich auch noch angelegen sein ließ, die Verstorbenen auf ihrem letzten Gang persönlich zu begleiten, damit ihnen nicht hier noch etwas zustieße, zeigt das letzte Bild ‚Der Bauer und der Tod an der Pforte des Himmels' von 1897 (Abbildung 12). Ob nicht auch wir uns *diesem Tod* anvertrauen könnten?

„Hugo Simberg war nie bereit, seine Werke zu erläutern", hieß es im englischen Zitat oben. „Wenn man ihn darum bat, sagte er nur, daß jeder in ihnen sehen könnte, was er wollte". So will auch ich das Thema hier denn nicht weiter zerreden. In vier langen Kapiteln habe ich versucht, den Leser dahin zu bringen, sich seine eigenen Gedanken zu machen.

5. Ars moriendi: Die Kunst des Sterbens Heute

Lassen wir zum Abschluß die vorangegangenen Kapitel nochmals Revue passieren. Im Grunde stellten wir immer dasselbe fest. Während Jahrhunderten waren unsere Vorfahren gezwungen, angesichts fortwährender existentieller Unsicherheit sich ein Leben lang mit Sterben und Tod auseinanderzusetzen. Es überrascht nicht, daß dies auf sehr unterschiedliche Weise erfolgte. Die einen taten es vor dem Hintergrund ihrer christlichen Heilsgewißheit und ihres Glaubens an eine Auferstehung von den Toten und ein ewiges Leben in der Herrlichkeit Gottes (Niklaus Manuel, Anna Bump). Bei anderen wiederum wäre zur gleichen Zeit von einem solchen Erlösungs-Jenseitshintergrund wenig oder nichts zu spüren (Hans Baldung). Die einen liebäugelten mit dem Gedanken an eine *irdische* Unsterblichkeit aufgrund von Ehre und nachwirkendem Ruhm (Hans Holbeins ‚Ambassadors'). Andere dagegen mißtrauten der Beständigkeit solcher „Unsterblichkeit" - obwohl sie zu Lebenzeiten zu Ehre und Ruhm gelangt waren (Ferdinand Hodler). Einmal legten sie mehr Gewicht auf das Sterben (Ars moriendi), dann wieder auf den Tod (Totentanz).

Prinzipiell konnte jedoch *keiner* unserer Vorfahren dem stetigen Nachdenken über sein Ende ausweichen, denn keiner wußte, ob er nicht heute schon oder doch morgen, oder aber erst in ein paar Monaten oder gar Jahren an die Reihe kam. Alle Möglichkeiten waren gleich wahrscheinlich. Das Alter - in Jahren gemessen - spielte hierbei im Gegensatz zu heute kaum eine Rolle. Dutzende von „besten Jahren", während derer man sich einigermaßen hätte gefeit fühlen können, gab es nicht. Die Sterbealter waren breit gestreut. Dieser mißliche Sachverhalt spiegelte sich in den Inschriften römischer Grabsteine aus der Zeitenwende genauso wieder wie noch in den Familienbiographien von Hodler oder Munch am Ende des 19. und zu Beginn des 20. Jahrhunderts. Die relative Sicherheit menschlichen Lebens bis hoch in die Siebziger, Achtziger, ja Neunziger hinein, wie sie heute die meisten von uns schon für selbstverständlich halten, ist ein sehr neuer Sachverhalt - so neu und dabei so einmalig und erstmalig, daß wir uns noch gar nicht richtig daran gewöhnt haben, geschweige denn in unserem Verhalten angemessen damit arrangiert hätten.

Mit „noch nicht daran gewöhnt haben“ meine ich hier nicht, daß bei uns inzwischen nicht die meisten „selbstverständlich“ damit rechneten, zu jenen zu gehören, denen die eben erwähnten siebzig, achtzig, neunzig Lebensjahre gewiß seien. Mit „noch nicht gewöhnt“ meine ich vielmehr, daß seit dem grundlegenden Wandel von der unsicheren zur sicheren Lebenszeit, vor ein paar Jahrzehnten erst, noch zu wenig Zeit verstrichen ist, als daß wir bereits zu einem adäquaten Verhältnis gegenüber den neuen Gegebenheiten hätten kommen können. Wir sind, so scheint mir, *weit* davon entfernt, die damit verbundenen ganz anderen, neuartigen Probleme auch nur einigermaßen zufriedenstellend gelöst zu haben. Da sie zudem noch immer in Fluß sind, werden von uns dauernd neue Adjustierungen erfordert. Unsere Vorfahren brauchten zu ihrer Zeit schon Jahrhunderte, um allmählich Verhaltensmuster zu entwickeln, die ihren mißlichen Gegebenheiten angepaßt waren. Das ‚Ars moriendi‘-Büchlein des 15. Jahrhunderts ist nicht - um nur dieses Beispiel zu nennen - von einem Tag auf den anderen entstanden. Es hatte jahrhundertealte Wurzeln und Vorläufer. Wieso sollten wir es in bloß ein paar Jahrzehnten schaffen können?

Im Vorwort zitierte ich aus einem Colloquiums-Bericht, wo in diesem noch nicht abgeschlossenen Umwandlungs-Zusammenhang von „zahlreichen, grundsätzlich unlösbaren Problemen“ die Rede war (Herzberger et al. 1990, 42). Mag diese düstere Prognose bezüglich der dort in erster Linie angesprochenen Bereiche auch bis zu einem gewissen Grad verständlich sein - hie die Möglichkeit, menschliches Leben durch vorbehaltlosen Einsatz von medizinischem Spitzen-Knowhow biologisch fast schon beliebig lang auszudehnen, da das zunehmende Absinken der Qualität von hinzugewonnenem Leben bis auf den Nullpunkt -, so teile ich in anderen Bereichen die pessimistische Auffassung von „prinzipiell unlösbaren Problemen“ nicht.

Sterben ist schließlich kein nur medizinisches Problem; es ist nicht nur eine Frage der Bezahlbarkeit oder Unbezahlbarkeit exorbitant teurer Hightech-Medizin. Es geht vielmehr um *unser* Sterben, individuell, einzeln, persönlich. Das aber ist keine wissenschaftliche Preisfrage. Es geht um *meinen* Tod, *meine* Einstellung dazu, *meine* Vorbereitung darauf, und zwar lange, bevor mir irgendwelche medizinische Diagnose meiner dereinst zum Tod führenden Gesundheitseinbuße bekannt wäre. Was unsere Vorfahren diesbezüglich zu ihren Zeiten unter gewiß völlig anderen Bedingungen zustande brachten, müßte doch auch uns wieder möglich sein und dürfte kein „grundsätzlich unlösbares Problem“ bilden.

Wenn wir nach dem Schlüssel zu ihrem Erfolg fragen, so scheint er mir darin zu liegen, daß sie zu ihrer Zeit den *Tatsachen*, so wie sie sie sahen, ins Auge blickten und bei ihrem Tun und Handeln, ihrem Denken und Überlegen von diesen Tatsachen und von ihren Erfahrungen damit ausgingen. Das mag höchst banal klingen - und dies ist es an sich auch. Man könnte mit Recht darauf hinweisen, daß sie ja wohl gar keine andere Wahl hatten. Wieso aber tun wir es denn nicht? Auch uns wird letztlich nichts anderes übrig bleiben, als den Tatsachen ins Auge zu sehen und sie zu akzeptieren, selbst wenn es inzwischen ganz andere geworden sind. Menschliche Unsterblichkeit, die lebenswert wäre, gibt es nicht. Dieses *Dilemma* ist unser Problem. Wir haben es uns selbst geschaffen und uns selbst hinein manövriert. Wir *müssen* wieder einen Weg herausfinden; wir *können* es auch.

Was waren das denn für Tatsachen, damals, als das ‚Ars moriendi'-Büchlein im 15. Jahrhundert erschien? Und was sind es für Tatsachen heute? Wie lösten unsere Vorfahren *ihre* Probleme, und auf welche Weise können wir *unsere eigenen* lösen?

Tatsache war damals, daß jedes Leben unsicher war. *Tatsache* war ferner, daß gemäß damals vorherrschender christlicher Weltanschauung das Seelenheil oft erst in der Sterbestunde entschieden wurde. Man stellte sich vor, daß um die bald freiwerdende Seele ein erbitterter Kampf zwischen guten und bösen Mächten, zwischen Teufeln und Engeln entbrennen würde. Darauf galt es vorbereitet zu sein. Zudem lehrte die *Erfahrung*, daß besonders in Seuchenzeiten häufig sehr viele Menschen auf einmal hinweg gerafft wurden. Niemand konnte somit sicher sein, in der letzten Stunde einen geistlichen Beistand zu haben.

Wer diesen *Tatsachen* und *Erfahrungen* unvoreingenommen ins Auge sah, konnte damals nur zu dem einen Schluß kommen: jeder mußte sich selbst auf jene entscheidende Sterbestunde vorbereiten. Ferner wurde der *Tatsache* Rechnung getragen, daß nur wenige lesen, viele aber Bilder anschauen konnten. Die logische Konsequenz aus sämtlichen erwähnten Punkten war, daß man eine Reihe einprägsam lehrhafter Bilder in möglichst preisgünstiger großer Auflage unter das Volk brachte. Sie mußten so allgemeinverständlich sein, daß jedermann auch ohne Schulbildung, ja ohne irgendwelche Anleitung daraus den beabsichtigten Nutzen ziehen konnte. Sie hatten zudem so attraktiv zu wirken, daß niemand vorzeitig die Lust am Studium verlor. - Das stupende Ergebnis hatten wir im ersten Kapitel des langen und breiten besprochen: das ‚Ars moriendi'-Büchlein aus der zweiten Hälfte des 15. Jahrhunderts, eine „Kunst des Sterbens in elf Bildern". Es ist schwer vorstellbar, wie man damals die ganze Problematik angemessener und besser hätte lösen können.

Und was sind unsere *Tatsachen heute*? Welches sind die Sachverhalte, die auch wir zur Kenntnis nehmen und wovon auch wir im Hinblick auf eine neue ‚Ars moriendi' ausgehen sollten? Ausgehen *müssen*, wenn wir ebenfalls wieder Erfolg haben und einen Ausweg aus der Sackgasse der „prinzipiell unlösbaren Probleme" finden wollen!

Tatsache ist, daß das Leben für die überwiegende Mehrzahl von uns auf Jahre hinaus sicherer geworden ist, so sicher jedenfalls wie nie zuvor in der Geschichte und nirgendwo sonst auf der Welt. Mit siebzig, achtzig, gar neunzig Jahren können die meisten hier und heute inzwischen rechnen. Und jedes Jahr werden es laut Lebenserwartungs-Berechnungen unserer Statistischen Ämter noch ein paar mehr. *Tatsache* ist aber auch, daß „die meisten" nicht „alle" sind. Einige sterben im Vergleich zu „den meisten" immer noch „vorzeitig". Man kann ihr Hadern vor dem neuen Hintergrund verstehen. „Warum so früh?" „Warum gerade ich?" „Warum mein Kind, mein Partner, mein Freund?"

Tatsache ist, daß der radikale Wandel von der unsicheren zur sicheren Lebenszeit während der wenigen Jahrzehnte seines Bestehens bereits zu *Konsequenzen* führte, die weder länger übersehen werden können noch dürfen. Seit dem Ende des Zweiten Weltkrieges ist unser Leben in den meisten Fällen nicht mehr eigentlich gefährdet. Es gibt (bei uns) keinen Krieg (der „Kalte Krieg" tötete niemanden); es gibt (bei uns) keinen Hunger; es gibt (bei uns) keine verheerenden Seuchen mehr. AIDS als Todesursache fällt zahlenmäßig (noch) nicht ins Gewicht, vor allem nicht im Vergleich zu den seinerzeitigen Sterbefällen an Tuberkulose, an Cholera, an Fleckfieber oder Bauchtyphus, noch früher an Pocken oder an der Pest. Ein rigoros eingehaltener Impfkalender verbunden mit einem nie zuvor erreichten hohen Hygiene-, Wohnungs-, Ernährungs-, Freizeit- und Erholungs-Standard - und all dies für die große *Mehrheit* der Bevölkerung -, bewahrt uns vor vielen, früher üblichen Gesundheitseinbußen.

Und sollte die Gesundheit trotzdem einmal Schaden leiden, wird sie uns durch hochwirksame Medikamente, effiziente therapeutische Behandlungen, erfolgreiche operative Eingriffe umgehend wiederhergestellt, immer aufs neue, viele viele Jahre lang. Zumindest „auf Zeit" scheinen wir „unsterblich" geworden zu sein. Jedenfalls kommen wir uns aufgrund der repetitiven Gesundheits-Erfolgserlebnisse allmählich so vor. Doch trügt der Schein. Wenn uns schließlich - dem einen früher, dem anderen später - eröffnet wird, daß die Medizin nun am Ende angelangt sei, können wir es im ersten Augenblick gar nicht fassen. Zu sehr wurden wir ein Leben lang an das Gegenteil gewöhnt. Daß wir darüber in Panik geraten, ist verständlich. Doch kommt es anschließend oft noch schlimmer, schlimmer als je zuvor in der Geschichte. Denn *Tatsache* ist auch, daß nach dem Rückgang der seinerzeit meist relativ rasch und von daher gesehen relativ „gnädig" tötenden Infektionskrankheiten die „übriggebliebenen" Todesursuchen uns heute oft erheblich länger auf die Folter spannen. Der Zeitraum zwischen Eröffnung der sogenannten infausten Prognose, das heißt dem Wissen um das sichere Ende und dessen Eintreten hat sich ausgedehnt (zum Teil enorm). Wir sollten in unserer Euphorie über die „lange Lebenserwartung von siebzig, achtzig oder gar neunzig Jahren" nicht übersehen, daß die bloße Quantität physisch durchlebter Jahre noch wenig aussagt über deren Qualität, vor allem nicht im höheren und hohen Alter. In der häufigen Divergenz zwischen beidem liegt die Wurzel des oben erwähnten Dilemmas. Hier muß folglich denn auch angesetzt werden, um wieder herauszufinden. Wir kommen darauf zurück.

Eine weitere *Tatsache* ist, daß infolge des mittlerweile gesichert erscheinenden Lebens viele unter uns darauf verzichten, langfristig verpflichtende Bindungen einzugehen. Einzelpersonen-Haushalte nehmen zu. Manche gehen bereits allein durchs Leben, durchs ganze Leben. Andere tun sich nur noch vorübergehend zu „Gemeinschaften auf Zeit" zusammen. Heirats- und/oder Kinderwünsche werden um der Karriere, um der persönlichen Freiheit, um der Unabhängigkeit und Ungebundenheit willen aufgeschoben, immer wieder zurückgestellt, schließlich überhaupt nicht mehr realisiert. Wir brauchen uns um des puren Überlebens willen auch gar nicht länger zu dauerhaften Gemeinschaften zusammenzuschließen, wie das bei unseren Vorfahren während Jahrhunderten der Fall war. Alleinstehende Personen jeden Alters und beiderlei Geschlechts überleben in unseren Tagen genauso „sicher" und ebenso gut, wenn nicht komfortabler, als Mitglieder irgendwelcher Gemeinschaften. Nicht unerwähnt bleiben darf hier, daß es sich in unseren hochindustrialisierten Sozialstaaten die allermeisten auch *leisten* können, allein zu leben. Wohlhabend wie wir es zum überwiegenden Teil sind - geschichtlich wie weltweit gesehen -, können wir vom weitgefächerten Dienstleistungsangebot reichlichst Gebrauch machen. Allenfalls lebt es sich selbst von Sozialleistungen keineswegs miserabel. Das Netz fängt jeden auf.

Wer aber im Leben keinen Partner, keine Kinder, keine Verwandten, keine Freunde hatte, hat selbstverständlich im Sterben auch keine - eine *Tatsache*, auf die sich die Betroffenen besser heute schon als erst morgen einrichten und ihr ins Auge sehen.

Die Wahrscheinlichkeit, allein zu sterben, wird indes durch zwei weitere *Tatsachen* noch verstärkt. Daß wir nunmehr ein auf Jahre hinaus gesichertes Leben haben, hängt - das ist der erste Punkt - aufs engste mit dem eben erwähnten hohen Entwicklungsstand unserer industrialisierten Sozialstaaten zusammen. Dieser Zustand aber führte nicht nur zum sicheren Leben, sondern hatte unter anderem auch eine verstärkte berufliche Einbindung sowie eine größere Mobilität allfälliger Kinder, Eltern, Angehöriger, Freunde, Verwandter zur Folge. Sich auch nur für Stunden, bei größeren räumlichen Distanzen für ganze Tage aus festgefügten Stundenplänen, rigoros terminierten Tagesabläufen, sorgfältig abgestimmten Wochenprogrammen herauszulösen und frei zu machen, um beim Sterben eines noch so nahestehenden Menschen anwesend zu sein, fällt unter solchen Bedingungen nicht immer leicht. Außerdem mag anderes „ganz einfach wichtiger“ sein, wenn vielleicht auch nur vorgeblich, weil wir es nicht mehr ertragen, beim Sterben eines Menschen dabeizusein. Wir haben es nie gelernt, nie gesehen, noch nie mitgemacht, obwohl wir inzwischen vielleicht selbst schon vierzig, fünfzig, sechzig Jahre alt sind. Unser erstes Sterben kann heute somit leicht das eigene sein.

Der zweite zu berücksichtigende Punkt ist der, daß nach dem weitgehenden Wegfall der Infektionskrankheiten und bedingt durch diesen Prozeß nunmehr chronische Leiden in fortgeschrittenem Alter unsere wichtigsten Todesursachen sind. Diese aber werden, zumindest in der Schlußphase, selten zu Hause behandelt (werden können). Ein Tod im Krankenhaus, in ungewohnter Umgebung, in einem fremden Bett ist das, was der Mehrzahl von uns mit großer Wahrscheinlichkeit bevorsteht. Dort mögen zwar allenfalls, über das rein medizinische Fachpersonal hinaus, professionelle Sterbebegleiter auf uns warten und sich unser beim Sterben annehmen. Sich in seinen letzten Stunden jedoch solcher Fremdhilfe anvertrauen zu sollen oder zu müssen, erscheint mir allerdings eher eine Verlegenheitslösung zu sein, vergleichbar einer psychischen Droge. Wem sie von Nutzen ist, umso besser! Ein vollgültiger Ersatz für eine neue ‚Ars moriendi‘ kann das jedoch nicht sein. Die „Kunst des Sterben“ muß aus uns selbst kommen, muß in uns verankert sein, und zwar so sehr, daß uns auch eine ungewohnte Umgebung, ein fremdes Bett, ein kahles Hospitalszimmer nicht schrecken können.

Chronisches Leiden als Todesursache heißt zudem - eine weitere *Tatsache* -, daß Sterben nicht länger, wie zu Zeiten der alten Infektionskrankheiten, eine Angelegenheit von wenigen Tagen oder gar nur von Stunden ist. Seitdem *wir* dem Tod ins Handwerk langen (bei Niklaus Manuel war es noch umgekehrt; vgl. Abbildung 2), und seitdem wir uns von ihm nicht mehr anherrschen lassen „Hie must du in!“ (was er bei Hans Baldung noch tat und auch umgehend in die Tat umsetzte; vgl. Abbildung 5), rächt er sich dadurch, daß er uns warten läßt. Bevor uns der Tod physisch holt, zwingt er uns zum psychischen Arrangement mit ihm, tagelang, wochenlang, monatelang, jahrelang. Elisabeth Kübler-Ross hat diesen langwierigen schmerzhaften Prozeß in ihren berühmt gewordenen „Interviews mit Sterbenden" in die fünf Phasen gegliedert: erstens Nichtwahrhabenwollen und Isolierung, zweitens Zorn, drittens Verhandeln, viertens Depression, fünftens Zustimmung (Kübler-Ross 1975; vgl. hierzu auch Illhardt 1989).

Tatsache ist schließlich - in vielen Fällen jedenfalls und nicht zum mindesten -, daß es einen tröstlichen Glauben an eine Auferstehung von den Toten und an ein ewiges Leben nicht mehr gibt. Die christliche Heilsgewißheit trägt viele von uns nicht länger. So wenig aber heutzutage die zunehmende Zahl kinderlos sterbender Menschen sich noch länger damit trösten könnte, in ihren Nachkommen weiterzuleben, so wenig bestünden bei Ungläubigen oder nicht mehr Gläubigen Aussichten auf ein Weiterleben nach dem Tode für die eigene Person. Etliche mögen - ersatzweise - danach trachten, zumindest „ein bißchen" in ihren geschaffenen Werken weiter zu existieren und dadurch zumindest eine „befristete Unsterblichkeit auf Erden" zu erlangen. Den weniger Begabten, weniger Fleißigen, weniger Begnadeten, man mag auch sagen weniger Ehrgeizigen und (Nach-) Ruhmsüchtigen bleibt indessen selbst dieses zeitweilige Weiterleben vorenthalten. Sie sterben ganz, sobald alle in ihren Fällen häufig sowieso spärlichen Erinnerungen an sie erloschen sind.

Es versteht sich von selbst, daß die hier für die heutige Zeit angeführten Tatsachen auf den einen stärker als auf den anderen zutreffen, oder daß sie nur partiell oder bisweilen überhaupt nicht relevant sind. Dies ändert jedoch nichts daran, daß wir sie bei unseren Überlegungen für eine neue ‚Ars moriendi' generell immer alle im Auge behalten sollten. Tun wir dies unvoreingenommen, dann scheint mir auch der Weg klarer zu sein, auf welche Weise wir aus unserem Dilemma herausfinden könnten. So wie das seinerzeitige ‚Ars moriendi'-Büchlein Punkt für Punkt, das heißt Holzschnitt für Holzschnitt die damals wichtigsten Anfechtungen des Teufels in der Sterbestunde durchging und stets eine praktikable Antwort darauf vor Augen führte, so läßt sich das auch heute bei uns wieder machen.

Wollen wir dereinst trotz langer gegenteiliger Gewöhnung *nicht* in Panik geraten, wenn uns eines Tages eröffnet wird, selbst die fortgeschrittenste medizinische Wissenschaft sei nun am Ende und unsere Tage wären gezählt, dann müssen wir uns in früheren Jahren mit dem Gedanken an Sterben und Tod vertraut machen. Unser Ende ist nicht nur unausweichlich; es gehört nicht nur *dazu*, sondern

Sterben und Tod sind auch das selbstverständlichste auf der Welt und ganz *natürlich* in des Wortes eigentlichstem Sinn. Die fatale Offenbarung mag dann kommen, wann immer sie will: sie trifft uns nicht unvorbereitet und kann uns deshalb auch gar nicht in Panik versetzen.

Unser Dilemma rührt daher, daß wir diese Natur in uns leugnen wollen. Im Gegensatz zu unseren Vorfahren wird es uns heute allerdings auch leicht gemacht, uns in großer Zahl hineinmanövrieren zu lassen. Der schöne Schein von Dutzenden quasi garantierten „besten Jahren" pervertiert die Lüge vom „ewigen" Leben zur Wahrheit auf Zeit. Das Dilemma wird so über Jahre aufgebaut, erhält immer neue Nahrung und frißt sich in uns fest. Wieso aber sollte uns - trotz allen (erfreulichen!) retardierenden Erfolgen ind der Gesundheitseinbußen-Abwendung - als natürlichen Wesen letztlich etwas anderes bevorstehen als allen anderen natürlichen Wesen auch? Eine Anmaßung, wer mehr für sich will! Hatten wir uns nicht im ersten Kapitel schon vorgenommen, die Ermahnung des Engels aus dem ‚Ars moriendi'-Holzschnitt wieder vermehrt zu beherzigen? „Sis humilis!" - forderte er den Sterbenden auf. Ein bißchen mehr Bescheidenheit - man auch simpel sagen: Realitätssinn - würde auch uns gut anstehen.

Wie aber soll man das heute konkret anstellen, sich schon früh im Leben mit Sterben und Tod vertraut zu machen? Wo doch die ganze medizinische Kunst auf viele Jahre hinaus Sterben und Tod höchst erfolgreich von uns fernhält und unser Sinnen und Trachten dadurch in die genau entgegengesetzte Richtung lenkt? In den vorangegangenen Kapiteln haben wir gesehen, wie unsere Vorfahren diese gleiche Aufgabe zu ihrer Zeit, unter ihren anders gearteten Bedingungen anpackten und lösten. Wir haben dabei aber *auch* gelernt, wie wir es heute jedenfalls *nicht* mehr machen können. So nahe manchem Leser vor allem ein Hans Baldung aufgrund seiner wenig ausgeprägten, wenn nicht überhaupt mangelnden christlichen Heilsgewißheit auch immer sein mag, so wenig kann seine Einstellung zu Sterben und Tod geeignet sein, uns noch länger als Vorbild zu dienen. Den selbstherrlichen Ton des Baldungschen Todesboten, und zwar schon den heranwachsenden Menschen gegenüber: „Hie must du in!", lassen wir uns schlichtweg nicht länger gefallen. Wir haben das heute auch gar nicht mehr nötig. Bis in sehr späte Erwachsenenjahre hinein hat in unseren Tagen der Tod allermeist nicht länger das alleinige Sagen. Mit Baldungs verrottenden Schädeln, fleischfetzenbehangenen Gerippen, Menschenaas fressenden Hühnerhunden als scheußlich-schauerliche Memento-mori-Bilder lassen wir uns in heutiger Zeit einfach nicht mehr kommen. Hier können wir *nicht* anknüpfen.

Mit der Baldungschen Behandlung des Todesthemas ist uns im Hinblick auf eine neue ‚Ars moriendi' wenig gedient.

Sehr viel entgegenkommender ist da Hugo Simbergs fast liebenswürdige Todesgestalt: der pflegende Gärtner Tod, ein bedauernd seinen Pflichten nachgehender Tod, ein Tod, der den Opfern ihre Würde beläßt und ihnen selbst noch das letzte Geleite gibt. Simbergs Kuolema ist natürlich, ist selbstverständlich. Zu einem solchen Tod - so scheint mir - müßte es heute am ehesten möglich sein, ein entspanntes, entkrampftes, kurzum ein „natürliches" Verhältnis zu finden. Kuolema hat nichts Brutales, nichts Abweisendes, nichts Erschreckendes, schon gar nichts Mürrisches oder Selbstherrliches an sich. Dieser Tod ist nicht makaber, nicht anstößig, nicht ekelerregend. Mit ihm kann man sich, bei langem Sich-vertraut-Machen, allmählich „wie in bester Gesellschaft" fühlen. Ihn könnten wir unter allen Todesgestalten am ehesten akzeptieren, wenn es denn sein muß. „Es muß; tut mir leid", sagt Kuolema.

Bei Simberg, und in seiner Folge auch bei uns, resultiert die Gelassenheit dem Tod gegenüber nicht länger, wie noch bei Niklaus Manuels „Tod und der Maler", aus einer christlichen Heilsgewißheit, worauf viele von uns auch gar nicht mehr bauen könnten. Sie ergibt sich vielmehr aus der Vertrautheit mit unserem natürlichen Schicksal, aus der selbstverständlichen Akzeptierung unseres kreatürlichen Menschseins. Oder auch - wer es lieber so ausdrückt - aus Einsicht, aus Weisheit. Diese allerdings muß vorhanden sein, denn Simbergs Tod macht es uns anfänglich wiederum auch nicht leicht. Wohl reicht er uns die Hand; aber er zwingt niemanden, sie zu ergreifen. Er drängt sich nicht auch. *Wir* müssen auf ihn eingehen, jeder einzelne von uns, durch Nachdenken, durch Betrachten, durch Überlegen. Er hetzt uns dabei nie, sondern läßt uns viel Zeit dazu. Zeit, die wir heute jahrelang haben und während der wir uns nicht bloß immer weiter in ein früher oder später aufbrechendes Dilemma hineinmanövrieren lassen sollten.

Doch auch ganz abgesehen von den drei letzten Abbildungen mit dem Tod à la Simberg kann das, was wir in diesem Buch überhaupt machten, wesentlich zu einer neuen ‚Ars moriendi' mitbeitragen. Wir schauten uns eine beschränkte Zahl von Holzschnitten, Zeichnungen, Bildern an, und zwar vor dem Hintergrund einer ganz bestimmten, fest umrissenen Frage: Was können wir aus der historischen Behandlung des Sterbe- und Todesthemas im Hinblick auf eine neue ‚Ars moriendi' lernen? Indem wir dies machten, kamen uns Einsichten, Gedanken, Aha-Erlebnisse. Auf diese Weise begannen wir zum einen, uns schon in den „besten Jahren" mit dem Thema Sterben und Tod zu befassen - wodurch allein schon eines der Ziele dieses Buches erreicht wäre. Zum anderen werden wir uns, falls wir Ähnliches öfter wiederholen, am Ende des langen Lebens nicht Vorhaltungen machen müssen, viele unserer inzwischen zahlreichen Erdenjahre einfach vergeudet zu haben. Vielmehr nutzten wir sie zum Nachdenken über Wesentliches. Zusätzliche Jahre wurden so zu gewonnenen Jahren. Wer auf diese Weise vorgeht, dem dürfte es dereinst leichter fallen, das Leben los zu lassen, nicht im letzten Augenblick noch nachholen zu wollen, was er während vieler Jahre zuvor versäumt hatte.

Dieser hier angesprochene Mosaikstein einer neuen ‚Ars moriendi' entpuppt sich bei genauem Hinsehen somit recht eigentlich als eine ‚Ars vivendi'. Wer die „Kunst des rechten Lebens" beherrscht und sie virtuos handhabt, der wird sich auch leichter mit der „Kunst des rechten Sterbens" tun. Das eine wird zum Wegbereiter des anderen.

Ich will nicht leugnen, daß ich als Historiker sodann viel aus der Geschichte im Hinblick auf eine neue ‚Ars moriendi' gelernt habe. So lehrte mich das Vertiefen in historische Zusammenhänge, bezüglich Sterben und Tod nicht mit falscher Nostalgie in die Zeit unserer Vorfahren zurückzublicken. Es scheint mir durchaus nützlich, einige dieser Erkenntnisse hier an den Leser weiterzugeben. Man glaube zum Beispiel ja nicht, daß alle unsere Vorfahren oder auch nur eine Mehrzahl unter ihnen „treu umsorgt und friedlich", umgeben von „Dutzenden Angehöriger, Freunde und Verwandter" ihre letzte Stunde erlebt hätten. Eigentlich sollte hier genügen, an die seinerzeit wichtigsten Todesursachen zu erinnern. Jeder dürfte dann alsbald selbst zur gegenteiligen Auffassung kommen. Gestorben wurde während Generationen und bis in unser Jahrhundert hinein hauptsächlich an Infektionskrankheiten, je nach Ort und Zeit vorwiegend an Pest, Bauchtyphus, Fleckfieber, Pocken, Malaria, Cholera, Tuberkulose. Daß diese Krankheiten *ansteckend* waren und somit für jeden, der auch nur in die Nähe eines Erkrankten kam, lebensgefährlich sein konnten, hatte die Erfahrung unsere Vorfahren hundertfach gelehrt. Dazu brauchte man kein Medizinstudium. Jeder vermochte mit bloßem Auge zu sehen, wie sich die Seuchen Straßenzug um Straßenzug, Häuserzeile um Häuserzeile ausbreiteten, Hausbewohner um Hausbewohner und Familienmitglied um Familienmitglied aufs Lager warfen und dabei serienmäßig Opfer forderten.

Mag nun annehmen wer will, daß unter solchen, mit Händen zu greifenden Übertragungsmechanismen jemand „treu ergeben" beim Sterbenden ausgeharrt und auf diese Weise sich auch selbst dem bereits wartenden Tod in die ausgebreiteten Arme geworfen habe! Wenig spricht für eine solche Wahrscheinlichkeit. Wem das Leben lieb war und wer konnte, machte sich aus dem Staube, suchte das Weite. Mochte der Todkranke dann selbst zusehen, wie er starb. Hatte das ‚Ars moriendi'-Büchlein übrigens nicht genau auf *diese* Situation Rücksicht genommen, nämlich auf das häufige *allein* Sterbenmüssen? Und hatten wir nicht oben zudem davon gehört, daß die Menschen damals zwar in Gemeinschaften gelebt hätten, aber vielfach nur, weil sie aus Überlebenserwägungen dazu gezwungen waren? Erzwungene Gemeinschaften aber sind keineswegs gleichbedeutend mit guten Gemeinschaften. Wir dürfen ruhig davon ausgehen, daß es auch viele schlechte darunter gab. Bei ernsthafter Belastung rissen die Bande. Wurde es gefährlicher, *in* der Gemeinschaft zu verharren, als sie zu verlassen, ist nicht einzusehen, weshalb manche unserer Vorfahren dies nicht getan haben sollten. Zweck damaliger Gemeinschaften war die Erhöhung der Lebenssicherheit. Verminderte sich diese Sicherheit durch ein längeres Verweilen darin und drohte dadurch gar der Tod, pervertierte sich der ursprüngliche Zweck. Sie büßte ihren Sinn ein und war es nicht länger wert, weiter aufrecht erhalten zu bleiben. Niemand braucht somit einem vermeintlich „guten alten Sterben im trauten Kreise" nachzutrauern, wenn er heute selbst allein zu sterben hat. Es gab zu keiner Zeit ein „gutes altes Sterben für alle". Ein bißchen mehr Sinn für historische Realitäten kann hier durchaus zum integralen Bestandteil einer neuen ‚Ars moriendi' werden. Wenn wir über die damaligen Zusammenhänge und die seinerzeitigen Wirklichkeiten Bescheid wissen, machen wir uns zumindest nichts vor. Allein zu sterben ist und war nie Einzelschicksal, nie die Ausnahme, sondern die Regel. Man nehme hilfreiche Tatsachen zur Kenntnis!

„Ein bißchen mehr Sinn für geschichtliche Realitäten" kann manchem von uns im Hinblick auf eine neue ‚Ars moriendi' jedoch noch sehr viel weiter helfen. Es kommt uns heute leicht über die Lippen, angeblich „menschenunwürdige Sterbeverhältnisse" in nackten, sterilen Krankenhaus-Sterbezimmern anzuprangern, die Apparate-Medizin zu verdammen, über die Spitzentechnologie von Intensivstationen herzuziehen, das überforderte und sich vom Sterbenden abwendende Personal zu kritisieren. Wir können es jedoch drehen und wenden wie wir wollen: trotz allem sterben die meisten Menschen heute - auch dort - unter „würdigeren" Bedingungen als die Mehrzahl unserer Vorfahren.

Daß viele von ihnen in der Sterbestunde alleingelassen waren, haben wir schon gehört. Und in was für Sterbe-„Zimmern" starben sie denn? In eisig kalten vier Wänden beziehungsweise völlig überhitzten Stuben winters, in dunklen Ecken sommers, mit Spinnweben an der Wand, Mäusegetrappel und Rattengeraschel des Nachts, auf einem schäbigen Laub- oder Strohsack, unter monatelang nicht gewaschenen löchrigen Decken voller Flöhe, ohne sauberes Wasser im Haus - häufiger der Hütte, von Badezimmer oder Innenhaus-Toilette keine Spur, ohne schmerzlindernde Mittel, ohne fiebersenkende Medikamente, ohne Arzt, ohne Krankenschwester, wenn's gut ging mit einem Menschen, der anwesend geblieben war.

Gewiß: steril wie in heutigen Krankenhäusern war das nicht, im Gegenteil. Weiß auch nicht, chloriert ebenso wenig, professionell schon gar nicht. Menschlich, vielleicht, ja! Aber dann gleich auch nur allzu menschlich, rein kreatürlich. Noch heute sterben Hunderttausende Menschen auf der Welt in dieser Weise. Tiere auch. Wir müssen uns entscheiden, was wir haben wollen: ob wieder ein unsicheres Leben wie unsere Vorfahren beziehungsweise noch heute die Mehrzahl aller Erdenbewohner mit einem entsprechend menschlich-natürlichen Tod. Oder aber ein sicheres Leben mit vielen zusätzlichen Jahren, dessen logische Folge dann allerdings auch die heutige Form des Sterbens und Todes ist. Man kann nicht beides gleichzeitig haben.

Haben viele von uns jedoch nicht genau das im Blick, nämlich beides zur gleichen Zeit zu haben? Und erheben womöglich obendrein auch gleich noch Anspruch auf die Ewigkeit? Welch unverfrorene Vermessenheit! *„Sis humilis!"*

Ein sicheres langes Leben hat seinen Preis. Die heutige Art zu sterben ist in diesem Preis inbegriffen. Gerade weil ich Historiker bin und um die mißlichen, deutlicher gesagt die oft erbärmlichen Alltagsverhältnisse unserer Vorfahren weiß, weil ich ihr ständig von „Pest, Hunger und Krieg" bedrohtes Leben aus Hunderten von Kirchenbuchakten, aus Tausenden von Mini-Lebenserwartungen durch und durch kenne, ziehe ich das heutige lange sichere Leben vor, bin allerdings dann auch bereit, den erwähnten Preis dafür zu bezahlen, auch auf dem Sterbebett. Je mehr wir uns über diese Sachverhalte im klaren sind, umso eher dürfte das Resultat unserer Überlegungen zu einem prächtigen Mosaikstein in einer neuen ‚Ars moriendi' werden. Ich jedenfalls möchte *nicht* mit unseren Vorfahren tauschen.

Weiter oben war davon die Rede, daß heute zwar „die meisten", aber eben nicht „alle" Menschen mit einem sicheren langen Leben von siebzig, achtzig und mehr Jahren rechnen könnten. Es hieß dort auch, daß das Hadern der „zu kurz" gekommenen mit dem Schicksal „verständlich" wäre. „Verständlich" allerdings nur aus heutiger Sicht, nämlich eben im Vergleich zu „den meisten" anderen. Denken in historischen Kategorien könnte hier für manchen Betroffenen ebenfalls zu einem Baustein einer neuen ‚Ars moriendi' werden, vielleicht sogar zum einzig tragfähigen. Wer heute schon als Zwanzig-, Dreißig-, Vierzig-, ja noch Fünfzigjähriger mit der erwähnten fatalen Offenbarung konfrontiert wird, die Medizin könne in seinem Fall nichts mehr ausrichten und seine restlichen Tage wären gezählt, der mag sich vor Augen halten, daß unsere Vorfahren noch bis vor sehr wenigen Generationen zu Hunderten und Tausenden, ja in ihrer Mehrzahl immer wieder in genau diese „vorzeitige“ Situation gerieten.

Heute liegt die Lebenserwartung von Männern (in der Bundesrepublik Deutschland 1985/1987) bei 71.2 Jahren, diejenige von Frauen bei 78.4 (Statistisches Jahrbuch 1989 für die Bundesrepublik Deutschland, 67). Noch zu Beginn unseres Jahrhunderts waren es (im Deutschen Reich 1901/1910) 44.8 und 48.3 Jahre für die beiden Geschlechter. Und gehen wir auch bloß noch bis zum Beginn der amtlichen Statistik zurück, so lagen die Zahlen 1871/1880 bei 35.6 für die Männer und 38.5 Jahren für die Frauen (Statistisches Bundesamt [Hrsg.]: Bevölkerung und Wirtschaft 1872-1972. Stuttgart: Kohlhammer 1972, 110). Damals hätten also schon die heute in ihren Vierzigern oder Fünfzigern sterbenden Mitmenschen mehr Jahre zur Verfügung gehabt als die meisten Zeitgenossen. Und außerdem: wenn die „durchschnittliche“ Lebenserwartung 35.6 beziehungsweise 38.5 Jahre betrug, dann bedeutet das ja wohl nichts anderes, als daß es sehr viele gab, die wesentlich weniger hatten. „Sis humilis!“ - ein wenig mehr Bescheidenheit und ein wenig mehr Gerechtigkeitssinn für unsere gebeutelten Vorfahren würde uns gut anstehen. - Ganz abgesehen davon, daß heute auch ein kurzes Leben von bloß dreißig oder vierzig Jahren im allgemeinen weitaus größere Chancen in sich barg oder birgt, als noch vor einem Jahrhundert eines, das sehr viel länger, ja doppelt so lange währte. „Sis humilis!“

Kommen wir am Ende ein weiteres Mal auf jenen pessimistischen Colloquiums-Bericht zurück, in welchem von „zahlreichen, grundsätzlich unlösbaren Problemen“ die Rede war (Herzberger et al. 1990, 42). Mittlerweile haben wir zumindest für das eine Problem, so hoffe ich, eine gangbare Lösung gefunden. Zu einer neuen ‚Ars moriendi‘ zu gelangen, erscheint nun nicht länger als unlösbares Problem. Gleichzeitig dürften wir jedoch noch mehr als nur dieses eine Ziel erreicht haben. Als Folge der skizzierten neuen ‚Ars moriendi‘ eröffnen sich uns auch gangbare Wege bei der Lösung von weiteren „grundsätzlichen Problemen“, die jener Bericht ins Visier nimmt: „Solche Probleme werden in Funktion der weltweit rasch fortschreitenden *Überalterung* immer akuter. Weil sich die Bevölkerung auch in den Entwicklungsländern stabilisieren *muß*, wird sich die Bevölkerungsverteilung überall von der Pyramidenform zum Rechteck entwickeln, wie dies in den Industrieländern längst der Fall ist. So betrug in den Vereinigten Staaten das Verhältnis der jüngeren Menschen zu den mehr als 65jährigen um 1900 noch 9:1; 1980 stand es bei 3:1, im Jahr 2050 wird es nahezu 1:1 erreichen. [Im Bundesgebiet lag 1987 der Anteil der unter 25jährigen an der Gesamtbevölkerung bei 30.6 %, derjenige der über 65jährigen bei 15.3 %, ihr Verhältnis also exakt bei 2:1; vgl. Statistisches Jahrbuch 1989 für die Bundesrepublk Deutschland, 52.] Dieses Muster wird im nächsten Jahrhundert ohne Zweifel *weltweit* nachvollzogen, wobei es (relativ und absolut) immer mehr altersbedingt Kranke und Pflegebedürftige geben wird. Die damit verbundenen, in astronomische Dimensionen wachsenden *Kosten* müssen zudem von einem immer kleineren Segment der Bevölkerung getragen werden. Eine Art *Rationierung* lebenserhaltender Maßnahmen wird sich also nicht vermeiden lassen - mit einer noch kaum absehbaren Folge *moralischer, ethischer* und *rechtlicher* Probleme" (Herzberger et al. 1990, 42).

Der erwähnte Wandel von der unsicheren zur sicheren Lebenszeit auch in den Entwicklungsländern ist mir aus mehreren längeren Aufenthalten an Ort und Stelle nicht unbekannt. Vor allem in den Schwellenregionen Südbrasiliens, Südindiens, Thailands (um einzig die mir vertrauten Gebiete anzuführen) ist er längst in vollem Gange. Auch dort gibt es immer mehr ältere und alte Menschen - mit den ganzen im Bericht ebenfalls erwähnten Nachfolgeproblemen. Richtet man sein Augenmerk allerdings *nur* auf diese Probleme, könnten sie einem in der Tat fast oder gar grundsätzlich unlösbar erscheinen.

Nach all den Ausführungen in diesem letzten Kapitel dürfte jedoch mancher Leser mit mir inzwischen anderer Meinung sein. Die Probleme dürfen eben nicht ausschließlich von der dort bezogenen Warte aus betrachtet werden. Wer gelernt hat, im Einklang mit der hier ausgebreiteten neuen ‚Ars moriendi' Sterben und Tod wieder als natürlichen Teil des Lebens zu akzeptieren und die ihm gewährten zusätzlichen Jahre zu gewonnenen, erfüllten Jahren zu machen, der wird selbst dann nicht in Panik geraten, wenn ihm mit - sagen wir - fünfundsiebzig oder achtzig plötzlich eröffnet werden sollte, daß er demnächst von der „*Rationierung* lebenserhaltender Maßnahmen" betroffen sein würde. Hier geht es erneut um die Fähigkeit, loslassen zu können und nicht, koste es was es wolle, immer noch mehr Jahre bloß um der Jahre willen aufeinander zu stapeln, nur weil man das Gefühl hat, etwas Versäumtes unbedingt noch nachholen zu müssen (vgl. hierzu den nachdenkenswerten Bericht von Raimund Hoghe ‚Es ist genug'; Hoghe 1990).

Schon mit siebzig hätte ich längst mehr Jahre gehabt, als es die überwiegende Mehrzahl unserer Vorfahren jemals hatte und als es die Mehrzahl unserer Zeitgenossen auf der Welt heute hat. Zudem waren es weitaus bessere Jahre, frei von Hunger, frei von Krieg, frei von Seuchen, weitgehend frei von Gesundheitsbeeinträchtigungen. Wer all dies bekommen hat und dann trotzdem immer noch nach mehr verlangt und auch gleich noch die Unsterblichkeit und die Ewigkeit für sich in Anspruch nimmt, ist ein unverbesserlicher Egoist. Für ihn käme der Rationierungs-Bescheid auch dann noch zu früh, wenn er schon hundertfünfzig Jahre alt und sein qualitativer Lebensinhalt fast auf Null gesunken wäre.

In der hier dargelegten Weise über eine neue ‚Ars moriendi' nachdenken, geschieht somit nicht nur um unserer selbst willen, sondern auch aus einer weltweiten sozialen Verantwortung heraus, der wir uns auf Dauer nicht entziehen können. „Sis humilis!"

Nur wer ein leeres Leben lebt und lebte, schreit immer noch nach mehr. Wer dagegen vierzig, fünfzig, sechzig erfüllte Jahre hinter sich hat, wird eher bereit sein, auch dann schon mit seinem Leben abzuschließen und Sterben und Tod gelassen hinzunehmen - wenn es denn sein muß. „Es muß sein, tut mir leid", sagt ihm ein Simberg'scher Tod, mit dem er in diesem Alter längst vertrauten Umgang pflegt. Trotz dankbar entgegengenommenen „besten Jahren" ließ er sich nie in die Ausweglosigkeit „prinzipiell unlösbarer Probleme" hineinsteuern.

Todes. Ein interdisziplinäres Kompendium, Band 2 (= Pietas Liturgica 4). Erzabtei St. Ottilien: EOS-Verlag 1987, 1363-1370.

Fluri, Adolf: Niklaus Manuels Totentanz in Bild und Wort. In: Berner Taschenbuch auf das Jahr 1901. Bern: Wyss 1900, 119-266.

Foucart-Walter, Elisabeth: Les peintures de Hans Holbein le Jeune au Louvre (= Les dossiers du département des peintures 29). Paris: Editions de la Réunion des musées nationaux 1985.

Freytag, Hartmut (Hrsg.): Der Todtentanz in der Marienkirche zu Lübeck / nach einer Zeichnung von Carl Julius Milde. Mit erläuterndem Text von Wilhelm Mantels. - Neudruck der Ausgabe Lübeck: Rahtgens 1866 mit einem Nachwort 'Der Totentanz in der Marienkirche zu Lübeck und das Totentanz-Fragment in der Nikolaikirche zu Reval (Tallinn)'. Lübeck: Graphische Werkstätten 1989.

Frier, Bruce: Roman life expectancy: the pannonian evidence. In: Phoenix (The Journal of the Classical Association of Canada) 37, 1983, 328-344.

Gattiker, Marie: Wenn es hoch kommt sind es 100 Jahre. Erzählungen und Erinnerungen. Stäfa-Zürich 1989.

Geiler von Kaisersberg, Johann: Das Buch vom guten Tode. In: Philipp de Lorenzi: Geilers von Kaisersberg ausgewählte Schriften nebst einer Abhandlung über Geilers Leben und echte Schriften. Band I, Trier: Groppe 1881, 113-365.

Gervasoni, Pierre: Sielun kaksipuolinen kuvastin. Hugo Simbergin taiteen normatiivisen analyysin periaatteita. L'image, double illusion de l'intime exposé. Principes pour une analyse normative d'Hugo Simberg. In: Ateneumin taidemuseo 30. vuosikerta 1988. The [Helsinki] Art Museum of the Ateneum 30th year 1988 Bulletin.

Giloy-Hirtz, Petra: Mittelalterliche Totentanz-Dichtung. In: Jansen, Hans Helmut (Hrsg.): Der Tod in Dichtung, Philosophie und Kunst. Zweite, neu bearbeitete und erweiterte Auflage. Darmstadt: Steinkopff 1989, 123-143.

Greshake, Gisbert, Jacob Kremer: Resurrectio mortuorum. Zum theologischen Verständnis der leiblichen Auferstehung. Darmstadt: Wissenschaftliche Buchgesellschaft 1986.

Grieshaber, HAP (Helmut Andreas Paul): Totentanz von Basel mit den Dialogen des mittelalterlichen Wandbildes. Dortmund: Harenberg 1985. [= Die bibliophilen Taschenbücher Nr. 469.]

Haas, Alois M.: Todesbilder im Mittelalter. Fakten und Hinweise in der deutschen Literatur. Darmstadt: Wissenschaftliche Buchgesellschaft 1989.

Haase, Gesine: Die Laute, ein höfisches Kunstmusikinstrument. Berlin: Staatliches Institut für Musikforschung Preußischer Kulturbesitz 1983 (Führungsblatt Nr. 10). [Vgl. ferner mit zahlreichen Aufnahmen und Erläuterungen: 100 Jahre Berliner Musikinstrumenten-Museum. Berlin: Staatliches Institut für Musikforschung Preußischer Kulturbesitz 1988.]

Hammerstein, Reinhold: Tanz und Musik des Todes. Die mittelalterlichen Totentänze und ihr Nachleben. Bern: Francke 1980.

Hart, Wolf: Die künstlerische Ausstattung des Freiburger Münsters. Mit einem Beitrag von Ernst Adam. Freiburg: Rombach 1981.

Heinz-Mohr, Gerd: Ars Moriendi. III. Praktisch-theologisch. In: Gerhard Krause und Gerhard Müller (Hrsg.): Theologische Realenzyklopädie, Bd. IV. Berlin: de Gruyter 1979, 154-156.

Hervey, Mary F.S.: Holbein's „Ambassadors". The picture and the men. London: Chiswick Press 1900.

Herzberger, B. et al.: Erfassung, Bestimmung und Einschränkung der Lebensqualität (= Bericht über das Klinisch-Pharmakologische Kolloquium IV Titisee/Schwarzwald, nach Referaten von H. Herzberger et al., zusammengestellt von ‚tr'). In: Neue Zürcher Zeitung, Fernausgabe Nr. 42 vom 21.02.1990, 42.

Hirsh, Sharon Latchaw: Ferdinand Hodler. München: Prestel 1981.

Ferdinand *Hodler*. Ausstellungskatalog. Nationalgalerie Berlin - Musée du Petit Palais Paris - Kunsthaus Zürich 1983. Zürich: Kunsthaus 1983.

Ferdinand *Hodler*. Sammlung Max Schmidheiny. Essays von Oskar Bätschmann und Hans A. Lüthy. Katalog von Marcel Baumgartner. Zürich: Schweizerisches Institut für Kunstwissenschaft 1989.

Hofsten, Erland, Hans Lundström: Swedish Population History. Main trends from 1750 to 1970. Stockholm: National Central Bureau of Statistics 1976.

Hoghe, Raimund: Es ist genug. Begegnung mit einer Frau, die des langen Lebens müde ist. In: Die Zeit, Nr. 11 vom 9. März 1990, 94.

Illhardt, F.J.: Ars moriendi - Hilfe beim Sterben. Ein historisches Modell. In: Matouschek, E. (Hrsg.): Arzt und Tod: Verantwortung, Freiheiten und Zwänge. Stuttgart: Schattauer 1989, 89-103.

Imhof, Arthur E. unter Mitwirkung von Rolf Gehrmann, Ines E. Kloke, Maureen Roycroft und Herbert Wintrich: Lebenserwartungen in Deutschland (17. bis 19. Jahrhundert) - Life expectancies in Germany from the 17th to the 19th Century. Weinheim: VCH Acta Humaniora 1990.

Jansen, Hans Helmut (Hrsg.): Der Tod in Dichtung, Philosophie und Kunst. Zweite, neu bearbeitete und erweiterte Auflage. Darmstadt: Steinkopff 1989.

Junod, Philippe: Le peintre et la mort. A propos d'un tableau de Joseph Hornung. In: Unsere Kunstdenkmäler/Nos monuments d'art et d'histoire 41, 1990, 287-302.

Jutikkala, Eino: Kuolemalla on aina syynsä. Maailman väestöhistorian ääriviivoja. Helsinki: Söderström 1987.

Kaiser, Gert: Der tanzende Tod. Mittelalterliche Totentänze. Herausgegeben, übersetzt und kommentiert von Gert Kaiser. Frankfurt am Main: Insel 1982.

Philosophie und Kunst. Zweite, neu bearbeitete und erweiterte Auflage. Darmstadt: Steinkopff 1989, 201-230.

Rowlands, John: Holbein. The Paintings of Hans Holbein the Younger. Complete Edition. Oxford: Phaidon 1985.

Rudolf, Rainer: Ars Moriendi. Von der Kunst des heilsamen Lebens und Sterbens (= Forschungen zur Volkskunde, hrsg. v. Georg Schreiber, Bd. 39). Köln: Böhlau 1957.

Rudolf, Rainer: Ars Moriendi. I. Mittelalter. In: Gerhard Krause und Gerhard Müller (Hrsg.): Theologische Realenzyklopädie, Bd. IV. Berlin: de Gruyter 1979, 143-149.

Rylands, W. Harry (Ed.): The Ars Moriendi. Editio Princeps, circa 1450. A Reproduction of the Copy in the British Museum. With an Introduction by George Bullen, Keeper of the Printed Books in the British Museum. Printed for the Holbein Society by Wyman & Sons, Great Queen Street, London 1881. [Benutztes Exemplar: Staatliche Museen Preußischer Kulturbesitz Berlin, Kupferstichkabinett, Signatur: XXXVI B 6.]

Saarikivi, Sakari: Hugo Simberg. Elämä ja tuotanto. Porvoo-Helsinki: Söderström 1948.

Saarikivi, Sakari: Hugo Simberg. Hans liv och verk. Översättning från författarens finska manuskript av Ebba Simberg. Stockholm-London: C.E.Fritzes Bokförlags AB 1951.

Sasse, Barbara: Die Sozialstruktur Böhmens in der Frühzeit. Historisch-archäologische Untersuchungen zum 9.-12. Jahrhundert. Berlin: Duncker & Humblot 1982.

Schadewaldt, Hans: Totentänze - medizinhistorische Meditation. In: Jansen, Hans Helmut (Hrsg.): Der Tod in Dichtung, Philosophie und Kunst. Zweite, neu bearbeitete und erweiterte Auflage. Darmstadt: Steinkopff 1989, 87-103.

Schäfer, Rudolf: Der Ewige Schlaf - Visages de morts. Hamburg: Kellner 1989.

Schmidt, Hans M.: Künstler und Tod - Selbstbildnisse. In: Jansen, Hans Helmut (Hrsg.): Der Tod in Dichtung, Philosophie und Kunst. Zweite, neu bearbeitete und erweiterte Auflage. Darmstadt: Steinkopff 1989, 381-397.

Schmoll, Josef A. gen. Eisenwerth: Zum Todesbewußtsein in Holbeins Bildnissen. In: Annales Universitatis Saraviensis I, 1952, 352-366.

Schneede, Uwe M.: Edvard Munch. Das kranke Kind. Arbeit an der Erinnerung. Frankfurt am Main: Fischer Taschenbuch Verlag 1984.

Schobert, Kurt: Der gesuchte Tod. Warum Menschen sich töten. Frankfurt am Main: Fischer 1989.

Schreiber, Wilhelm Ludwig: Handbuch der Holz- und Metallschnitte des XV. Jahrhunderts. Manuel de l'amateur de la gravure sur bois et sur métal au XVe siècle. Dritte Auflage; vollständiger Neudruck des Gesamtwerkes. Band XI: Tafelband = völlig neubearbeitete und stark erweiterte Ausgabe von Band VI-VII der Erstauflage: Der Einblattholzschnitt und die Blockbücher des XV. Jahrhunderts. Ausgewählt, eingeleitet und beschrieben von Heinrich Theodor Musper. Stuttgart: Anton Hiersemann 1976.

Schütz, Barbara [BS]: [Edvard Munch:] Das kranke Kind. In: Edvard Munch 1863-1944. Ausstellungskatalog. Museum Folkwang Essen 18.09.-8.11.1987 und Kunsthaus Zürich 19.11.1987-14.2.1988. Museum Folkwang Essen / Kunsthaus Zürich / Munch-Museum Oslo 1987, Katalog der ausgestellten Werke Nr. 9 [betrifft die Version von 1896, heute im Kunstmuseum Göteborg].

Schuster, Eva: Mensch und Tod. Graphiksammlung der Universität Düsseldorf. Bestandskatalog bearbeitet von M.A. Eva Schuster. Düsseldorf: Triltsch 1989 (1989a).

Schuster, Eva: Hans Holbein d.J. [Beschreibung und Kommentar des Werkes ‚Icones Mortis', eines 1538 erstmals erschienenen Buches mit 53 Holzschnitten nach Hans Holbein. Diese ‚Bilder des Todes' werden gemeinhin auch als Holbeins Totentanz bezeichnet]. In: Eva Schuster: Mensch und Tod. Düsseldorf: Triltsch 1989, 126-141 (1989b).

Selzer, Wolfgang, unter Mitarbeit von Karl-Viktor Decker und Anibal Do Paço: Römische Steindenkmäler. Mainz in Römischer Zeit (= Landesmuseum Mainz. Katalogreihe zu den Abteilungen und Sammlungen, Bd. 1, 1988: Römische Steindenkmäler). Mainz: Philipp von Zabern 1988.

Simberg, Hugo: Grafiikkaa / Grafik / Graphic Art. (Ed. Sakari Saarikivi). Porvoo: Söderström 1947.

Simberg, Hugo: Akvarelleja / Akvareller. Porvoo: WSOY:n laakapaino 1958.

Statistisk Sentralbyrå [Norsk] (Herausgeber): Historisk Statistikk [= Norges offisielle statistikk, XII, 291]. Oslo: Statistisk Sentralbyrå 1978.

Statistiska Centralbyrån [Den Svenska] (Hrsg.): Historisk statistik för Sverige. Del 1. Befolkning. Andra upplagan 1720-1967. Stockholm: Statistiska Centralbyrån 1969.

Stettler, Michael: Karl der Kühne und die Eidgenossen. (Einführung in:) Florens Deuchler: Die Burgunderbeute. Inventar der Beutestücke aus den Schlachten von Grandson, Murten und Nancy 1476/1477. Bern: Stämpfli 1963, XIII-XXII.

Stewen, Riikka: Hugo Simberg unien maalari. Helsinki: Otava 1989.

Sturm, Erdmann: Kind und Tod. Zur Sprache des Glaubens im Gespräch mit Kindern über den Tod. In: Braun, O.H. (Herausgeber): Seelsorge am kranken Kind. Was Ärzte, Psychologen und Seelsorger dazu sagen. Zweite Auflage. Stuttgart: Kreuz 1983, 37-50.

Suder, Wieslaw: L'utilizzazione delle iscrizioni sepolcrali romane nelle ricerche demografiche. In: Rivista storica dell'antichità 5, 1975, 217-228.

Tavel, Hans Christoph von: Niklaus Manuel, ein Maler der Reformationszeit. In: Kunstgeschichtliche Gesellschaft zu Berlin; Sitzungsberichte N.F. Heft 26, 1977-1978, 10-12.

Vallin, Jacques: La mortalité en Europe de 1720 à 1914: Tendances à long terme et changements de structure par sexe et par âge. In: Annales de Démographie Historique 1989, 31-54. [Vgl. auch: Perrenoud, Alfred.]

Wagner, Harald (Hrsg.): Ars moriendi. Erwägungen zur Kunst des Sterbens (= Quaestiones disputatae, Bd. 118). Freiburg: Herder 1989.

Wagner, Hugo: Niklaus Manuel - Leben und künstlerisches Werk. In: Menz, Cäsar und Hugo Wagner (Redaktion): Niklaus Manuel Deutsch. Maler - Dichter - Staatsmann. Ausstellungskatalog. Kunstmuseum Bern, 22. September bis 2. Dezember 1979. Bern: Kunstmuseum 1979, 17-41.

Weisner, Ulrich (Hrsg.): Edvard Munch. Liebe, Angst, Tod. Themen und Variationen. Zeichnungen und Graphiken aus dem Munch-Museum Oslo. Zweite, verbesserte Auflage. Bielefeld: Kunsthalle 1980. [Obwohl im Impressum nicht vermerkt, handelt es sich hierbei um den Katalog zur gleichnamigen Ausstellung vom 28. September bis 23. November 1980 in der Kunsthalle Bielefeld.]

Winau, Rolf und Hans Peter Rosemeier (Hrsg.): Tod und Sterben. Berlin: de Gruyter 1984.

Wirth, Jean: vgl. Wüthrich, Lucas u.a.

Wirth, Jean: La jeune fille et la mort. Recherches sur les thèmes macabres dans l'art germanique de la Renaissance. Genève: Droz 1979.

Wolf, Dieter: Die neutestamentlichen Übersetzungen Nikolaus Krumpachs und die 1522 anonym erschienenen Übersetzungen des Markus- und Lukasevangeliums mit einem Exkurs zu der Ars moriendi Cgm 365. Phil. Diss. Heidelberg 1971 (erschienen in drei Teilen: Trier 1970).

Wüthrich, Lucas u.a.: Probleme der Baldung-Forschung. Kolloquium im Kunstmuseum Basel, 30.Juni 1978. Mit Beiträgen von Lucas Wüthrich, Hans Reinhardt, Tilman Falk, Hans Christoph von Tavel, Dieter Koepplin, Jean Wirth, Paolo Cadorin, Walter Hugelshofer. In: Zeitschrift für Schweizerische Archäologie und Kunstgeschichte 35, 1978 (Heft 4), 205-275.

Zens, Herwig: [Poster] Basler Totentanz. Wien: Kunstverlag Wolfrum 1990.

Zens, Herwig: Zens Projekt Basler Totentanz. Bilder und Radierungen von Herwig Zens, mit Texten von Hans Chr. Ackermann, Peter Zawrel, Herwig Zens und dem Gedichtzyklus Urteile: Der Toten Tanz von Erich Rentrow. Paderborn: Edition Galerie B. in der B & B-Verlags GmbH 1990.

Zinsli, Paul: Der Berner Totentanz des Niklaus Manuel (etwa 1484 bis 1530) in den Nachbildungen von Albrecht Kauw (1649). Zweite, durchgesehene und erweiterte Auflage. Bern: Paul Haupt 1979.

Zögner, Lothar: Die Gesandten. Nach dem Gemälde von Hans Holbein d.J. 1533 von Franz Hanfstaengel, München, um 1850. In: Lothar Zögner (Ausstellung und Katalog): Die Welt in Händen. Globus und Karte als Modell von Erde und Raum (= Ausstellungskataloge 37). Berlin: Staatsbibliothek Preußischer Kulturbesitz 1989, 50.

Verzeichnis der Abbildungen

STÄDTISCHE BESTATTUNG

MUSEUM FÜR BESTATTUNGSWESEN

Sammlung von Gegenständen, Bildern und Dokumenten über Bestattungsbräuche

BESICHTIGUNG NUR
NACH VORHERIGER ANMELDUNG

A-1040 Wien, Goldeggasse 19
Telefon 0222/501 95, Klappe 227 Dw.